Grupos e terapia ocupacional

CIP - Brasil. Catalogação na fonte
Sindicato Nacional dos Editores de Livros, RJ

G941

Grupos e terapia ocupacional : formação, pesquisa e ações / organização Viviane Maximino, Flavia Liberman. - São Paulo: Summus, 2015.
296 p. : il.

Inclui bibliografia.
ISBN 978-85-323-1002-6

1. Terapia ocupacional. 2. Saúde. I. Maximino, Viviane. II. Liberman, Flavia.

14-18435
CDD-615.8515
CDU: 615.851.3

Analisado pelos pares

www.summus.com.br

Compre em lugar de fotocopiar.
Cada real que você dá por um livro recompensa seus autores
e os convida a produzir mais sobre o tema;
incentiva seus editores a encomendar, traduzir e publicar
outras obras sobre o assunto;
e paga aos livreiros por estocar e levar até você livros
para a sua informação e o seu entretenimento.
Cada real que você dá pela fotocópia não autorizada de um livro
financia o crime
e ajuda a matar a produção intelectual de seu país.

Grupos e terapia ocupacional

FORMAÇÃO, PESQUISA E AÇÕES

VIVIANE MAXIMINO
FLAVIA LIBERMAN
(ORGS.)

summus
editorial

GRUPOS E TERAPIA OCUPACIONAL
Formação, pesquisa e ações
Copyright © 2015 by autores
Direitos desta edição reservados por Summus Editorial

Editora executiva: **Soraia Bini Cury**
Assistente editorial: **Michelle Neris**
Capa: **Buono Disegno**
Imagem da capa: **Vectomart/Shutterstock**
Projeto gráfico e diagramação: **Crayon Editorial**
Impressão: **Sumago Gráfica Editorial**

Summus Editorial
Departamento editorial
Rua Itapicuru, 613 – 7º andar
05006-000 – São Paulo – SP
Fone: (11) 3872-3322
Fax: (11) 3872-7476
http://www.summus.com.br
e-mail: summus@summus.com.br

Atendimento ao consumidor
Summus Editorial
Fone: (11) 3865-9890

Vendas por atacado
Fone: (11) 3873-8638
Fax: (11) 3872-7476
e-mail: vendas@summus.com.br

Impresso no Brasil

Sumário

PREFÁCIO 7
Samira Lima da Costa

1 CENAS EM FORMAÇÃO: BUSCANDO NA PRÁTICA OS PRESSUPOSTOS
PARA O QUE FAZEMOS COM GRUPOS 10
Viviane Maximino e Flavia Liberman

2 A FORMAÇÃO DO TERAPEUTA OCUPACIONAL: CONVERSANDO
SOBRE O ENSINO DE GRUPOS E EM GRUPOS 27
Maria Luisa Gazabim Simões Ballarin

3 O GRUPO NA FORMAÇÃO EM TERAPIA OCUPACIONAL:
UMA ÓTICA DAS ALUNAS 48
Tainah Iaizzo Longatti, Viviane Maximino, Flavia Liberman e Ana Carolina da Costa Savani

4 FAZER PARA CONHECER: RELATOS DE UM GRUPO
DE JOVENS DA REGIÃO NOROESTE DE SANTOS 68
Livia Barbieri Scandiuzi, Viviane Maximino e Flavia Liberman

5 CARTOGRAFIAS FEMININAS: GRUPO DE MULHERES PELO
OLHAR DOS ESTUDANTES 88
Yara de Sá, Flavia Liberman, Viviane Maximino e Mauricio Lourenção Garcia

6 PLANOS GRUPAIS E EXPERIÊNCIA ESTÉTICA: FRICCIONANDO IDEIAS,
EMOÇÕES E CONCEITOS 115
Flavia Liberman e Viviane Maximino

7 CONVIVÊNCIA, TRABALHO EM GRUPO, FORMATIVIDADE
E PRÁTICAS TERRITORIAIS NA INTERFACE ARTE-SAÚDE-CULTURA 128
Eliane Dias de Castro, Leonardo José Costa de Lima e Gisela Maria de S. Nigro

8 AGENCIAMENTOS ENTRE ATIVIDADES, SUJEITOS E GRUPOS
EM TERAPIA OCUPACIONAL 148
Renata Caruso Mecca e Marcia Cabral da Costa

9 UM GRUPO DE TERAPIA OCUPACIONAL:
TECENDO VÍNCULOS, CRIANDO MUNDOS 166
Elizabeth Maria Freire de Araújo Lima

10 GRUPO DE TERAPIA OCUPACIONAL: ANCORAGEM PARA PESSOAS
INTERNADAS EM HOSPITAL GERAL 188
Priscilla Feres Spinola, Thaís Valente e Solange Tedesco

11 RELATO DE EXPERIÊNCIA DE UM GRUPO DE CULINÁRIA EM CAPS . . 210
Maria Inês Britto Brunello e Cristina Freire Weffort

12 GRUPOS DE TERAPIA OCUPACIONAL
EM SAÚDE MENTAL: NOVAS REFLEXÕES 226
Sonia Maria Leonardi Ferrari

13 CONTORNOS E RELEVOS: ADOLESCÊNCIA E SAÚDE MENTAL 238
Barbara Cristina Mello, Priscilla de Oliveira Luz e Letícia Cohen

14 BRINCAR EM GRUPO: UMA PROPOSTA DE INTERVENÇÃO NA
CLÍNICA DA TERAPIA OCUPACIONAL COM CRIANÇAS 252
Andrea Perosa Saigh Jurdi e Maria Inês Britto Brunello

15 GRUPOS NA ATENÇÃO BÁSICA: ENRAIZAR-SE EM UMA COMUNIDADE . . 264
Stella Maris Nicolau

16 O CASO "GRUPO TERAPÊUTICO", OS GRUPOS DE ENCONTRO
E A CLÍNICA NA ATENÇÃO BÁSICA À SAÚDE 275
Paula Giovana Furlan

Prefácio

ESTA PUBLICAÇÃO BRINDA OS terapeutas ocupacionais com algo que nos é muito caro: um debate profundo e diversificado acerca do trabalho com grupos. Considerando que as reflexões ao longo do livro apresentam detalhadas possibilidades de grupos constituídos com base no encontro terapêutico, trataremos, neste prefácio, dos grupos de onde vêm nossos usuários.

Boa parte do que se procura no processo de terapia ocupacional está relacionada às possibilidades de seguir a vida em grupo – o que é ao mesmo tempo desejável e inevitável. Assim, falamos de grupos de convivência das mais diversas ordens: em família, no trabalho, na igreja, na escola, nos espaços lúdicos, nos eventos pontuais, nos eventos perenes, nas redes virtuais etc.

Dessa forma, o processo identifica o espaço e o tempo do acontecer terapêutico como nichos propícios para a promoção do encontro entre vários sujeitos, ampliando aquilo que seria a dois – e suas subjetividades grupais – para algo vivido por muitos. Os grupos constituem, pois, coletivos de complexidades em movimento, com zonas de contato que justifiquem uma relação identitária temática entre seus membros.

Cabe aqui destacar que nossa definição de atuação profissional parte não apenas da característica específica do sujeito, mas de seu cotidiano, sendo preciso admitir como pressuposto que o dia a dia contemporâneo é povoado por outros sujeitos, outros grupos, outras vidas, de forma que cada usuário que se nos apresenta traz consigo – e em si – uma multidão.

Assim, além de trabalhar o encontro terapêutico com base nas diferentes possibilidades grupais, é relevante compreender o usuário e o terapeuta como sujeitos grupais em si, povoados por múltiplas experiências e relações. As características que os sujeitos trazem para o momento permitem colocar em diálogo as experiências e os grupos dos usuários com as experiências e os grupos do próprio terapeuta.

Ou seja: ao lidar com as relações que as pessoas estabelecem (ou desejam/precisam estabelecer) com suas ocupações cotidianas, o terapeuta ocupacional admite por princípio o trabalho grupal – não como restrição de repertório, mas como tecnologia de cuidado necessária à profissão. Nesse sentido, os grupos com objetivo terapêutico podem ser prévios – grupos de convivência que, por alguma aproximação temática, configuram-se como tal – ou gerados pela atuação terapêutica, com propósitos definidos previamente ou ao longo do processo: pelo terapeuta ou de forma participativa; fechado ou aberto; com ou sem prazo definido etc.

Apesar de tantas possibilidades diferentes, uma coisa é certa: o grupo se constitui como processo terapêutico não por ter um potencial terapêutico inerente, nem pelo fato de o coletivo exercer um poder multiplicador de efeitos terapêuticos, mas porque o terapeuta ocupacional está atento ao cuidado dos participantes, disponível para as mediações e criações e firme no propósito de tornar-se desnecessário às pessoas ali envolvidas.

A terapia ocupacional é, portanto, uma profissão sensível aos traços, pistas, desejos e memórias de cada um. Por trabalhar diretamente com a *relação* existente as pessoas e suas ocupações, a TO não consegue predeterminar o que, de fato, pode se tornar projeto ou recurso terapêutico. Essa impossibilidade é nossa força, é o que nos organiza de fato na especificidade do trabalho com as relações cotidianas entre pessoas e ações/ocupações.

Tal indefinição não deriva da falta de repertório ou de protocolos claros (embora, infelizmente, a proliferação de protocolos de avaliação e prescrição possa diminuir a certeza da impossibilidade, tão rica e potente), mas do fato de que cada um que participa do encontro terapêutico é em si uma multidão. De forma que, o que se constitui *terapêutico* só se define a partir do encontro, entendido como produção de interferências mútuas.

É partindo desses pressupostos que Viviane Maximino e Flavia Liberman oferecem ao leitor um rico painel da terapia ocupacional em grupo. Trata-se, pois, de uma obra sem precedentes no mercado editorial brasileiro. Com experiências, reflexões e propostas teórico-metodológicas vinculadas primeiramente à prática de terapeutas ocupacionais, o presente livro pode ser utilizado também por outros profissionais em situações de interdisciplinaridade.

Boa leitura!

SAMIRA LIMA DA COSTA
Terapeuta ocupacional e docente da
Universidade Federal do Rio de Janeiro (UFRJ)

1 Cenas em formação: buscando na prática os pressupostos para o que fazemos com grupos

Viviane Maximino
Flavia Liberman

SEGUNDA-FEIRA, 8H30. ENTRAMOS NA classe e as alunas estão espalhadas. Algumas conversam, outras mexem no celular, estudam biologia, dormem nas carteiras. Iniciamos. Quem iria apresentar a entrevista hoje? O grupo preparou a dinâmica? Dispersão. Algumas respondem que não conseguiram por esse ou aquele motivo. Sinto-me cansada já no primeiro dia de retorno das minhas breves férias. Comentamos que faz três semanas que não nos encontramos para a aula. Como retomar o grupo?

Iniciamos fazendo a roda. Flavia e eu observamos que algumas já se movimentam para ajudar na arrumação, as mesmas que costumam participar mais. A maioria ainda está bem dispersa. Esperamos em silêncio e, aos poucos, elas vão parando de falar. Apontamos a dispersão e um desafio: "Vocês são as coordenadoras deste grupo. Há uma tarefa – estudar sobre grupos –, observem, sintam. Como vocês estão? O que fariam como coordenadoras agora? Em que estariam pensando?" Silêncio. As professoras começam: "Ai, que aflição, o que é que eu faço agora? Ah, melhor deixar assim, que preguiça! Acho que vou pegar aquela aula que já tenho programada e pronto, mesmo sabendo que elas não vão escutar nada".

Ideias vão surgindo: "Vamos fazer uma dinâmica, uma brincadeira". Comentários: "Estou muito cansada", "Tivemos prova", "... eu gostaria de uma massagem nos pés", "Preciso aterrar", "... acho que seria bom saber mais sobre como cada uma está para saber o que propor".

Recolhemos esta última ideia – uma palavra de cada uma sobre como está aqui e agora. Começam com a expressão "Eu preciso"... *de ânimo, de descanso, de diversão, de concentração.* Inventamos o "Jogo do Eu Preciso", uma primeira atividade grupal que foi criada a partir do movimento provocado pela coordenação, que percebe o estado do grupo.

A atenção e a sensibilidade, acrescidas da história e do contexto do grupo – nesse caso, alunas de terapia ocupacional com as quais já trabalhamos há algum tempo, encontro às segundas de manhã, intervalo de três semanas, época de provas etc. –, indicam-nos um caminho que tem como pressuposto a ideia de que o aprender se constrói ativamente com base no pensamento e no afeto que devem ser produzidos em conjunto. Aprender a ser terapeuta ocupacional e a coordenar grupos por meio da vivência de atividades em grupo que provoquem esse aprendizado.

A partir disso, continuamos pensando alto: o que poderíamos propor que tivesse o efeito de reaproximar o grupo de si mesmo e da aula? Que desse mais ânimo, que divertisse, descansasse, aterrasse? O que poderíamos propor para que as pessoas pudessem organizar uma presença aqui e agora para aprender?

Talvez o primeiro passo para qualquer trabalho com grupos seja criar ou ampliar as possibilidades de estar, mesmo sabendo que o estado de presença é dinâmico, metaestável, um desafio para o coordenador, para a proposta e para os participantes. No trabalho com grupos, uma das habilidades do coordenador está na possibilidade de estabelecer relações com cada um dos participantes e de espalhá-las ou expandi-las para os outros participantes e para a própria instituição.[1] A relação entre cada um dos membros de um grupo muitas vezes se inicia com o terapeuta coordenador para apenas depois tornar-se relação horizontal, entre os participantes. Mas no nosso caso nós, as professoras, é que somos um pouco es-

---

1. O termo "instituição" aqui está sendo usado no sentido de conjunto de relações que estruturam determinados modos de operar, expectativas e respostas. As relações institucionais também incidem sobre a forma de presença nos grupos, atravessando-os (Saidon, O. *et al.*, *Práticas grupais*, Rio de Janeiro, Campos, 1983)

trangeiras. Algumas alunas estudam juntas, já se conhecem, já estabeleceram subgrupos, cristalizaram alguns papéis. Inclusive com a tarefa de estudar e aprender: geralmente passiva, receptiva.

Mas, como já trabalhamos com essa classe há mais de um ano, elas estão habituadas com nossa metodologia. Vamos pensando alto, desvendando nosso próprio raciocínio de terapeutas ocupacionais. Alguém propõe que façamos a brincadeira Adoleta. Fazemos uma rápida análise da atividade com a classe: "Há um contato corporal, um ritmo, uma música, vamos ficar de pé, em roda. Experimentamos?" A aluna coordena explicando a brincadeira, pois a professora diz que não a conhece. O treino de coordenar envolve também aprender a ensinar, colocar-se, desenvolver certa postura, organizar uma presença, um tom de voz, um olhar para o grupo. Brincamos. Quem erra sai.

Provocamos uma nova ideia, uma brincadeira de ritmo com as mãos. Outra aluna explica, mas diz que por o grupo ser muito grande talvez não funcione. As outras dão palpite, agora já estão circulando, falando. "Vamos dividir a sala. Tem de sentar no chão. Eu não quero, estou com roupa de viagem. Então não vai dar para fazer... na carteira não vai funcionar..." Colocamos que a coordenadora tem alguns problemas para resolver. Adaptar a atividade, explicar por que ela deve ser feita dessa ou daquela maneira, conseguir falar com o grupo todo e imprimir um ritmo. Outras habilidades do coordenador de grupos. Nessa brincadeira de batucada é necessário estar bem concentrado, mas quem erra também vai saindo.

Analisamos as atividades com a classe toda de volta às carteiras, em roda. "Como estão sentindo o corpo agora? Como está o clima do grupo?" Comentam que os braços, as mãos e o pensamento estão mais vivos, mais despertos. Porém, o resto do corpo está pedindo algo. Comentam também que nessas brincadeiras as pessoas que iam saindo dispersavam-se de novo. Análise da atividade grupal da única maneira possível: por meio do próprio fazer e sentir, do imaginar essa ação em outras situações e contextos.

GRUPOS E TERAPIA OCUPACIONAL:
FORMAÇÃO, PESQUISA E AÇÕES

Como trazer o resto do corpo? Mais uma ideia: "Siga o mestre" com adivinha. Muitos movimentos, todo o corpo em ação. Todos na roda, mexendo-se e cuidando para repetir o comando do mestre sem olhar para ele. Risos, um clima gostoso. Eu admirava a capacidade de ensinar sendo terapeuta ocupacional. Observação, registro, hipóteses, conversa, perguntas, pensamento, proposta, análise, reinício do processo constante de pesquisa e produção com as quais fazemos nossa clínica. E íamos, Flavia e eu, anunciando para as alunas esse processo e instigando-as nesse caminhar.

No entanto, eu estava inquieta. Pelo nosso cronograma, hoje deveríamos ver a abordagem psicodinâmica dos grupos, mas eu ficava me perguntando o que essa aula teria que ver com a transferência, contratransferência, conteúdos inconscientes, expressão, comunicação e interpretação, entre outros conceitos.

Ao longo destes anos de trabalho com grupos e docência, fomos restringindo as abordagens teóricas ministradas. Lembro-me de que no início trazíamos a história do movimento grupalista pela visão da psicologia social, estudávamos Lewin, líamos Bion e detínhamo-nos em Pichon-Rivière. Também trabalhávamos com Moreno e usávamos uma adaptação das ideias de Winnicott feita por Mello Filho. Esse foi o trajeto que fizemos e também o fez a maioria de nossas colegas terapeutas ocupacionais que estudam e trabalham com esse tema. Depois vieram outros autores: Anzieu, Kaes, Lapasssade, os argentinos Saidon, Baremblitt, Bauleo, Pavlovisk. E, mais recentemente, Lancetti, Passos e Benevides.[2] Ainda, as autoras brasileiras: Maximino

---

2. Esses autores construíram e constroem conceitos e teorias já muito divulgados entre os profissionais de diversas áreas que se dedicam ao estudo e trabalho com grupos. Há muita bibliografia a esse respeito. Baremblitt, por exemplo, organizou *Grupos: teoria e técnica* (1982), no qual traz um histórico do movimento grupalista na América Latina, apontando as diversas escolas. Paula Furlan, em sua tese de doutorado *Os grupos na atenção básica à saúde: uma hermenêutica da prática clínica e da formação profissional* (2012), também cita alguns desses autores como referência para a formação de profissionais.

(2001), Ferrari, Ballarin, Samea e Tedesco, que, com certeza, trazem uma grande contribuição às aulas.

Mas para que nos serve esse caldeirão? Uma das dificuldades de uma docente mais velha é saber de onde vem aquilo que sabemos. Temos dificuldade de compreender onde está o aluno e de ajudá-lo a percorrer os caminhos da construção desse conhecer. Mas talvez a maior dificuldade para o campo da terapia ocupacional seja ainda essa dependência das teorias estabelecidas em outros campos do saber. Não que estas não nos ajudem a pensar. São muito úteis, mas não podem ser simplesmente transpostas para o nosso fazer. Foram forjadas em outros contextos, partem de outras premissas.

Então, voltamos a perguntar: o que essas alunas devem aprender sobre teorias, aqui, conosco, na graduação? Como trazer os autores reconhecidos do campo de maneira conectada com a vivência dos laboratórios transformada em experiência por meio da reflexão? Como transpor essa reflexão em conceito? Como falar das teorias já existentes se as alunas não encontram a maioria dos fenômenos descritos na prática que estão vivendo? E, ainda, quais são as tecnologias úteis? Como fazer teoria da técnica[3] no caso dos grupos de terapia ocupacional? Como vivificar essa prática? Uma das nossas apostas está no laboratório de atividades grupais, no qual há experimentação e reflexão. Nesses exercícios do pensar, que não se restringem apenas a racionalizar, mas sim a corporificar a experiência, são utilizados diversos recursos e linguagens: leituras e estudos prévios, registros escritos para assimilar o vivido e estabelecer uma conexão entre os encontros, as produções plásticas etc. Outra aposta está na aproximação com terapeutas ocupacionais e suas experiências com grupos por meio de leitura, entrevistas e contato com o trabalho.

---

3. Para mais informações, veja Benetton, *Trilhas associativas: ampliando subsídios metodológicos à clínica da terapia ocupacional.* 3. ed. revisada. Campinas: Arte Brasil/Unisalesiano – Centro Universitário Católico Auxilium, 2006.

Seguimos. Agora pedimos às alunas que façam, em duplas, a análise das atividades que havíamos experimentado associando o que viram e sentiram sobre si e sobre o grupo nos diversos momentos. Pedimos que tragam também o que estão vivendo em outro módulo que fazem simultaneamente, denominado "Trabalho em saúde" – abordagem com grupos populacionais.

Nesse módulo, os alunos dos seis cursos da área da saúde da Universidade Federal de São Paulo, *campus* Baixada Santista, vão a campo para experimentar o trabalho com grupos. Formam equipes de seis a oito alunos, misturados, supervisionados por docentes também das diversas profissões, e planejam cinco encontros. Como são muitos alunos, cerca de 300, eles são subdivididos em várias equipes. Cada equipe vai atuar em um cenário diverso, sempre alternando intervenção com supervisão.[4]

Trazer para a sala de aula a experiência concreta da prática tem sido muito rico e interessante. As duplas conversam, escrevem. Uma dupla deveria escolher algo importante da discussão, trazê-lo para o grupo e a classe; assim, a partir das reflexões coletivas, outras duplas iriam agregando suas discussões.

Fiquei pensando em outra experiência que tive no campo, na extensão: estou trabalhando com crianças de idades variadas, levei várias brincadeiras, mas eles não quiseram fazer nenhuma. Eles pediram pega-pega e quando eu (finalmente) aceitei deu certo. Todos participaram e não queriam que eu fosse embora. Eu fiquei pensando por que eles não brincavam sozinhos, por que precisavam da minha presença para brincarem juntos.

Que bela questão: qual é a função do coordenador? Para que serve? E, chegando mais perto de nosso campo, que pessoas precisam de grupos? Quem precisa de terapia ocupacional?

---

4. Para mais informações, veja Capozzolo, Casetto e Henz, *Clínica comum – Itinerários de uma formação em saúde* (2013).

As crianças não brincavam sozinhas, precisaram do coordenador para brincar. O terapeuta ocupacional tem como função essencial oferecer continência para a realização da atividade. Nesse caso, a atividade Brincar em grupo parecia exigir a presença atenta de um adulto (ou coordenador) para que as crianças pudessem usufruir dessa experiência. Talvez alguém que representasse a garantia de que as regras seriam seguidas, que pudesse intervir em caso de conflitos, que ajudasse a compor uma brincadeira criada coletivamente.

Outra aluna traz uma cena:

Comigo também aconteceu isso. O grupo estava muito agitado, era em um Creas [Centro de Referência Especializado da Assistência Social]. Subiam na mesa, se batiam, corriam pela sala. Nós não sabíamos o que fazer, tentamos várias coisas. Nada agregava, estávamos desesperados. Um deles sugeriu mímica. Como tínhamos programado outras dinâmicas, íamos falando: "Espere um pouco, vamos fazer isto e aquilo..." Até que sobrou tempo, eles fizeram tudo muito rápido e resolvemos brincar de mímica. O grupo se transformou. Ficaram focados, davam risada. A gente sentiu que estávamos junto com eles, podendo trocar e compartilhar. O menino que era o mais agitado e foi quem propôs parece que encontrou um lugar. Todos participaram.

Conversamos então sobre as diversas metodologias de trabalho: levar tudo pronto, predeterminado a partir daquilo que pensamos ser o melhor, e/ou acompanhar e ir construindo com o grupo, validando suas ideias, autorizando suas iniciativas e descobertas. Isso implica um raciocínio complexo e uma ética que acredita que o outro também tem um saber e estamos ali para fazer com e não mandar fazer. Também falamos da função do coordenador, que deve incluir os diversos participantes com suas necessidades, garantindo que todos tenham lugar. Para isso, é preciso desenvolver a capacidade de ver na demanda individual aquilo que pode ser socializado, reverberar no grupo. Esse comentário deu-nos a oportunidade de falar um pouco sobre os processos identificatórios[5] que surgem em um grupo. E continuam: "Percebo que alguns aqui na classe falam e propõem. Parecem ter mais facilidade para coordenar. Isso já vem com a pessoa, com a sua personalidade, ou é algo que a gente pode desenvolver?" Mais uma bela questão.

Outra cena aparece: "Na minha equipe há duas pessoas que sempre trazem a dinâmica e conduzem o grupo. Quando faltaram, nós pudemos coordenar e foi muito legal".

Introduzimos a questão dos papéis, da diferença entre líder e coordenador[6], daquilo que é um estilo e daquilo que temos de desenvolver a partir de um trabalho pessoal para nos tornar terapeutas e coordenadoras de grupo. Falamos também de como, em um grupo, os diversos membros vão delegando esses papéis e como o grupo corre o risco de se cristalizar. Nesse ponto, sem ainda citar nenhum autor, já estávamos introduzindo ideias que encontramos em Pichon-Rivière (2000) e, pelo cronograma, só veríamos duas semanas depois.

Apesar de sentir que a aula agora flui, que as alunas estão ali conosco, conectadas, não consigo superar o sentimento de que é necessário nomear os conceitos, citar as teorias e os autores. A construção do conhecimento no aqui-agora da aula não me parece tão válida quanto a exposição de uma teoria legitimada, escrita e publicada, nomeada.

---

5. Processo psicológicos pelos quais um indivíduo assimila um aspecto, uma propriedade, um atributo do outro e transforma-se, total ou parcialmente, segundo o modelo dessa pessoa. A personalidade constitui-se e diferencia-se por uma série de identificações (Laplanche e Pontalis, 1986, p. 295). Em um grupo ocorrem múltiplos processos identificatórios, principalmente no sentido de reconhecer-se, pois os participantes sentem/sabem que têm algo em comum. Esse processo também se relaciona à ilusão grupal, termo forjado por Anzieu (1993). A ilusão grupal é o reconhecimento do grupo como unidade quando na verdade o que existe são partes.

6. O líder é um papel que pode ser desempenhado por qualquer membro do grupo (e também por coordenadores) a partir da depositação transferencial. A coordenação é uma função pactuada pelos membros do grupo.

Aqui temos uma questão importante para nós: como construir um conhecimento que parta das nossas bases sem negligenciar o fato de que elas são compostas por inúmeras referências? Como olhar nosso fazer, seja em sala de aula ou com os sujeitos que atendemos, e refletir sobre ele produzindo teorias, modelos, métodos e técnicas? Que passagem epistemológica é essa que parte da imanência e busca certa abstração conceitual que possa ser usada como ferramenta? E como aproveitar o caldo no qual estamos imersos considerando a especificidade de um grupo que tem como organizador principal o fazer atividades?

A observação e análise dos grupos nos quais trabalhamos e a descrição detalhada que busca estabelecer sentido e inteligibilidade ao que fazemos e propomos parecem ser bons caminhos para a produção de conhecimento. Trilhar o raciocínio de terapeutas ocupacionais em seu próprio fazer pode nos indicar como essa formação incide sobre a prática e a compreensão dos processos grupais.

Outra questão é como transformar as chamadas vivências em marcas que signifiquem aprendizado. A linguagem pretensamente técnica e as teorias publicadas e repetidas à exaustão oferecem-nos a ilusão de termos aprendido algo que está além da intuição, do senso comum (Gusmão, 2012). Então, como significar esse aprendizado que se dá por meio da exploração do que se sente e pensa, da análise e das trocas que podem ampliar a compreensão?

Não será esse o "pomo de ouro dos grupos"? Experimentar um espaço de fazer e pensar com os outros com tudo que isso traz? O fazer junto implica um deslocamento das nossas certezas, e a possibilidade de se abrir para outras ideias e formas de pensar e fazer gera aprendizado e, por vezes, traz sensações ambivalentes: invasão e prazer, criação e perda do controle, entre outras.

Quando a aluna propõe uma dinâmica e aos poucos vamos transformando sua ideia em outra proposta que é "do grupo", pois agrega várias ideias, os sentimentos experimentados nessa ocasião por ela podem ser desconfortáveis: ao mesmo tempo que vive a surpresa da novidade, experimenta também a perda de sua ideia inicial, do já sabido.

Mas como conter esses sentimentos provocados pelo deslocar-se? Como favorecer nossa abertura para o novo ou para aquilo que não reconhecemos como nosso quando queremos geralmente afirmar o já sabido, o já conhecido, a recognição?

Um coordenador de grupos, assim como um professor e um terapeuta, deve saber que todos partem sempre de referências, sejam elas sobre saúde, o que é certo ou errado, suas habilidades ou dificuldades, o que desejam e como querem ou devem fazer as atividades. Referências que foram construídas com base nas experiências de cada um.[7] Mesmo aquele que vem para a terapia ocupacional porque (acha que) não sabe ou (vive que) não pode parte de algo, ainda que seja de uma história vivida de negação e invalidação. O aprendizado, assim como a terapia, implica transformação e não apenas acúmulo de informações. Transformação no modo de pensar, de sentir, de perceber e de se relacionar.

Insistimos para que as alunas percebam o grupo, façam a leitura dos corpos e do ambiente, incorporem sinais que não são apenas verbais. Solicitamos que expressem seus pensamentos, que se arrisquem e entendam que o pensamento vai se desenvolvendo segundo essas percepções e as associações que o terapeuta vai fazendo com suas experiências e análises anteriores. A partir daí, as ações podem ser propostas pelo terapeuta, que tem uma intenção baseado naquilo que ele crê ser um bom caminho para o grupo.

A ideia que fazemos do que seja um bom caminho para o grupo servirá de nosso guia. Aqui afirmamos que um bom grupo será aquele no qual as pessoas possam sentir alguma confiança para experimentar um encontro com outros indivíduos, objetos e ideias, um espaço no qual possam ampliar a sensação de estar conectadas, acompanhadas.

---

7. Pichon-Rivière refere-se ao Esquema Conceitual Referencial Operatório (Ecro) individual e trabalho de construção de um Ecro grupal, tarefa dos grupos operativos.

Voltando à sala de aula, agora com o grupo mais aquecido, e colocando que nossa tarefa grupal é aprender sobre grupos, as alunas trazem uma entrevista com uma terapeuta ocupacional que oferece oficinas a trabalhadores em um Centro de Referência de Saúde do Trabalhador. Descrevem a estrutura desses grupos, seus objetivos, os critérios para indicação dos participantes e os desafios do coordenador. As entrevistas têm a intenção de aproximar as alunas dos profissionais, dos locais de trabalho e da diversidade do campo, como oficinas, grupos educativos, grupos de atividade, grupos de terapia ocupacional, trabalho em sala de espera, intervenção em equipes de trabalho, ateliês, assembleias, entre outras configurações.

Do grupo clássico[8], definido como o conjunto de pessoas articuladas por mútua representação interna que se dedicam a uma tarefa, ao agrupamento ocasional há diversas tonalidades. Cada arranjo corresponde de maneira mais ou menos apropriada a um conjunto de fatores: demandas e necessidades da população a que vamos atender, circunstâncias institucionais e escolhas metodológicas e conceituais dos terapeutas coordenadores.

Podemos dizer, por exemplo, que os grupos clássicos são interessantes quando as pessoas podem se beneficiar de um espaço estável no qual seja possível estabelecer relações vinculares fortes, tanto com os coordenadores como com os outros participantes. Nesses grupos, o sentimento de pertença é reforçado e os participantes beneficiam-se dos processos identificatórios. Podem também favorecer propostas que visam acompanhar processos mais contínuos (no tempo e no espaço) de terapia ocupacional. Também é como geralmente se organizam grupos de estudantes de um mesmo curso, uma equipe de trabalho ou, ainda, um grupo familiar. Nessa configuração encontramos fenômenos que já foram muito descritos teoricamente, tais como a distribuição e cristalização de

---

8. Estamos denominando grupo clássico aquele que geralmente é fechado ou semifechado e funciona como uma equipe, dedicando-se a uma tarefa grupal.

GRUPOS E TERAPIA OCUPACIONAL:
FORMAÇÃO, PESQUISA E AÇÕES

papéis, ruídos na comunicação, formação de subgrupos, criação de uma cultura grupal, resistência à tarefa etc.

O coordenador desse tipo de grupo pode se valer das diversas teorias para tentar compreender os movimentos do grupo; porém, para que a teoria possa ser uma ferramenta de trabalho, o coordenador precisa desenvolver as outras habilidades já descritas acima. A compreensão teórica do movimento do grupo não diz ao coordenador terapeuta ocupacional o que fazer, isso ele terá de inventar.

A observação dos movimentos horizontais, verticais e históricos (Maximino, 2001) contribui para que o terapeuta acompanhe os processos tanto individuais quanto grupais. A relação terapeuta-atividades-membros do grupo cria uma dinâmica própria. As propostas devem seguir o movimento das pessoas em seus processos, ao mesmo tempo, individuais e grupais, considerando que este pode ser um ampliador das possibilidades oferecidas pela realização das atividades.[9]

Em alguns casos, os sujeitos que atendemos em terapia ocupacional necessitam de um acompanhamento muito particular (e quem não precisa?). Têm dificuldades de estabelecer vínculos, organizar-se, deslocar-se. Não sabem dizer o que querem, do que gostam, o que desejam. O terapeuta, em uma atitude artesanal, deve estabelecer um corpo a corpo com cada um dos participantes, emprestando seu desejo de que o grupo se constitua. Aos poucos, os próprios participantes podem exercer essa função. É um trabalho paciente, disciplinado, que escolhe as propostas no sentido da maior conexão.

O resgate da história dos participantes e do grupo por meio de atividades, registros fotográficos e pausas para rever o trabalho, entre outras estratégias, vai criando um contorno para essa experiência. Esse grupo configura-se como mais um espaço no cotidiano e pode gerar possibilidades, criar amizades, ampliar a

---

9. As atividades têm um potencial de provocação e os grupos podem ser considerados ampliadores desse potencial, entre outras funções (Maximino, 2001).

capacidade inventiva e questionar estratégias, pensamentos e ações. Como está acompanhado por um terapeuta, deve ser um espaço que produza diferença. Percebemos, então, que esse tipo de grupo não reproduz um grupo social[10], chamado de natural, pois nele há um terapeuta, nem pode ser considerado um laboratório para treinar habilidades de comunicação, socialização etc. Os grupos devem ajudar as pessoas a organizar e desenvolver estratégias interessantes para tocar a vida, ou, como diz Merhy em *Novo olhar sobre as tecnologias de saúde: uma necessidade contemporânea* (2009), andar a vida[11], apesar das dificuldades. Pode ser um lugar de respiro, de aumento de potência.

Mas os terapeutas ocupacionais estão envolvidos também em outros tipos de grupo, dispositivos grupais, coletivos, conjuntos variados de pessoas em que os participantes se encontram e fazem algo, juntos ou lado a lado. Essas propostas podem ser pontuais ou ter seguimento, como as atividades em sala de espera ou em contextos em que há grande circulação de usuários, salas abertas em enfermarias hospitalares de curta duração, atividades de educação em saúde, entre outras. Esses formatos de grupo demandam outras definições relativas tanto aos seus movimentos quanto às estratégias utilizadas pelo terapeuta ocupacional.

Nos grupos abertos, as propostas devem ser estruturadas a fim de incluir os participantes em qualquer momento da realização. O terapeuta coordenador sustenta o contorno do grupo, permanecendo, e pode utilizar a presença e os depoimentos de membros mais constantes para receber os novos participantes.

---

10. Nesse sentido, afasta-se da ideia de quarto termo proposta por Benetton. Essa autora indica que "o quarto termo (*um elemento acrescido à relação triádica, paciente-terapeuta-atividades,* grifo nosso) para mim é, em princípio, o termo que circula pelo que é aberto no *setting* da terapia ocupacional como: familiares, amigos, professores, patrões, membros da equipe terapêutica e etc. Por outro lado, o quarto termo se define por caracterizar o social" (Benetton, 2006, p. 112).

11. Merhy, E. E.; Feuerwerker, L. C. M. *Novo olhar sobre as tecnologias de saúde: uma necessidade contemporânea.* Disponível em: <http://www.uff.br/saudecoletiva/professores/merhy/capitulos-25.pdf>. Acesso em: 30 set. 2014.

Há também as oficinas, organizadas de inúmeras formas: aquelas baseadas em uma técnica de execução de atividade (bordados), em um material (argila) ou em uma ação (cozinhar), e as estruturadas como projetos, tais como o "Cantinho da beleza", ou o "Saberes e sabores", "Movimento e saúde" etc. Há oficinas com inscrição prévia e tempo de duração, em que provavelmente o grupo se constitui de maneira mais tradicional, e há aquelas abertas. Assim como nos chamados grupos de terapia ocupacional, parece-nos que o que está em jogo não é tanto o formato, a estrutura, mas sim o modo como a proposta é conduzida. Não se trata apenas de "o que se faz", mas de "como se faz".

Diante dos múltiplos arranjos possíveis, insistimos na necessidade de uma formação teórico-prática séria e focada para o trabalho com grupos e em grupo, o que exige um trabalho sobre si, no e para o encontro com o outro. Toda sistematização em torno da clínica da terapia ocupacional nos grupos deve prever a amplitude de cenários e de arranjos nos quais estes ocorrem. Isso justifica a composição múltipla deste livro.

SOBRE ESTE LIVRO

GRANDE PARTE DA NOSSA formação assenta-se sobre a possibilidade de narrar e compartilhar as diversas trajetórias profissionais em nosso campo. Com esse objetivo, convidamos colegas terapeutas ocupacionais e seus parceiros de trabalho para caminhar conosco neste projeto grupal. Nosso convite, feito pensando na competência e no afeto que reconhecemos em cada uma das autoras, foi bastante preciso: "Traga a sua experiência singular, construa narrativas que tenham por base sua prática e a reflexão suscitada por ela". Dessa maneira, afirmamos a necessidade da articulação teórico-prática, descrição-pesquisa e discussão conceitual, produzindo conhecimento.

Este projeto foi, também para nós, uma possibilidade de exercitarmos a produção coletiva. Trabalhamos a distância e com o cuidado de mantermos um contorno, certa pertença e, principalmente, uma reverberação por meio da qual acionamos as colegas. Mensagens, diálogos com as produções, compromisso e leveza ajudaram na realização. Além disso, acreditamos que o respeito aos diversos estilos, às referências teóricas e às questões de cada autor criou esse ambiente propício à produção.

Ao priorizar o vivido, abriu-se espaço para a diversidade: cenários, populações, concepções e propostas variadas e suas questões surgiram nos capítulos que se seguem. Na organização dos capítulos, resistimos à ideia de separar blocos – por exemplo, formação, intervenção, populações, contextos, diagnósticos ou problemáticas –, pois consideramos que o grupo, como dispositivo, atravessa essas categorias, podendo mobilizar o leitor-terapeuta que queira se arriscar nesse deslocamento, iniciando a leitura em qualquer capítulo e criando seus próprios trajetos. Como guias de turismo, nós, as organizadoras, indicamos a vocês algumas sinalizações:

Como viram, neste capítulo inicial trazemos nossas reflexões acerca do tema da formação de terapeutas ocupacionais e nossas concepções atuais sobre os grupos. Com ele esperamos ter conseguido aproximar o leitor da nossa vivência cotidiana e dos caminhos do nosso pensamento. Somos complementadas pelo texto de Maria Luisa, que também trata do ensino sobre grupos e em grupos. Com longo tempo de docência e interesse pelo tema, traz questões e estratégias preciosas. As alunas indicam-nos alguns efeitos dessa formação nos textos de Tainah, Ana Carolina e Livia, que, orientadas por Viviane e Flavia, exemplificam trazendo processos de formação de terapeutas ocupacionais vistos sob ângulos diversos.

Ainda abordando a formação, temos Yara, Flavia, Viviane e Mauricio escrevendo a respeito de um Grupo de Mulheres da região noroeste de Santos, sob o olhar de estudantes universitários, e, também motivadas por este trabalho, Flavia e Viviane arriscam friccionar ideias, emoções e conceitos e tratam de acessibilidade estética associando o tema dos grupos ao da arte. A experiência de cooperação Pacto/USP e Caps Lapa, de Eliane,

Leonardo e Gisela, é outro bom exemplo da articulação temática provocada pelo tema dos grupos. Aqui, universidade/formação e serviços/trabalho são amalgamados pela abordagem em grupo e pelas propostas no campo da arte e da cultura.

Renata e Marcia apresentam agenciamentos entre atividades e sujeitos em terapia ocupacional que, intensificados nos grupos, conduzem a experiências estéticas que potencializam a vida de pessoas. O mesmo é relatado por Elizabeth, ao resgatar seu trabalho com grupos no Caps Itapeva. Reflexão, análise e emoção compõem capítulos vivos que, temos certeza, irão afetar os leitores, fazendo vibrar também suas próprias inquietações.

Abordando as ações de saúde mental, em seu sentido amplo, Solange, Priscilla e Thaís trazem o grupo de terapia ocupacional no hospital geral como base para a integralidade da saúde. Maria Inês e Cristina analisam um grupo de projetos desenvolvido em um Caps adulto sob a ótica da teoria dos grupos operativos de Pichon-Rivière, enquanto Sonia nos traz reflexões tendo como base sua experiência no Instituto A Casa e referências no método Terapia Ocupacional Dinâmica.

Barbara, Priscilla e Letícia compartilham a experiência com um grupo de adolescentes em um Caps que teve como um dos seus projetos a composição do próprio capítulo; e, ainda sobre o brincar, Andrea e Maria Inês contam-nos sobre grupos com crianças, principalmente sobre a experiência no Espaço Lúdico Terapêutico.

Stella amplia nosso olhar com os grupos na atenção básica, contribuindo para esclarecer nosso lugar nesse tipo de trabalho, e é complementada nesse assunto por Paula, que parte do referencial dos grupos de encontro de Carl Rogers para a ampliação dessa clínica.

Assim, nesse mosaico de práticas e reflexões, esperamos que cada leitor possa encontrar referências, ideias e inspiração para continuar esta produção. Ao terminarmos, percebemos que ainda há muito que fazer: buscar, a partir da singularidade, descrever e criar formas de falar sobre nossa convivência com os grupos de atividades para poder, mediante essa sistematização, acumular e transmitir conhecimento para terapeutas ocupacionais e outros profissionais que trabalham esse tema.

REFERÊNCIAS BIBLIOGRÁFICAS

ANZIEU, D. *O grupo e o inconsciente (o imaginário grupal).* São Paulo: Casa do Psicólogo, 1993.

BAREMBLITT, G. F. (org.). *Grupos: teoria e técnica.* Rio de Janeiro: Edições Graal, 1986.

BENETTON, J. *Trilhas associativas: ampliando subsídios metodológicos à clínica da terapia ocupacional.* 3. ed. revisada. Campinas: Arte Brasil/ Unisalesiano, 2006.

CAPOZZOLO, A.; CASETTO, S.; HENZ, A. (orgs.). *Clínica comum – Itinerários de uma formação em saúde.* São Paulo: Hucitec, 2013.

FERRARI, S. M. L. "Terapia ocupacional: a clínica numa instituição de saúde mental". *Cadernos de Terapia Ocupacional da UFSCar*, v. 14, n. 2, São Carlos, 2006.

FURLAN, P. G. *Os grupos na atenção básica à saúde: uma hermenêutica da prática clínica e da formação profissional.* Tese de Doutorado. Programa de Pós-Graduação em Saúde Coletiva, Unicamp, Campinas, 2012.

GUSMÃO, L. *O fetichismo do conceito – Limites do conhecimento teórico na investigação social.* Rio de Janeiro: Topbooks, 2012.

LAPLANCHE, J.; PONTALIS, J. *Vocabulário de psicanálise.* 9. ed. São Paulo: Martins Fontes, 1986.

LIBERMAN, F.; SAMEA, M.; ROSA, S. D. "Laboratório de atividades expressivas na formação do terapeuta ocupacional". *Cadernos de Terapia Ocupacional da UFSCar*, v. 19, n. 1, São Carlos, 2011.

MAXIMINO, V. S. *Grupos de atividade com pacientes psicóticos.* São José dos Campos: Ed. da Univap, 2001.

MELLO FILHO, J. *O ser e o viver.* Porto Alegre: Artes Médicas, 1995.

MERHY, E. E.; FEUERWERKER, L. C. M. *Novo olhar sobre as tecnologias de saúde: uma necessidade contemporânea*, 2009. Disponível em: <http://www.uff.br/saudecoletiva/professores/merhy/capitulos-25.pdf>. Acesso em: 30 set. 2014.

PICHON-RIVIÈRE, E. *O processo grupal.* 6. ed. São Paulo: Martins Fontes, 2000.

SAMEA, M. "O dispositivo grupal como intervenção em reabilitação: reflexões a partir da prática em terapia ocupacional". *Revista de Terapia Ocupacional da Universidade de São Paulo*, v. 19, n. 2, 2008.

2 A formação do terapeuta ocupacional: conversando sobre o ensino de grupos e em grupos

Maria Luisa Gazabim Simões Ballarin

AO OLHAR PARA TRÁS, constato que já estou neste caminho há bastante tempo e, no movimento de olhar o passado, tentando aproximá-lo do presente, pude, mais uma vez, refletir sobre as experiências e os conhecimentos adquiridos ao longo de minha prática profissional. Experiências que dizem respeito tanto a formar profissionais quanto a mim mesma como terapeuta ocupacional, caracterizando, assim, a atuação de alguém que, ao se envolver com o ensino de terapia ocupacional, não deve perder de vista o desejo e a necessidade de aprimorar-se continuamente. Procurarei dividir com vocês alguns de meus apontamentos sobre as abordagens grupais sob meu olhar de educadora, de uma docente preocupada com o ensino e a formação de terapeutas ocupacionais capazes de lidar com as demandas das intervenções grupais, diferentemente de outros trabalhos que realizei em que dirigi minha atenção à compreensão de aspectos teóricos e práticos que sustentam as intervenções e o manejo de grupos na atuação clínica.

Embora haja muitos pontos de convergência entre esses dois focos, identifico a existência de demandas específicas do papel do educador e constato que poucos são os trabalhos que abordam a importância dos conteúdos e das abordagens grupais no âmbito da formação de terapeutas ocupacionais.

Neste contexto, podemos iniciar perguntando:

- Por que ministrar conteúdos teóricos e práticos relativos às abordagens grupais em terapia ocupacional?

- Quais seriam as metodologias e os recursos mais efetivos para ministrar conteúdos tão complexos como os que se relacionam às abordagens grupais?
- Como trabalhar tais conteúdos, de maneira a preparar o futuro terapeuta ocupacional para intervir em e com grupos?
- Seria o próprio grupo de estudantes um dispositivo potencial no processo de ensino-aprendizagem de conteúdos e teorias grupais?

Algumas das possíveis respostas aos questionamentos requerem a compreensão de múltiplos aspectos que implicam refletir sobre como as dimensões macro e micropolíticas se codeterminam e atravessam o processo de ensino-aprendizagem, incidindo no cotidiano da sala de aula, afetando-o e influenciando-o. Essas dimensões devem ser entendidas com base nos distintos modos de compreender a realidade atual de formação do terapeuta ocupacional e não de forma fragmentada, pois "[...] toda política é ao mesmo tempo macro e micropolítica" (Deleuze e Guattari, 1996, p. 90). As dimensões entrecruzam-se, coexistem, atravessam-se e exigem abertura para as diferentes perspectivas associadas ao tema que me propus abordar.

Contornando as limitações impostas pelo formato "capítulo" e pela ausência de interlocução face a face, bem como pelos eventuais lapsos de memória e detalhes que escapam ao pensamento, tentarei explicitar dimensões que se referem aos parâmetros mais amplos da formação do terapeuta ocupacional, ao ensino, ao papel do docente, às metodologias e à importância das vivências de manejo de grupos na formação profissional.

SOBRE A FORMAÇÃO DO TERAPEUTA OCUPACIONAL: ALGUNS PARÂMETROS

DISCUTIR A ARTICULAÇÃO ENTRE o ensino e o desenvolvimento de políticas públicas de saúde, educação e assistência social tem sido essencial na atualidade, mesmo porque cada vez mais docentes, pesquisadores, profissionais e estudantes de terapia ocupacional vêm debatendo e problematizando as bases de sua formação profissional.

No âmbito da graduação, o debate que se impõe às instituições de ensino superior reafirma a necessidade urgente de formarmos profissionais generalistas, capazes de trabalhar em equipe, sob uma perspectiva interdisciplinar e humanista que atenda às necessidades sociais da saúde, com ênfase no Sistema Único de Saúde (SUS), assegurando integralidade da atenção.

Nesse sentido, algumas iniciativas vêm sendo adotadas em diversas instituições de ensino do país. Fundamentadas nas políticas estabelecidas tanto pelo Ministério da Saúde como da Educação, tais iniciativas estão amparadas na Portaria Interministerial nº 2.118, de 3/11/05 (Ministério da Saúde, 2005), nas Diretrizes Curriculares Nacionais (DCNs) estabelecidas para 14 cursos de graduação de profissionais de saúde, incluindo o curso de terapia ocupacional (Brasil, 2002), e, mais recentemente, no Decreto que instituiu no âmbito dos Ministérios da Educação e Saúde a Comissão Interministerial de Gestão da Educação na Saúde (Brasil, 2007).

A adequação dos currículos de cursos de terapia ocupacional às Diretrizes Curriculares Nacionais do Ministério da Educação exige discussão sobre os diferentes tipos de conhecimento envolvidos no processo de formação profissional.

No caso da terapia ocupacional, destaco o conjunto de competências e habilidades estabelecidas nas DCNs, cujos conteúdos se relacionam às abordagens grupais, e descritas no art. 5º:

> XXI – conhecer a atuação inter, multi e transdisciplinar e transcultural pautada pelo profissionalismo, ética e equidade de papéis; [...] XXIII – conhecer os principais procedimentos e intervenções terapêuticos ocupacionais utilizados tais como: atendimentos individuais, grupais, familiares, institucionais, coletivos e comunitários; [...] Parágrafo único – A formação

do Terapeuta Ocupacional deverá atender ao sistema de saúde vigente no país, a atenção integral da saúde no sistema regionalizado e hierarquizado de referência e contrarreferência e o trabalho em equipe. (Brasil, 2002)

Essas diretrizes pressupõem considerar, entre os muitos aspectos, a concepção ampliada do processo saúde-doença, a gestão coletiva do trabalho e a capacidade de solucionar problemas cotidianos de maneira crítica e contextualizada.

Para formarmos profissionais com esse perfil, temos de buscar a articulação entre os conhecimentos teóricos e práticos, concomitantemente ao desenvolvimento de habilidades pessoais que favoreçam as práticas de comunicação, as relações dialógicas, o trabalho em equipe e a interação com a comunidade.

Nesse sentido, a discussão sobre o aprendizado para o trabalho com e em grupos torna-se fundamental, já que se espera que o terapeuta ocupacional reúna habilidades específicas para compreender, organizar e coordenar grupos, seja atuando como membro de uma equipe, como gestor, seja prestando assistência nas diversas áreas de sua atuação, indicando que o projeto pedagógico das instituições de ensino não pode estar dissociado desses eixos norteadores mais amplos.

Os conhecimentos diversos para trabalhar em grupo e com grupos não se restringem à simples utilização de técnicas ou dinâmicas, assim como não se traduzem como saberes meramente cognitivos, mas implicam o entendimento dos movimentos grupais em toda sua complexidade, o que envolve inclusive a compreensão das experiências mais remotas e singulares do estar em grupo de cada sujeito. Essa é uma das dimensões relevantes a que me referi anteriormente e que, a meu ver, interfere decisivamente no modo como esses conteúdos são abordados em aula.

Embora as DCNs evidenciem avanços significativos sobre a formação do terapeuta ocupacional, ainda há inúmeros desafios para que os projetos pedagógicos de algumas instituições de ensino promovam adequações com base nas referidas proposições e passem a contemplar tais conteúdos de modo mais efetivo.

Identificar a necessidade de adequação, buscar novos caminhos, conhecer práticas inovadoras de ensino e estabelecer o diálogo com os diferentes grupos e esferas institucionais indicam perspectivas promissoras em direção às mudanças.

Outra dimensão relevante refere-se ao ato de ensinar; portanto, é necessário aprofundar a reflexão sobre como os conteúdos relativos às abordagens grupais e os grupos de terapia ocupacional vêm ocorrendo.

UM MODO DE CONCEBER A EDUCAÇÃO E O ENSINO

A EDUCAÇÃO NA SUA acepção mais ampla não pode ser entendida como o mesmo que o ensino, pois o ensino em si é um meio pelo qual se desenvolve o processo educativo, enquanto a educação compreende os diversos processos de formação. Assim, a educação pode assumir tanto um caráter prescritivo e impositivo como transformador e emancipatório.

Entendo que a educação tem a função de combater a experiência fragmentada, o pensamento domesticado e, ao mesmo tempo, possibilitar ao homem resgatar-se como pessoa-sujeito, ser de relações, determinado e também determinante. Por conseguinte, deve promover a emancipação.

> Não há emancipação em si, mas [...] relações que criam um número cada vez maior de relações cada vez mais iguais. As relações emancipatórias desenvolvem-se, portanto, no interior das relações de poder, não como resultado automático de uma qualquer contradição essencial, mas como resultados criados e criativos de contradições criadas e criativas. (Santos, 2001, p. 269)

Ao examinarmos em detalhes o caráter prescritivo da relação professor-aluno que se efetiva nas práticas de ensino tradicional, constatamos a existência de autoritarismo em que supostamente o professor detém o saber, cabendo ao aluno apenas recebê-lo. Nesse modelo, muito provavelmente, o ensino de grupo em terapia ocupacional se configuraria apenas com base na transmissão das diversas teorias pertinentes ao tema.

Ao contrário, quando partimos do entendimento de que a educação tem um caráter transformador, apostamos em outras formas de relação entre professor-aluno. Mas qual seria então o papel do professor na construção dessas outras formas de se relacionar no contexto do processo ensino-aprendizagem?

FALANDO SOBRE O PROFESSOR-EDUCADOR

A abordagem sócio-histórica revela-nos uma perspectiva que redireciona o papel do professor. Nesse sentido, de transmissor de conhecimentos podemos então defini-lo como mediador do aprendizado. Isso significa dizer que ele irá mediar o aprendizado, potencializando-o.

Essa mediação dá-se na medida em que o educador atua intencionalmente entre o objeto de conhecimento, enfatizando-o, organizando-o, transformando-o e criando situações que facilitem ao estudante construir sua própria aprendizagem.

De acordo com Vygotsky (1984), a aprendizagem é, fundamentalmente, uma experiência social de interação por meio da linguagem e da ação. A maior parte dela é construída com o convívio social, por meio do diálogo, pois o homem é visto como alguém que transforma e é transformado nas relações produzidas em determinada cultura.

O processo de ensino-aprendizagem é essencialmente um espaço de relação em que tanto o educador como os estudantes estão imersos em diferentes possibilidades interativas, com ambos se afetando e se atingindo mutuamente, em um encontro comprometedor. Nesse contexto,

> Ao professor não cabe dizer faça como eu, mas: faça comigo. O professor de natação não pode ensinar o aluno a nadar na areia, fazendo-o imitar seus gestos, mas leva-o a lançar-se n´água em sua companhia para que aprenda a nadar lutando contra as ondas, fazendo seu corpo coexistir com o corpo ondulante que o acolhe e repele, revelando que o diálogo do aluno não se trava com seu professor de natação, mas com a água. O diálogo do aluno é com o pensamento, com a cultura corporificada nas obras e nas práticas sociais e transmitidas pela linguagem e pelos gestos do professor, simples mediador. (Chaui, 1980, p. 37)

Então, considerando os conteúdos relativos às abordagens grupais, cabe ao docente compartilhar conhecimentos, planejar e organizar suas ações a fim de contemplar não somente os conteúdos teóricos, mas também o próprio grupo de estudantes. Este passa a ser entendido como um dispositivo e uma ferramenta do próprio processo de ensino-aprendizagem. Nesse sentido, os estudantes devem ser vistos pelo docente como um espaço de potencialidades inesperadas, ou seja, cada um deve participar ativamente do grupo, ressignificando seu repertório formativo, problematizando-o na escuta do outro.

Do mesmo modo, espera-se que o professor tenha disponibilidade para refletir sobre sua proposta pedagógica, considerando-a de uma perspectiva transformadora e compromissada socialmente.

As DCNs para a graduação em Terapia Ocupacional situam o estudante como sujeito de aprendizagem e o docente como facilitador e mediador do processo de ensino-aprendizagem, sendo a reflexão-ação-reflexão estratégia para resolução de problemas e trajetória a ser adotada no processo de formação.

Assim, é função do docente identificar as diferentes demandas que emergem no cotidiano do trabalho e as diversas maneiras de abordá-las, pois tenho constatado que os estudantes que iniciam e aqueles que já estão em anos mais avançados da graduação apresentam interesses, habilidades, competências e demandas específicos, exigindo intervenções distintas. Outra função é analisar as metodologias utilizadas, no sentido de facilitar as interações no processo de ensino-aprendizagem.

Antes de ater-me às metodologias de ensino, gostaria de abordar sucintamente o arcabouço teórico-prático, pertinente às abordagens grupais que norteiam a produção sobre os grupos em terapia ocupacional. Ao mediar o ensino, o docente deve ter domínio sobre a prática de condução da situação grupal e de conteúdos teóricos que se encontram na fronteira entre diversas áreas de conhecimento, como a psicologia, psicologia social, sociologia, psicanálise, antropologia, entre outras.

A ESPECIFICIDADE E O DOMÍNIO TEÓRICO-PRÁTICO NECESSÁRIO À PRÁTICA DOCENTE

COMO NOS AFIRMA SAMEA (2008), a articulação dos conhecimentos sobre as abordagens grupais no universo da terapia ocupacional tem-se constituído um desafio. Temos de beber de diferentes fontes, escarafunchar autores e aprender a transitar, ora nos distanciando, ora nos aproximando desse universo, até que aos poucos possamos delimitar contornos relativamente mais claros que ampliam a compreensão dos grupos em nosso contexto.

Correndo o risco de parecer simplista, não posso deixar de comentar algumas das formulações teóricas e práticas originárias de outras áreas de conhecimento que subsidiaram minha formação e que considero essenciais para o ensino de conteúdos relativos às abordagens grupais. Obviamente, são apenas algumas das referências, entre as quais destaco: as teorias psicodramática e socionômica de Moreno; a teoria de campo e da dinâmica de grupo de Lewin; as formulações referentes aos estados mentais (mentalidade grupal) e ao funcionamento do grupo de Bion; a teoria do vínculo e os grupos operativos de Pichon-Rivière; as considerações sobre os fenômenos transacionais e falso e verdadeiro self de Winnicott; e, mais recentemente, a concepção histórica e dialética do processo grupal e poder social descrita por Martín-Baró. No campo da terapia ocupacional também foram relevantes para minha formação o contato e a aproximação com as formulações de Fidler, Mosey, Kaplan, Schuwartzberg, Duncombe, Howe, De Carlo, Mann, Falk–Kessler, entre outros. Todos esses autores facilitaram minha compreensão acerca das diferentes vertentes teóricas existentes e da construção de um campo de conhecimento que gradualmente fundamentou e vem fundamentando as ações do terapeuta ocupacional no que tange às intervenções grupais.

Especificamente no âmbito da terapia ocupacional brasileira, enfatizo os trabalhos precursores desenvolvidos por Benetton, Maximino, Samea, Ballarin e Tedesco, que, nos últimos 20 anos, dedicaram-se ao estudo de grupos, além de outros autores que vêm compartilhando suas experiências, reflexões e discussões.

Mas não somente os conhecimentos teórico-práticos são importantes para aprender a trabalhar com grupos. As experiências de inserção como membros integrantes de grupos com caráter formativo e terapêutico, bem como as vivências práticas relacionadas ao manejo do processo grupal e às supervisões, constituem-se elementos fundamentais no processo de formação profissional. Obviamente esses aspectos mereceriam maior detalhamento, mas, por ora, voltemos às metodologias de ensino.

METODOLOGIAS DE ENSINO: ALGUMAS CONSIDERAÇÕES

> Transformar o processo de formação implica mudanças na concepção de saúde, na produção do saber, nas práticas docentes, nas relações entre professores e estudantes, nas relações de poder entre departamentos e disciplinas, nas práticas clínicas. (Feuerwerker e Pereira, 2007, p. 53)

No campo das práticas pedagógicas, ao nos referir às metodologias de ensino, estamos nos atendo ao modo como deve ser conduzido o processo educativo, com vistas a determinado objetivo. No entanto, isso não se restringe à condução da prática ou de técnicas pedagógicas; ao contrário, a metodologia deve ser entendida, em seu sentido mais amplo, como uma postura do educador diante da realidade, como a articulação de uma teoria de compreensão e interpretação da realidade a uma prática específica que demanda intencionalidade (Vasconcellos, 2002).

As discussões relacionadas às metodologias de ensino utilizadas no ensino superior, se tradicionais ou inovadoras, são recorrentes e vêm ganhando cada vez mais importância. No cerne deste debate estão a necessidade de realinhamento das práticas pedagógicas e o embate entre a formação que valoriza o predomínio dos aspectos científico-tecnológicos sobre os aspectos subjetivos, humanísticos e interacionais. Sabemos que nos envolver com o processo de formação implica estarmos atentos à sua complexidade e, ao mesmo tempo, fazermos escolhas teórico-metodológicas que expressem um campo de interlocução entre os diferentes saberes, de docentes e discentes.

De fato, esse campo parece-me indissociável da prática do docente e depende de como ele organiza sua aula, de quais atividades propõe, dos conteúdos que seleciona para abordar, dos instrumentos e procedimentos que utiliza na avaliação do processo de ensino-aprendizagem e de como é construída cotidianamente a relação professor, aluno e classe.

No que se refere aos conteúdos relacionados às abordagens grupais em terapia ocupacional, tenho observado a importância de refletirmos sobre dois espaços de ensino indispensáveis. O primeiro, espaço formal da disciplina, integra a grade curricular, destina-se a oferecer os ensinamentos e/ou conteúdos necessários na formação do profissional, relacionados às tecnologias específicas de grupos, e possui estrutura, carga horária e metodologia que variam de acordo com o projeto pedagógico e a instituição de ensino. O segundo, que envolve situações de aprendizagem que estão além da própria disciplina, denomino espaços de integração da experiência. Em ambos os espaços, o que está em jogo é a maneira utilizada pelo docente para promover a aprendizagem.

O ESPAÇO FORMAL DA DISCIPLINA E A METODOLOGIA DA PROBLEMATIZAÇÃO

MINHA EXPERIÊNCIA DE ENSINAR grupos em grupos tem evidenciado a importância da metodologia da problematização e o valor da experiência. Tenho procurado organizar e planejar, no espaço formal da disciplina, o conteúdo a ser ministrado com base nos referenciais teóricos e práticos descritos anteriormente. Trata-se de uma disciplina de duas horas semanais oferecida por 17 semanas a estudantes do terceiro ano da graduação. Nos primeiros encontros, procuro identificar os conhecimentos prévios que possuem sobre o tema. Empenho-me na construção de um espaço de diálogo, onde perguntas desencadeadoras são introduzidas com o objetivo de estimular o grupo a verbalizar livremente suas ideias acerca do entendimento que têm sobre o funcionamento dos grupos sociais, dos grupos terapêuticos e dos grupos de terapia ocupacional e sobre sua participação neles. As diferentes opiniões vão sendo registradas aleatoriamente na lousa ou em um grande painel. Em seguida, passamos a agrupá-las por semelhança ou divergência e aos poucos vamos estabelecendo um critério de prioridades para aprofundar as discussões e a análise dos temas pertinentes ao conteúdo da disciplina. Esse processo funciona como um diagnóstico e fornece elementos que delimitam o eixo norteador de meu trabalho em sala de aula.

Com base nesse diagnóstico, apresento um panorama amplo das diversas referências teórico-práticas existentes sobre as diferentes abordagens grupais. A partir de então, estabelecemos um contrato de trabalho que inclui: a elaboração de um cronograma de atividades; a divisão do grupo de estudantes em subgrupos; as normas e formas de trabalho; as estratégias de avaliação da disciplina, além da seleção de situações-problema a ser discutidas por cada um dos subgrupos. Estas emergem de relatos que podem estar relacionados ao universo acadêmico do estudante ou não. Ressalto que não se trata de problematizar usando situações aleatórias, mas, sim, situações que tenham sentido para o grupo de estudantes. Geralmente, as situações-problema selecionadas estão associadas ao cenário de estágios, às práticas de campo ou ao funcionamento do próprio grupo. Cada subgrupo, composto por no mínimo quatro e no máximo oito estudantes, passa a pesquisar e aprofundar a discussão da situação-problema de modo autodirigido, o que exige leitura, discussão de textos e, portanto, dedicação para além do espaço formal da disciplina.

Para ilustrar o trabalho em sala de aula, resgato uma situação-problema que emergiu no contexto de um equipamento de atenção à saúde mental, mais precisamente de um Caps tipo III. Uma estagiária de terapia ocupacional havia sido questionada por um profissional da equipe acerca da percepção dela sobre a especificidade de um grupo de terapia ocupacional quando comparado a um grupo de psicoterapia. A pergunta do profissional causou-lhe desassossego. O questionamento em si caracterizava uma questão de aprendizagem específica relacionada ao conteúdo programático da disciplina e demandava trabalho de investigação. Era necessário que o subgrupo fosse procurar respostas que viessem fundamentar pela teorização a discussão e a construção de novos significados para entendimento da questão. Nessa etapa do processo, o trabalho em sala de aula dirigiu-se à discussão ampla, porém ainda superficial. A intenção era de fazer o subgrupo aprofundar as discussões fora do espaço de aula, por meio da leitura de textos, e, com isso, poder encontrar referencial teórico que fundamentasse uma possível resposta para a situação apresentada. Todo trabalho de pesquisa e teorização deveria ser

GRUPOS E TERAPIA OCUPACIONAL:
FORMAÇÃO, PESQUISA E AÇÕES

registrado a fim de viabilizar sua apresentação em etapa posterior e, também, fornecer elementos para a avaliação. Esse registro deveria conter ainda uma descrição do próprio processo de trabalho do subgrupo.

No desenvolvimento dessa etapa em que se objetiva discutir e aprofundar o entendimento da situação-problema, é particularmente necessário criar estratégias para cada subgrupo para auxiliá-los a explorá-la, pois o que está em jogo é o próprio funcionamento de cada um deles. Sua constituição caracteriza-se como um momento que marca o início de uma nova conformação grupal, diferentemente da anterior, que contemplava o grupo de estudantes da sala como um todo.

O modo como os integrantes de cada subgrupo lidam com a tarefa de aprender juntos os conteúdos sobre grupos implica estarmos atentos aos papéis que os estudantes assumem, às transformações que se efetivam, aos sentimentos ou não de pertencimento a este e aos movimentos explícitos e implícitos dirigidos ao longo do desenvolvimento da tarefa proposta, visando à construção de uma realidade particular que é o próprio subgrupo em seu processo grupal.

A indicação minuciosa de bibliografia, o diálogo participativo, a conversa supervisionada, os apontamentos necessários, as relações que se estabelecem entre os integrantes, os obstáculos que dificultam a realização das tarefas, as dicotomias existentes entre grupo-indivíduo e grupo-sociedade, bem como o processo vivenciado, caracterizam-se como objetos e elementos de trabalho do docente.

Há nesse processo aquilo que denominei *armadilhas do trabalho de formação em grupos*, pois, ao trabalhar no sentido de apontar os obstáculos, as dicotomias existentes entre grupo-indivíduo e grupo-sociedade e os movimentos grupais, frequentemente o docente expõe-se ao risco de deslocar a ação de caráter formativo/pedagógico para outra de caráter supostamente terapêutico. Sem dúvida, essa é uma discussão muito importante.

Na situação-problema descrita, ressalto a presença de conflitos e obstáculos vivenciados naquele subgrupo. Seus integrantes não conseguiam se organizar fora do espaço de aula, não achavam formas de se comunicar para concluir a tarefa de pesquisa e teorização. De modo recorrente, quando se encontravam comigo em sala de aula para discussão e acompanhamento da tarefa, reclamavam uns dos outros, ora da ausência de um colega, do descompromisso de outro que não havia cumprido o combinado, ora da própria tarefa. Instaurava-se uma conversação de queixas. Por vezes deixavam transparecer a rivalidade presente e as falas mostravam-se agressivas, outras se perdiam no relato de acontecimentos pessoais que nada tinham que ver com o proposto. A tarefa em si parecia dissociada das discussões daqueles encontros. Alguns aspectos relacionados às dificuldades que emergiam no subgrupo foram trabalhados nas aulas, porém outros, pertinentes às formações inconscientes complexas que possibilitam, sustentam e expressam os vínculos no grupo, tais como desejos, resistências e angústias, não figuraram como elementos do trabalho docente, pois além de transcender o propósito do trabalho pedagógico para ser trabalhados necessitariam de outros cenários de intervenção. Ter a clareza dos limites do trabalho a ser desenvolvido é fundamental. Ao ministrar essa e outras disciplinas, permito-me confessar que essa não é uma tarefa fácil; contudo, acredito que devemos ousar, já que o objetivo do trabalho é que os estudantes possam desenvolver habilidades para refletir sobre o próprio grupo com base em experiências compartilhadas de aprendizagem.

Uma vez concluída a etapa do trabalho de teorização e pesquisa dos subgrupos, todos se reúnem para apresentá-lo. A forma de apresentação dos trabalhos, dos seminários ou da dramatização é determinada por cada subgrupo.

Lembro-me de uma situação-problema apresentada na forma de dramatização. A situação previamente trabalhada por meio de pesquisa envolvia o atendimento terapêutico ocupacional de um grupo de adolescentes e referia-se à dificuldade do estagiário no manejo grupal. Este não sabia como lidar com as inúmeras e concomitantes demandas trazidas pelos adolescentes em relação à atividade proposta, pois todos queriam ao mesmo tempo o material necessário para sua execução, as orientações e a atenção. É claro que a situação não se restringia a discussões pragmáticas de como orientá-los na execução da atividade ou de como fornecer adequadamente os materiais solicitados; antes estava associada a aspectos mais complexos que exigiram maior compreensão teórica e prática. Essa compreensão foi consequência do caminho percorrido pelo subgrupo, que envolveu o trabalho de pesquisa, a leitura de diferentes textos, a análise da situação-problema de diversas óticas e do próprio processo vivenciado, culminando com a dramatização de cenas. As dramatizações fornecem aos estudantes vivências relacionadas à coordenação, observação, participação como integrantes de um grupo em conflito ou não, e diversas outras perspectivas para o manejo grupal e, sobretudo, para o seu papel profissional de como trabalhar em e com grupos.

É nesses espaços ampliados de socialização das vivências que emergem discussões relevantes que agrupei aqui em três categorias: as relativas aos aspectos conceituais, que englobam questões teóricas pertinentes às diferentes abordagens grupais; as relativas ao manejo do grupo, que envolvem questões de ordem prática sobre a condução de um grupo, a função da atividade, entre outras; e as relativas aos aspectos pessoais, que incluem discussões sobre o processo de formação pessoal, medos, angústias, dificuldades e facilidades, entre outras questões.

Concluído o ciclo de socialização, com a apresentação e discussão de todas as situações-problema trabalhadas pelos subgrupos, um novo ciclo se inicia e novas situações-problema são selecionadas.

Constato que os grupos e subgrupos compostos no espaço formal da disciplina são também objetos privilegiados de aprendizagem, pois aprender em grupo significa abrir-se para a construção coletiva e a leitura crítica da realidade – o grupo cria uma interdependência no compartilhamento de tarefas e passa a aprender a planejar e colaborar. Aprendemos todos a nos expressar, trocar impressões, considerar a opinião do outro e posicionar-nos de modo mais articulado e argumentativo, exercitando, assim, a reflexão sobre as próprias atitudes e as relações dialógicas.

Apesar de toda a riqueza que é o trabalho com grupos, operar com eles não significa ausência de conflitos, tampouco que o percurso metodológico descrito não tenha limitações aos objetivos estabelecidos e traçados pelo docente na disciplina. Seria ingênuo negá-los. O fato é que as limitações existem e, ao optar por essa forma de trabalho, muitas vezes percebi que deixei de abordar conteúdos teóricos e práticos necessários e previstos no contexto da disciplina.

Certamente esses estudantes já vivenciaram antes situações grupais de ensino; entretanto, talvez tenham tido poucas oportunidades de fazê-lo tendo como referência os conhecimentos e os movimentos dinâmicos do grupo. E é por meio do olhar direcionado ao entendimento das vivências grupais que gradativamente aprendemos a compartilhar conhecimentos, incorporar novos saberes, simplificar as informações, compreender as diferentes formas de se comunicar, perceber as expressões de afeto, lidar com situações de imprevisibilidade e problematizar, transformando e transformando-se.

ESPAÇOS DE INTEGRAÇÃO DA EXPERIÊNCIA

EM UM SEGUNDO ESPAÇO de ensino-aprendizagem indispensável ao domínio das tecnologias grupais estão as experiências e vivências oferecidas em outros ambientes e as disciplinas que contribuem ampliando significativamente a compreensão sobre elas. Além das diversas situações presentes no cotidiano acadêmico que implicam a inserção do estudante em trabalho grupal, como organização de eventos, grupos de estudo e/ou reflexão, espaços esportivos, artísticos e culturais, destacaria as disciplinas que os inserem nas práticas de campo. A essa direção, observo que também se encaminham o trabalho e a preocupação de outros docentes e terapeutas ocupacionais, como Castro *et al.* (2009), Coutinho *et al.* (2009), Liberman, Samea e Rosa (2011), que buscam refletir e articular conhecimentos grupais potencializando as experiências empreendidas.

A inserção dos estudantes de terapia ocupacional desde os primeiros anos da graduação nas práticas de campo, ou seja, nas práticas terapêuticas supervisionadas, é uma importante estratégia para efetivar a integração entre teoria e prática. Conhecer as diferentes áreas de intervenção do terapeuta ocupacional, bem como as diversas realidades, vivenciando gradualmente e *in loco* o cotidiano dos serviços, tem sido muito rico em vários aspectos, pois o conhecimento só se materializará quando apreendido sobre a realidade na qual o indivíduo se encontra inserto (Freire, 1980).

A aproximação com o campo de práticas revela com maior clareza as características de funcionamento das equipes de profissionais que atuam nos serviços, permitindo assim que o estudante experimente, observe, integre espaços de discussão como reuniões de planejamento, reuniões clínicas e supervisão e vivencie o trabalho multi, inter ou transdisciplinar, colocando-o em contato com as diversas formas de gestão de processos de trabalho e os diferentes núcleos de saberes.

Sabemos que o processo de trabalho dos profissionais determina diferentes tipos de ações, aproximando-os de uma perspectiva mais coletiva ou não. Além disso, insertos nos serviços, acompanhados e sob a supervisão de profissional terapeuta ocupacional ou não, os estudantes podem observar, planejar e coordenar processos terapêuticos ocupacionais grupais, vivenciando suas vicissitudes. Esse contato com o serviço, a equipe e os usuários facilita a reflexão sobre os conteúdos relativos às abordagens grupais discutidos e problematizados no espaço da disciplina, pois o processo de entendimento e inserção em grupo continua a produzir-se para além da sua organização formal, levando os estudantes a refletir e analisar seu papel como futuros terapeutas ocupacionais.

A diversidade de cenários no contexto da aprendizagem "é fundamental porque há diferentes tipos de complexidade envolvidos nos problemas de saúde, que exigem a mobilização de diferentes áreas de saber e de diferentes tecnologias e todos eles precisam ser endereçados durante a formação" (Feuerwerker e Pereira, 2007, p. 50). Contudo, a inserção precoce do estudante nas práticas de campo e/ou diferentes serviços não é garantia de que estamos formando profissionais críticos, éticos e criativos. É preciso mais do que isso. "É preciso interrogar quais são os contextos formativos capazes de gerar uma prática inovadora, crítica e reflexiva" (Silva e Tavares, 2004, p. 281). Portanto, as estratégias pedagógicas devem privilegiar a experiência, considerada "uma categoria central e entendida em sua carga de compreensão e reação diante da realidade e em sua dimensão de coletividade" (*ibidem*, p. 279). Nesse caso, refiro-me à experiência contingenciada pelas condições dos estudantes ante o serviço, a equipe, os usuários do serviço e o trabalho, que tem no protagonismo dos envolvidos seu sentido. Assim demarcada, a experiência é "a possibilidade de que algo nos aconteça ou nos toque" (Bondía, 2002, p. 24).

A articulação entre a dimensão acadêmica e o mundo do trabalho pode introduzir repercussões significativas na formação do profissional, de maneira que seus desdobramentos contribuam para a constituição de processos educativos dialógicos e integralizadores.

A experiência é uma forma de saber que consiste em dar às próprias vivências uma configuração especial de estruturação interior que será integrada à constituição de nossa subjetividade, passando a fazer parte de nossas vidas e de nosso modo de nos relacionar (Rocha, 2008).

Além da experiência, adquirir o domínio do trabalho com grupos demanda um processo formativo que envolve, entre os muitos aspectos já descritos, o tempo, pois decorre de situações e fazeres dados no cotidiano de trabalho, só podendo ser dominado em contato com a própria prática, na medida em que resulta de saberes que dele se originam, trazendo à tona "conhecimentos e manifestações do saber-fazer e do saber-ser bastante diversificados, provenientes de fontes variadas, as quais podemos supor que sejam também de natureza diferente" (Tardif e Raymond, 2008, p. 213).

O processo de ensino-aprendizagem sobre o trabalho em grupo e com grupos na graduação é apenas o início de uma formação mais complexa e ampla que deve prosseguir durante a vida profissional.

EM SÍNTESE, PARA FINALIZAR E NÃO CONCLUIR...

As AÇÕES EDUCATIVAS ENVOLVEM muitos caminhos, instrumentos e técnicas de ensino, além de determinada concepção, modelo e/ou enfoque do que seja educar. Expressam, portanto, a visão de mundo, de homem e de sociedade do próprio educador e de sua prática cotidiana, ou seja, o que ele valoriza, como planeja e trabalha, como avalia e qual resultado espera.

Como educadora, procurei enfatizar a opção pedagógica, cujo eixo norteador tem sido utilizar os próprios grupos/subgrupos de estudantes como dispositivos e ferramentas que ampliam as potencialidades do processo de ensino-aprendizagem.

Por fim, ressalto que meu interesse em ensinar se dirige mais às interações que os discentes estabelecem entre si, à apropriação de sentidos que dão às suas experiências, à subjetividade, ao desenvolvimento de suas capacidades para analisar e questionar as diversas realidades e teorias discutidas, do que para os conteúdos preestabelecidos.

REFERÊNCIAS BIBLIOGRÁFICAS

BONDÍA, J. L. "Notas sobre a experiência e o saber de experiência". *Revista Brasileira de Educação*, n. 19, 2002.

BRASIL. "Conselho Nacional de Educação. Resolução CNE/CES nº 6, de 19 de fevereiro de 2002. Diretrizes Curriculares Nacionais do Curso de Graduação em Terapia Ocupacional". *Diário Oficial da União*, seção 1, p. 12, Brasília, 4 mar. 2002.

_____. "Decreto nº 6.129, de 20 de junho de 2007. Dispõe sobre a vinculação das entidades integrantes da administração pública federal indireta". *Diário Oficial da União*, seção 1, p. 14, 21 jun. 2007.

CASTRO, E. D. de *et al.* "Formação em terapia ocupacional na interface das artes e da saúde: a experiência do Pacto". *Revista de Terapia Ocupacional da Universidade de São Paulo*, v. 20, n. 3, São Paulo, 2009.

CHAUI, M. de S. "Ideologia e educação". *Educação & Sociedade*, n. 5, 1980, p. 24-40.

COUTINHO, S. *et al.* "Ações de terapia ocupacional no território da cultura: a experiência de cooperação entre o Museu de Arte Contemporânea da USP (MAC USP) e o Laboratório de Estudos e Pesquisas Arte e Corpo em Terapia Ocupacional". *Revista de Terapia Ocupacional da Universidade de São Paulo*, v. 20, n. 3, São Paulo, 2009.

DELEUZE, G.; GUATTARI, F. *Mil platôs*. São Paulo: Editora 34, 1996.

FEUERWERKER, L. C. M.; PEREIRA, L. A. "O papel dos mecanismos de indução para a transformação da formação médica". In: *Seminário Internacional – Os desafios do ensino na atenção básica, graduação em medicina*. Brasília: Ministério da Saúde, 2007.

FREIRE, P. *Conscientização: teoria e prática da libertação*. São Paulo: Moraes, 1980.

LIBERMAN, F.; SAMEA, M.; ROSA, S. D. "Laboratório de atividades expressivas na formação do terapeuta ocupacional". *Cadernos de Terapia Ocupacional da UFSCar*, São Carlos, v. 19, n. 1, 2011.

MINISTÉRIO DA SAÚDE. "Portaria Interministerial nº 2.118, de 3 de novembro de 2005. Institui parceria entre o Ministério da Educação e o Ministério da Saúde para cooperação técnica na formação e desenvolvimento de recursos humanos na área da saúde". *Diário Oficial da União*, 4 nov. 2005, seção 1, p. 112.

ROCHA, Z. "A experiência psicanalítica: seus desafios e vicissitudes, hoje e amanhã". *Ágora*, v. XI, n. 1, Rio de Janeiro, 2008.

SAMEA, M. "O dispositivo grupal como intervenção em reabilitação: reflexões a partir da prática em terapia ocupacional". *Revista de Terapia Ocupacional da Universidade de São Paulo*, v. 19, n. 2, São Paulo, 2008.

SANTOS, B. S. *A crítica da razão indolente: contra o desperdício da experiência*. São Paulo: Cortez, 2001.

SILVA, J. P. V. S. da; TAVARES, C. M. M. "Integralidade: dispositivo para a formação crítica de profissionais de Saúde". *Trabalho, Educação e Saúde*, v. 2 n. 2, 2004.

TARDIF, M.; RAYMOND, D. "Saberes, tempo e aprendizagem do trabalho no magistério". *Educ. Soc.*, v. 21, n. 73, Campinas, 2000.

VASCONCELOS, V. M. R.; VALSINER, J. "Perspectiva coconstrutivista na psicologia e na educação". In: GASPARIN, J. L. *Uma didática para a pedagogia histórico-crítica*. 4. ed. Campinas: Autores Associados, 2007.

VYGOTSKY, L. S. *A formação social da mente*. São Paulo: Martins Fontes, 1984.

3 O grupo na formação em terapia ocupacional: uma ótica das alunas

Tainah Iaizzo Longatti
Viviane Maximino
Flavia Liberman
Ana Carolina da Costa Savani

A MAIORIA DOS PROJETOS pedagógicos dos cursos de terapia ocupacional inclui disciplinas que abordam o tema das Atividades e Recursos Terapêuticos (ARTs). Essas disciplinas têm como objetivo fazer que o aluno experimente o fazer para que, posteriormente, possa articular os processos experimentados em aula com as populações que venha a atender. "Trata-se de um lugar para a experimentação, para o exercício da criatividade, para se entrar em contato consigo mesmo e para a realização de tarefas coletivas" (Liberman *et al.*, 2011, p. 87).

Este capítulo trará a visão de uma aluna do curso de terapia ocupacional da Universidade Federal de São Paulo – *campus* Baixada Santista (Unifesp-BS) – a respeito desse processo. É resultado de um trabalho de conclusão de curso (TCC) feito em parceria com as outras autoras, que tiveram participações diversas, como orientação, co-orientação e redação conjunta de uma parte do trabalho.[1]

Enquanto aluna[2], percebo que, durante as aulas do módulo ART-IV--Atividades Expressivas, ocorreram íntimas mudanças, afetando hábitos

---

1. O trabalho de conclusão de curso tem a mesma denominação do artigo, tendo sido apresentado em 2012. A orientação e co-orientação foram das docentes dra. Viviane Maximino e dra. Flavia Liberman. Ana Carolina Savani participou em parceria na pesquisa bibliográfica e na organização e condução da roda de conversa.

2. Aqui decidimos manter a primeira pessoa do singular para que o leitor possa perceber um percurso de formação a partir de quem o vive.

cotidianos e também aspectos da vida profissional. O que mudou? Como mudou? Por que mudei? (Reflexão da primeira autora, na época aluna do curso de graduação)

Para nos aproximarmos dessas questões, percorremos os temas da educação, da relação entre docente e discente e da afetação das alunas com o processo vivido na metodologia utilizada por essas educadoras. A conversa com diversas alunas do segundo ano da turma de 2009 trouxe-nos suas experiências, angústias e suas conquistas durante os anos de formação.

> A invenção não deve ser entendida a partir do inventor. O sujeito, bem como o objeto, são efeitos, resultados do processo de invenção. Este modo de pensar encontra ressonância na obra de Francisco Varela, e está presente desde a formulação da teoria da autopoiese, na ocasião de sua parceria com Humberto Maturana. Já nessa época é a ação, o fazer, a prática cognitiva que configura o sujeito e o objeto, o si e o mundo. A transformação temporal da cognição não segue um caminho necessário, não leva a uma sequência de estruturas cognitivas e estágios que seguiriam uma ordem invariante, como nas teorias do desenvolvimento cognitivo, mas é antes uma deriva, criada a partir dos acoplamentos com as forças do mundo. (Kastrup, 2005, p. 1275)

Se são as práticas, a ação, o fazer que sustentam a terapia ocupacional (TO), então como aprender a importância do fazer para ela? Como ensinar? O que é esse fazer? Por onde ele passa para ser transformador? Para entender tais processos, devemos passar por eles, experimentá-los, "[...] só assim traria para o meu corpo algum aprendizado sobre a TO para então construir a terapeuta ocupacional que quero ser" (reflexão da autora em momento de orientação do TCC).

O trabalho mostra um pouco desse trajeto para um grupo de alunas, incluindo a autora principal, integrante desse grupo, e como o módulo ART-IV influenciou nessa trajetória.

METODOLOGIA: RODA DE CONVERSA

A *RODA DE CONVERSA* foi a metodologia de pesquisa utilizada como recurso para produção de dados complementares a esse trabalho. A pesquisadora fez parte ativa nesse processo, que consiste na criação de um espaço para conversa, mais livre do que um grupo focal[3]. O intuito do formato de roda, com as pessoas sentadas em círculo e a possibilidade de ter plena visão do grupo, permite que haja trocas e todas falem e escutem umas às outras. O processo é horizontalizado – não há quem saiba mais ou menos – e há estímulo para que as experiências vividas sejam retomadas e trazidas para a conversa de modo que o pesquisador possa registrar o que foi marcante para os participantes da pesquisa durante o processo vivido (Nascimento e Silva, 2009, p. 1).

Os sujeitos pesquisados foram alunas da IV turma de terapia ocupacional da Unifesp-BS, ingressantes em 2009, e o aspecto da formação que estava sendo estudado foi um módulo específico: ART-IV – Atividades Expressivas. Os dados produzidos por essa metodologia também subsidiaram outro trabalho, que foi realizado com Ana Carolina Savani, aluna do mesmo curso e ano, intitulado As marcas do (in)visível: investigando possíveis efeitos do módulo "ART-IV – Atividades Expressivas" na formação de terapeutas ocupacionais a partir do relato de um grupo de estudantes, elaborado em 2013.

A coleta de dados foi a mesma; contudo, a análise destes foi individual, dando caráter distinto, porém complementar, entre os trabalhos.

A roda de conversa foi realizada em uma sala de aula do *campus*, em Santos. Estavam presentes 17 alunas da turma mais as duas pesquisadoras. O tempo de conversa foi de duas horas. A

---

3. Kruegger, 1996, *apud* Neto *et al.*, 2002, define grupo focal como "pessoas reunidas em uma série de grupos que possuem determinadas características e que produzem dados qualitativos sobre uma discussão focalizada".

sala foi arrumada de maneira que pudesse instigar a memória das pessoas e também permitir trocas entre elas. No meio do círculo, uma mesa com as fotografias que foram tiradas ao longo do módulo. "A fotografia, adequadamente aumentada, pode servir como um desencadeador para evocar memórias que uma entrevista não conseguiria, de outro modo, que fossem relembradas espontaneamente" (Bauer e Gaskell, 2000, p. 143).

As pesquisadoras ofereceram, a quem quisesse, que pegasse uma foto que mais lhe agradasse, pelo momento que ela representava. Algumas participantes o fizeram. A conversa em roda fluiu seguindo as imagens e memórias que as fotos traziam.

Como guia para a conversa, foi preparado um roteiro de perguntas, porém poucas vezes estas foram colocadas pois os temas pesquisados foram surgindo espontaneamente. O guia continha as seguintes perguntas: "Olhando essas fotos, o que vocês se lembram de ter experimentado de vivências no módulo de ART-IV? Como vocês se sentiram durante esses momentos? Foram marcados por alguma experiência? Como vocês acreditam que realizar essas vivências em grupo contribuiu para enriquecer essas experimentações? Relatem cenas! Se essas propostas fossem feitas em contextos individuais, teria sido a mesma coisa? Com uma bagagem de aluno do 6º termo, acham que essa experimentação contribuiu para a formação de vocês de alguma forma? Como?"

EXPERIMENTANDO A UNIFESP – BAIXADA SANTISTA

Os Cursos têm um desenho curricular direcionado por quatro eixos de formação que perpassam os anos de graduação. Em cada um dos eixos, módulos aglutinando áreas temáticas afins constituem a proposta curricular. No projeto pedagógico do curso de Terapia Ocupacional da Unifesp – Baixada Santista, o estudante é inserido em sua prática profissional desde o início do curso. Essa inserção é realizada a partir de aproximações sucessivas às atividades práticas, possibilitando a execução de tarefas de complexidade e responsabilidade crescente. (Projeto pedagógico do curso de terapia ocupacional, Unifesp-BS, 2007, p. 47)

O PROJETO PEDAGÓGICO UTILIZA a denominação "módulos" porque a proposta do *campus* é que todas as antigas "disciplinas" sejam interligadas, estabelecendo um diálogo contínuo no semestre e ao longo da formação.

> A supremacia do conhecimento fragmentado de acordo com as disciplinas impede frequentemente de operar o vínculo entre as partes e a totalidade, e deve ser substituída por um modo de conhecimento capaz de apreender os objetos em seu contexto, sua complexidade, seu conjunto. (Morin, 2003, p. 14)

Além da interdisciplinaridade e da ênfase na vivência, os eixos comuns propiciam a educação interprofissional.

O MÓDULO ATIVIDADES E RECURSOS TERAPÊUTICOS IV

NA PROPOSTA DO PROJETO Pedagógico da Unifesp-BS, contamos com cinco módulos das Atividades e Recursos Terapêuticos (ARTs), que são: I – Cotidiano e repertório de atividades; II – Análise de atividades; III – Atividades lúdicas e de lazer; IV – Processos comunicativos e de comunicação verbal e não verbal; V – Tecnologia assistida, órtese, prótese e adaptação.

Cada módulo, dentro de suas especificidades, tem por meta trazer às alunas tanto a teoria como a prática. Uma vez que a atividade é centrada na profissão, os laboratórios proporcionam vivências que ensinam a importância das atividades, como fazê-las, quando, com qual objetivo etc. Ao fazer as atividades e analisá-las, pode-se compreender sua potência.

Nesse módulo, são vistos alguns recursos muito utilizados por profissionais: massagem, artesanato, *danceability*, música, esporte adaptado e teatro. Visando ampliar a autonomia e aumentar a participação dos alunos, cada grupo escolhe os temas, distribuídos de acordo com os interesses de cada um, havendo a cada semestre a possibilidade de ampliar ou suprimir itens dessa lista.

O semestre foi dividido em seminários sobre tais temas, que deveriam conter apresentação teórica (textos sugeridos pelas professoras), fichamento de textos e também uma vivência prática proposta por meio de dinâmicas organizadas por cada grupo ao grupo-classe. Outro conteúdo apresentado foi uma entrevista com terapeutas ocupacionais que trabalhavam com tal atividade para aproximar o grupo tanto da atividade escolhida como da sua possível atuação na prática profissional.

A forma de apresentação, tanto a teórica como a prática, é livre, permitindo ao grupo experimentar e sentir-se estimulado à criação. Ao preparar o seminário, ele realiza uma atividade composta de inúmeras outras atividades com grande potencial criativo e expressivo.

A partir do que era apresentado, do texto lido e da dinâmica vivenciada, realizávamos a análise da atividade, em círculo, estimulando o pensamento em conjunto: "Como foi o fazer? Como utilizar esse recurso com os pacientes? Qual é o papel da terapeuta ocupacional após conhecer e entender como as atividades são importantes para a vida? Como foi o trabalho do grupo?"

O objetivo ao final de cada aula era aprender sobre os recursos e a utilizá-los, além da sensibilização provocada pela articulação entre a teoria e a prática vivenciada, experimentada e, depois, discutida.

Será que esses módulos realmente proporcionam vivências válidas para a profissão? Será que nos ensinam não só que atividades podemos usar, mas também como, quando e por que utilizá-las? Será que nos ensinam a pensar? E a trabalhar junto?

VIVIANE MAXIMINO E
FLAVIA LIBERMAN (ORGS.)

ENTENDENDO EDUCAÇÃO E SEUS PROCESSOS

Se fosse ensinar a beleza da música não começaria com partituras, notas e pautas. Ouviríamos juntos as melodias mais gostosas e lhe contaria sobre os instrumentos que fazem a música. Aí, encantada com a beleza da música, ela mesma me pediria que lhe ensinasse o mistério daquelas bolinhas pretas escritas sobre cinco linhas. Por que as bolinhas pretas e as cinco linhas são apenas a ferramenta para a produção da beleza musical. A experiência da beleza tem de vir antes. (Rubem Alves)

EM UM CONTEXTO EM que as informações nos atravessam constantemente e o conteúdo ensinado é pouco explorado e experimentado, as ricas transformações que as experiências nos oferecem ficam superficiais. Assim, "é preciso trabalhar o aluno como uma pessoa inteira, com sua afetividade, suas percepções, sua expressão, seus sentidos, sua crítica, suas criatividades..." (Gutiérrez, 1988, p. 5)

O desenvolvimento de tecnologias e a globalização têm papel fundamental nessa mudança, uma vez que trouxe rapidez de informações e acontecimentos. A velocidade e o acesso à informação exigem que o educador, hoje, esteja preparado para entender a demanda que o aluno traz e atender a ela, abrangendo suas experiências dentro e fora da escola. Bondía (2002, p. 21) diz que o saber de experiência é separado do saber coisas; "a experiência é o que nos passa, o que nos acontece, o que nos toca".

Visando à maior abrangência e eficácia, o ensino vem buscando métodos que sejam compatíveis com a rapidez de informações e tragam ao aluno formas de realmente aprender, não só de decorar. Essa é uma discussão atual e difícil de ser resolvida.

O projeto pedagógico do curso (2007, p. 8) acrescenta que:

As rápidas transformações sociais passam a demandar cada vez mais da Universidade posicionamentos e respostas às inúmeras indagações e necessidades oriundas da realidade social. Neste contexto, exigem-se, evi-

GRUPOS E TERAPIA OCUPACIONAL:
FORMAÇÃO, PESQUISA E AÇÕES

dentemente, novos cenários e propostas de ensino, no sentido de fomentara formação de profissionais fundamentada em práticas que incorporem a reflexão contextual da realidade, mediada por um processo de ensino-aprendizagem interativo através do qual se consolidem atitudes de autonomia, criatividade, cientificidade, autoaperfeiçoamento, cooperação, negociação, entre outras.

Para Rubem Alves (2004) a educação tem duas partes, a das sensibilidades e a das habilidades; se não há a educação das sensibilidades, as habilidades são tolas e sem sentido.

A Resolução CNE/CES nº 6, de 19/2/02, art. 5º, prevê alguns objetivos a ser alcançados na formação em terapia ocupacional. Estão elencados aqui alguns que foram atingidos no módulo ART-IV – Atividades Expressivas especificamente:

- desenvolver habilidades pessoais e atitudes necessárias para a prática profissional, a saber: consciência das próprias potencialidades e limitações, adaptabilidade e flexibilidade, equilíbrio emocional, empatia, capacidade crítica, autonomia intelectual e exercício da comunicação verbal e não verbal;
- desenvolver a capacidade de atuar como agente facilitador, transformador e integrador em comunidades e agrupamentos sociais por meio de atitudes permeadas pela noção de complementaridade e inclusão;
- conhecer, experimentar, analisar, utilizar e avaliar a estrutura e dinâmica das atividades e do trabalho humano, tais como: atividades artesanais, artísticas, corporais, lúdicas, de lazer, cotidianas, sociais e culturais;
- identificar, entender, analisar e interpretar as desordens da dimensão ocupacional do ser humano e utilizar, como instrumento de intervenção, as diferentes atividades humanas, quais sejam: as artes, o trabalho, o lazer, a cultura, as atividades artesanais, o autocuidado, os afazeres cotidianos e sociais, entre outras;

conhecer a influência das diferentes dinâmicas culturais nos processos de inclusão, exclusão e estigmatização.

Os laboratórios de ART pretendem aproximar o aluno do instrumento de sua profissão, que é a atividade. Esses módulos especificamente, por serem compostos também de práticas, têm possibilitado intensas vivências e trazem para os estudantes outra forma de pensar e agir para, a partir daí, construir um novo olhar sobre as atividades e seu valor para o ser humano. Além disso, o que será discutido aqui é a importância de não só experimentar tais atividades, mas também de vivê-las em grupo: compartilhando, trocando e aprendendo em conjunto.

EXPERIMENTANDO A ART-IV EM GRUPO

Assim, é possível você pesquisar sobre música sozinha, mas é impossível vivenciar tudo que a gente vivenciou sozinha. A gente só se transformou nesse nível que a gente tá contando porque foi desse jeito... (Tulipa[4])

Se levarmos em consideração que todo o fazer implica uma relação com o mundo das coisas e das pessoas, não há um fazer sozinho... Diferentes "qualidades de relação" marcam diferenças no fazer. (Maximino, 2001, p. 13)

No caso do grupo-classe, o fazer em conjunto possibilitou, ao longo dos semestres, experiências ricas para o aprendizado em terapia ocupacional, aprendizagens essas que foram potencializadas justamente pelo fazer em grupo.

As relações que o homem trava no mundo com o mundo (pessoais, impessoais, corpóreas e incorpóreas) apresentam uma ordem tal de característi-

---

4. Os nomes das alunas participantes foram substituídos por nomes de flores: inspiração poética a partir da sensibilização nos módulos.

cas que as distinguem totalmente dos puros contatos típicos da outra esfera animal. [...] É fundamental, contudo, partirmos de que o homem é ser de relações e não só de contatos, não apenas está no mundo mas com o mundo. Estar com o mundo resulta de uma abertura à realidade, que o faz ser o ente das relações que é. (Freire, 2011, p. 55)

A partir de tais relações, não apenas contatos, fica claro o quanto é fundamental o convívio em sala de aula para que experiências sejam ensinadas e o quanto é importante o grupo, pois nos dá base para entender os processos, nos alicerça diante das dificuldades e as experiências, enriquece e nos sensibiliza para um novo olhar: um olhar amplo, um olhar para si *e* para o outro.

Como colocou Petúnia quando falamos sobre a importância do grupo:

As tensões, né? Acho que é o primordial. Hoje em dia eu vejo que consigo lidar muito melhor quando a gente tá em grupo e alguém começa a chorar, por exemplo. A primeira vez que aconteceu eu fiquei desesperada, não sabia o que fazer, se abraçava a pessoa, se fingia que não tava vendo, sabe? Acho que estar em grupo afeta muito por causa disso, você tem de lidar com você mesmo, com os conflitos que estão em volta de você, se a pessoa chorou por causa de uma coisa que você disse. Nossa, isso é muito difícil, mas ao mesmo tempo é muito rico.

Em todos os outros tópicos, o grupo estará presente. Todo aprendizado que se deu em sala de aula esteve permeado por relações: de umas com as outras, com outros grupos, com as professoras, além da relação com as atividades e suas experimentações.

Apesar de cada uma passar pelas diversas experiências senti-las de maneiras singulares, *tudo* está sendo afetado pelo *todo* ao mesmo tempo e cada uma faz parte da experiência da outra. O estar em grupo potencializa nosso fazer como aprendizes de terapia ocupacional.

RELAÇÃO DOCENTE(S)-DISCENTE(S)

OUTRA INTERAÇÃO MUITO PRESENTE foi das professoras com as alunas (às vezes eram duas professoras em sala; outras vezes era só uma). Para que o aprendizado do que pretendia ser passado no módulo fosse efetivo – sensibilização, abertura de canais de comunicação verbais e não verbais, reconhecimento das atividades em seu fazer e não somente de sua técnica, proximidade com a prática, entendimento do cuidar, do outro... –, houve uma aposta (uma metodologia utilizada pelas professoras) nas atividades como desencadeadoras para esses objetivos, e a interação entre todas foi potencializada pela proximidade com a(s) professora(s) e seu(s) interesse(s) em acolher as dificuldades surgidas em sala e tornar o processo de ensino dinâmico e potente para nossa formação tanto pessoal como profissional e também como um grupo.

Liberman *et al.* (2011, p. 86) apontam para o processo de ensino:

> Refletindo sobre o papel do professor na formação do aluno de graduação em TO, procuramos sistematizar uma prática pedagógica e uma metodologia de ensino que apostam em uma atitude afirmativa acerca do aluno, ou seja, em sua capacidade como crítico, pesquisador e criador de realidades.
>
> Ao propor vivências, reflexões e oportunidades de contato, estamos atuando nas sensibilidades e incidindo em processos de subjetivação, que podem ressoar em âmbitos individuais e coletivos, pessoais e profissionais.

Um dos pressupostos do método proposto por Paulo Freire é de que a educação tem de ser um ato coletivo (Brandão, 2005). O processo com a professora nem sempre foi fácil, tivemos de aprender a lidar com a metodologia dela e ela, conosco. Durante os anos de convivência construiu-se uma relação saudável em sala de aula, porém isso só foi possível pela abertura que todas, inclusive a professora, tiveram para que os módulos fossem assertivos em sua proposição. Durante o módulo ART-IV, segundo ano de graduação, havia um acordo já construído por todas, e também por isso a afetação pode ter sido efetiva. A conversa abaixo deixa esse processo claro:

> *Tulipa: Eu não sei, mas acho que o negócio da* [professora] *Orquídea foi um processo também, lembra da gente na ART cotidiano?* (Primeiro ano da graduação, também ministrado por Orquídea)
>
> *Todas: NOSSA!*
>
> *Tulipa: A gente tinha de fazer o projeto sombra. A proposta era fazer vivências do mesmo jeito* [do mesmo jeito que na ART-IV], *cada um estudar e apresentar uma coisa, mas a gente era completamente diferente, a proposta era a mesma e a gente odiava, era constante briga. Ninguém gostava do método da Orquídea.*
>
> *Bromélia: Mas como vocês enxergam essa mudança dentro do processo de graduação?*
>
> *Ipê: Acho que, além do crescimento, foi mais o gosto que a gente foi pegando – eu, pelo menos, tava pegando –, mais gosto pelo que eu tava estudando, pelo que eu tava fazendo pelas aulas, pela TO e pelas pessoas da sala também, sabe?*
>
> *Ipomeia: E era exatamente isso que a gente odiava, né?*
>
> *Ipê: Tanto que o outro módulo foi igualzinho ao de cotidiano e a gente gostou...*
>
> *Tulipa: E foi umas férias depois, sabe?*

Esse foi um dos processos enfrentados pelo grupo, que também se fortaleceu como tal. O amadurecimento era conjunto. Após o período de férias, esse processo ficou claro para todas e a abertura para um novo tipo de metodologia de ensino foi executada: a que permitia autonomia.

Em um contexto de sala de aula, somos estimuladas da mesma maneira pelo professor, porém cada aluna sente, aprende, desenvolve-se de diferentes maneiras. Cada uma tem seu conteúdo interno próprio que a faz internalizar o externo de variadas formas. A interação de umas com as outras a partir dos conteúdos próprios, com o ambiente e com o professor é que traz a riqueza das experiências e da diversidade delas. "As trocas realizadas [...] proporcionam o compartilhar de ideias, sentimentos, dificuldades e potencialidades, constituindo um conteúdo fecundo para a aprendizagem grupal" (Liberman *et al.*, 2011).

DESENVOLVENDO HABILIDADES PESSOAIS PARA A PRÁTICA PROFISSIONAL

> Se não houver a função de transformação da própria terapeuta, a experiência com atividades será superficial, isolada das emoções internas e incapaz de ser transformada em pensamentos que podem vir a ser usados. (Piergrossi e Gibertoni, 1997, p. 39)

Como sugere Kastrup (2005, p. 1277): "A aprendizagem surge como processo de produção da subjetividade, como invenção de si. Além disso, a invenção de si tem como correlato, simultâneo e recíproco, a invenção do próprio mundo".

A roda de conversa deixou evidente que tudo e todos são partes ativas desse processo de transformações subjetivas e cada um teve a sua mudança individual. A fala de Petúnia expressa um pouco dessa mudança:

> *O que eu ia falar é que a ART me fez abrir muito a visão pras coisas e sobre as pessoas, porque antes eu achava que eu sabia de tudo. Depois eu vi que a gente se surpreende tanto com as pessoas e com as coisas que a gente não sabe nada e que é muito bom aprender, ver e experimentar um monte de coisas. Eu mudei muito nesse sentido, tanto que as pessoas que me veem no colegial, por exemplo, parece que não me reconhecem mais. Eu me vejo em foto de antigamente, me vejo com meus amigos e parece que eu nem me conheço, porque mudei muito com essa experiência que eu tive.*

Campana fala do seu processo como aprendizado como pessoa e como profissional:

Eu fico pensando no que outro lugar proporciona pra gente, né? Porque eu paro e falo: "Caracas! Eu morro de saudade da minha casa, eu tô fazendo um esforço danado pra estar aqui, poderia estar trabalhando, poderia estar fazendo outras coisas e eu tô aqui ainda, sabe?" O fato de nesse momento eu estar aqui... me faz pensar: "Em que outro lugar eu estaria? Fazendo gestão de RH, sei lá que outra coisa, ganhando dinheiro, podia já estar trabalhando..." Mas eu não ia estar vivendo isso, me formando como pessoa além da faculdade.

As aulas tinham um formato que sempre nos levava a pensar no processo do fazer e percebê-lo como um aprendizado para nós e também de como seria com o paciente. Como um possível paciente se sentiria fazendo essa atividade? Quais dificuldades ele poderia apresentar?

Crisântemo deixa-nos clara a dificuldade que ela teve em uma aula e como pôde relacionar sua vivência com a de um possível paciente ou um grupo deles:

Não sei, esse dia foi bem legal porque algumas atividades e experimentações que a gente teve eram muito complicadas pra mim, pois não gosto de expor as coisas que eu faço, sabe? Não gosto de fazer um texto e mostrar pra todo mundo e as aulas de ART sempre foram assim, né? Você tinha de fazer e tinha de compartilhar com todo mundo. É uma coisa de você mexer com o que você nunca mexeu. Esse foi um dia bem complicado porque eu refiz várias vezes, pois estava insatisfeita com as coisas que eu tinha imaginado. Eu sou muito perfeccionista, gosto das coisas do jeito que eu tinha imaginado, e aí não saiu como imaginei, mas eu tô sabendo lidar com relação a isso, em relação às artes de expressão, porque os pacientes vão sofrer com os processos e isso é um processo que vem ao longo do tratamento e foi ao longo das ARTs que aprendemos isso, né?

Os relatos evidenciaram que as aulas afetaram a todas em diferentes níveis (pessoais e profissionais, corpóreos, intelectuais...), sendo alguns só significados, incorporados e entendidos depois de um ano, na relembrança da roda de conversa, para então ser relacionados com a vida profissional.

PROPONDO UMA ATIVIDADE

A novidade e a surpresa configuram uma das faces da dupla temporalidade da aprendizagem. A segunda face de sua temporalidade é a sedimentação e o enraizamento. A sedimentação do aprendizado ocorre por intermédio da repetição e do ritmo de um treino que se dá por meio de um conjunto de sessões consecutivas e regulares. O sentido do treino é criar um campo estável de sedimentação e acolhimento de experiências afectivas inesperadas, que fogem ao controle do eu. A regularidade das sessões tem como efeito a criação de uma familiaridade com as experiências de *breakdown* e, enfim, o desenvolvimento de uma atitude cognitiva e atencional ao plano das forças. O processo começa com esforço, por intermédio de uma atitude consciente e intencional, mas que se torna, com a prática, espontânea e inintencional. (Kastrup, 2005, p. 1278)

PENSANDO NO TRIPÉ PACIENTE-TERAPEUTA-ATIVIDADES, a base da nossa atuação está em propor atividades que sirvam como desencadeadoras para a melhora do paciente, seja ela física, mental ou social. Para que essa atividade cumpra seu papel, é necessário que o paciente se interesse pelo que está fazendo e o terapeuta esteja sensível para entender o que está propondo e com qual objetivo. A fala de Crisântemo traz uma das lições que o módulo trouxe sobre a proposição de atividades:

Eu pensava assim: "Eu procuro alguma coisa pro meu paciente que ele nunca fez e o que eu propor lá não vai ter problema". Quando eu fui fazer e vi o quanto é difícil você propor alguma coisa que o paciente nunca fez, agora, nessa parte da graduação [último ano], eu fico pensando: "Quão difícil é você propor uma atividade para uma pessoa", isso traz muitas frustrações [...] porque os pacientes vão sofrer com os processos e isso é um processo que vem ao longo do tratamento e foi ao longo das ARTs que aprendemos isso. Então, como eu tô encaixando as ARTs na minha vida profissional, assim, é na coisa de você tentar olhar com outros olhos o paciente e ver que ele vai ter as dificuldades e você experimentou aquilo, você tem a noção de que ele pode ter frustração. Porque todas as atividades que a gente teve, de insegurança, vergonha, frustração, foram situações que eu passei nas ARTs, que eu sei que o paciente pode passar também. E aí eu acho que sensibilizou muito a gente em relação a isso.

A atividade é central para a prática em TO. Propor uma atividade a alguém visando ao seu processo de cura não é tarefa fácil. Qual atividade propor? Com que propósito? Como propor? Qual é o lugar do grupo nesse processo?

A roda de conversa trouxe base para pensar que as aulas de ART permitiram o desenvolvimento de uma sensibilidade tal que abriu novos olhares para entender que não há uma resposta pronta para tais perguntas e, entendendo os processos em sua singularidade, tudo pode ser potente (ou não) a partir do processo possível. Estamos prontas para propor e acolher os processos vividos com aquela atividade que está sendo experimentada na relação paciente(s)-terapeuta.

TÉCNICA – EXPERIÊNCIA

Não seria, porém, com essa educação desvinculada da vida, centrada na palavra [...] esvaziada da realidade que deveria representar, pobre de atividades com que o educando ganhe a experiência do fazer, que desenvolveríamos no brasileiro a criticidade de sua consciência. (Freire, 2011, p. 124)

DURANTE O PROCESSO VIVIDO na ART-IV, ficou clara a distinção entre saber técnicas (como fazer crochê, massagem etc.) e viver a experiência que as atividades trazem e como podem fazer sentido para nós e para o paciente. Aqui estão algumas falas que mostram a importância do viver mais do que decorar as técnicas:

Tulipa: Técnica você corre atrás, quando a gente ia aprender esse processo que a gente viveu?

Gérbera: Não, porque parece que, assim, depois de tudo isso o que vier, eu dou conta, entendeu? Porque você sabe exatamente isso, o processo, você sabe lidar com a atividade, independentemente de qual atividade, você sabe lidar com o outro, né? Quando o outro vem, você tem a sensibilidade do olhar, você tem a interação, você consegue olhar pro outro, saber do que o outro precisa, independentemente de ele fazer bonito ou não...

Girassol: Independentemente de saber usar o serrote ou não, cortar ou não...

Gérbera: É, pra mim, acho que o que marcou muito de todas as experiências foi o contato com o outro, a sensibilidade de ver o outro. Aí eu fico pensando que a gente vai lidar com o outro o tempo todo, e como a gente vai lidar? A gente tá afetando, e eu acho que só sendo afetado é que a gente percebe o quanto a gente afeta. Porque é muito mais difícil pra quem só fica no livro na hora que encontra o outro. E a gente também não se coloca em um lugar, de acabar pensando o que o outro vai pensar, porque a gente viveu, está do outro lado.

Margarida: Tem aquela questão de "Ah, eu não sei propor isso, eu vivi"... e até que ponto a gente não sabe propor aquilo? Porque a técnica, como qualquer outra prova, você estuda, passa, e acabou. Agora isso a gente tá conseguindo discutir aqui durante um bom tempo, mas e se a gente pegasse um módulo técnico e falasse: "Vamos discutir sobre a matéria desse módulo"? A gente não iria conseguir. Então, se a gente tá fazendo isso, talvez marcou [sic] e a gente aprendeu, sim, de certa forma a técnica. Pode até ser outro tipo de técnica, e não uma que seja exatamente reproduzida. Mas, sei lá, a gente pega toda essa vivência e consegue multiplicá-la pra outras técnicas.

Lírio: Eu acho que uma coisa que a gente aprendeu muito na TO é a respeitar os outros. Quando a gente começou com as ARTs, expressava o que sentia, respeitava o sentimento de cada um, cada um como ser humano com a sua individualidade. E eu acho que a partir do grupo a gente consegue passar esse respeito pras pessoas de fora.

As falas seguem no mesmo caminho, na questão do *aprender*. Aprendemos a olhar para o outro com respeito, para então propor atividades que sejam significativas ao sujeito com que estamos lidando. Aprendemos o valor do processo, do fazer, entendendo que está aí o objetivo da atividade e não somente no produto final. Entendemos a importância do trabalho em grupo, do quanto todas se suportaram nas dificuldades e foram agentes do aprendizado comum e como isso repercute em nossa prática profissional tanto com um grupo de profissionais, nem sempre da mesma área, como também com um paciente ou um grupo deles.

A ART-IV, não isoladamente, tem grande contribuição para a formação da sensibilidade ao outro. Entendemos que o estar com o outro é complexo porque vivemos isso prestando atenção nas relações que criamos e, a partir daí, hoje temos subsídios para trazer ao nosso paciente o melhor que ele tem, visando à sua autonomia, à sua autoestima, à melhora em suas relações. As vivências propuseram abertura dos canais de comunicação verbais e não verbais.

CONCLUSÃO

As experiências que vivemos em grupo no módulo e também durante a graduação trouxeram-nos riquezas ímpares para o futuro que buscamos como terapeutas ocupacionais.

Após todos esses relatos, inúmeros valores que ocorreram durante a graduação e o módulo ART-IV ficaram marcados, tais como o respeito ao próximo, o entendimento da importância das atividades, como e quando utilizá-las, a maior valorização do processo do que do resultado final, o valor de experimentar e viver para apreender e incorporar os conteúdos em sala de aula para então transportá-los para a vida profissional, e a autotransformação para saber lidar com a saúde do outro.

Os relatos das participantes da roda de conversa confirmaram que todas, mesmo que de diferentes maneiras, foram afetadas pelas experiências e como tais foram marcantes para a formação em TO.

Ao longo da conversa em roda, de todas as falas que contemplamos neste trabalho, fiquei muito gratificada ao confirmar a importância das experiências em nossas vidas. Respondendo a algumas das perguntas feitas no começo, sim, foi importante para a nossa formação em terapia ocupacional viver e experimentar tais atividades em grupo.

REFERÊNCIAS BIBLIOGRÁFICAS

ALVES, R. "Primeiro a magia da história, depois a magia do bê-á-bá". *Almanaque da Cultura Popular*, São Paulo, 2009. Disponível em: <http://www.almanaquebrasil.com.br/o-brasil-em/primeiro-a-magia-da--historia-depois-a-magia-do-be-a-ba/>. Acesso em: 4 ago. 2011.

_____. *O desejo de ensinar e a arte de aprender*. Campinas: Fundação Educar DPaschoal, 2004.

BONDÍA, J. L. "Notas sobre experiência e o saber de experiência". Trad. de João Wanderley Geraldi. *Revista Brasileira de Educação*, n. 19, jan.-fev.-mar.-abr. 2002.

BRANDÃO, C. R. *O que é Método Paulo Freire*. São Paulo: Brasiliense, 2005.

EBERHARDT, C. "Fotografias de escola: história, memória e representações sociais em escolas do município de Torres durante o século XX". *Conversas Interdisciplinares*, ano I, v. 1, 2011, p. 4.

FREIRE, P. *Educação como prática da liberdade*. 14. ed. Rio de Janeiro: Paz e Terra, 2011.

GUTIÉRREZ, F. *Educação como práxis política*, v. 34. São Paulo: Summus, 1988.

KASTRUP, V. "Políticas cognitivas na formação do professor e o problema do devir-mestre". *Educação e Sociedade*, v. 26, n. 93, 2005.

LIBERMAN, F.; SAMEA, M.; ROSA, S. D. "Laboratório de atividades expressivas na formação do terapeuta ocupacional". *Cadernos de Terapia Ocupacional da UFSCar*, São Carlos, v. 19, n. 1, 2011, p. 81-92.

LIMA, E. M. F. A. "Desejando a diferença". *Revista de Terapia Ocupacional da Universidade de São Paulo*, v. 14, 2003.

MAXIMINO, V. S. "A organização psicótica e a constituição do grupo de atividades – Ou porque usar grupos como recurso terapêutico nas psicoses". *Revista de Terapia Ocupacional da Universidade de São Paulo*, v. 9, n. 2, maio-ago. 1998, p. 49-54.

GRUPOS E TERAPIA OCUPACIONAL:
FORMAÇÃO, PESQUISA E AÇÕES

_____. *Grupos de atividades com pacientes psicóticos.* São José dos Campos: Ed. da Univap, 2001, p. 13-24.

MINISTÉRIO DA EDUCAÇÃO. *Referencial do curso de terapia ocupacional do Ministério da Educação.* Disponível em: <http://portal.mec.gov.br/dmdocuments/referencias_saude_consulta_publica.pdf>. Acesso em: 29 ago. 2011.

_____. *Diretrizes curriculares nacionais do curso de graduação em terapia ocupacional.* Disponível em: <http://portal.mec.gov.br/cne/arquivos/pdf/pces1210_01.pdf>. Acesso em: 1 set. 2011.

MOEHLECK, V. "Da vida fora de si para o fora da vida: o dançar e as experimentações coletivas". In: COSTA, L. B. da; FONSECA, T. M. G. (orgs.). *Vidas do fora: habitantes do silêncio.* Porto Alegre: Ed. da UFRGS, 2010.

MORIN, E. *Os sete saberes necessários à educação do futuro.* São Paulo: Cortez, 2003, p. 14-42.

NASCIMENTO, M. A. G. do; SILVA, C. N. M. da. "Rodas de conversa e oficinas temáticas: experiências metodológicas de ensino-aprendizagem em geografia". *Décimo Encontro Nacional de Prática e Ensino em Geografia*, Porto Alegre, 2009. Disponível em: <http://www.agb.org.br/XENPEG/artigos/Poster/P%20%2836%29.pdf>. Acesso em: 29 ago. 2011.

NETO, O. C.; MOREIRA, M. R.; SUCENA, L. F. M. *Grupos focais e pesquisa qualitativa: o debate orientado como técnica de discussão.* Trabalho apresentado no XIII Encontro da Associação Brasileira de Estudos Populacionais, realizado em Ouro Preto, Minas Gerais, Brasil, de 4 a 8 de novembro de 2002.

PÁDUA, E.; MAGALHÃES, L. *Casos, memórias e vivências em terapia ocupacional.* 2. ed. Campinas: Papirus, 2005.

PICHON-RIVIÈRE, E. *O processo grupal.* São Paulo: Martins Fontes, 1982, p. 123-24.

PIERGROSSI, J. C.; GIBERTONI, C. "A importância da transformação interna no processo de atividade". Tradução de Jô Benetton. *Revista do Centro de Especialidade de Terapia Ocupacional*, v. 2, n. 2, 1997.

ROGERS, C.; ZIMIRING, F. *Coleção educadores MEC – Carl Rogers.* Trad. e org. de Marco Antônio Lorieri. Recife: Fundação Joaquim Nabuco, Editora Massangana, 2010. Disponível em: <http://www.dominiopublico.gov.br/download/texto/me4665.pdf>. Acesso em: 14 jun. 2012.

SOUSA, P.; SILVA, E. *Como entender e aplicar a nova LDB: lei nº 9.394/96.* São Paulo: Thomson, 1997.

UNIFESP. Projeto político pedagógico da Universidade Federal de São Paulo – *campus* Baixada Santista. Disponível em: <http://prograd.unifesp.br/santos/download/2006/projetopedagogico.pdf>. Acesso em: 25 ago. 2011.

4 Fazer para conhecer: relatos de um grupo de jovens da região noroeste de Santos

Livia Barbieri Scandiuzi
Viviane Maximino
Flavia Liberman

ESTE TEXTO FOI ESCRITO com base na experiência do projeto de extensão "Cartografias femininas: grupo de jovens na região noroeste, Santos", realizado de agosto a dezembro de 2011. O projeto consistiu na observação participante em um grupo de adolescentes entre 12 e 17 anos que acontecia em uma organização não governamental – Proeco, localizada na região noroeste da cidade de Santos (SP). Por meio de propostas de trabalho em grupo e da realização de atividades, o trabalho teve a intenção de nos fazer ver além das problemáticas aparentes, comuns dessa fase do desenvolvimento, e tentar fazer surgir, dentro de um ambiente de grupo e acolhimento, as questões que, na perspectiva dos sujeitos, merecessem ser discutidas.

ALGUMAS PALAVRAS SOBRE ADOLESCÊNCIA

A ADOLESCÊNCIA É UMA construção social, um fenômeno novo, quase contemporâneo. Até o século XX, a ideia de uma fase que intermediava a saída da infância e a entrada na vida adulta não existia. Quando os primeiros sinais físico-fisiológicos de amadurecimento apareciam, as crianças eram inseridas nas tarefas e responsabilidades da vida adulta (Papalia *et al.*, 2009, p. 346).

Calligaris (2000, p. 22) traz a ideia de que a adolescência é decidida pela puberdade, ou seja, pelo amadurecimento dos órgãos sexuais. É um tempo de transição. A transformação é consi-

GRUPOS E TERAPIA OCUPACIONAL:
FORMAÇÃO, PESQUISA E AÇÕES

derável, tanto do ponto de vista fisiológico quanto da imagem de si, que deve se adaptar a essa mudança. Muitas das dificuldades relacionais dos adolescentes derivam da insegurança. O adolescente, que já não é criança, tampouco adulto, pode manifestar essa questão tanto com uma timidez quanto com um estardalhaço, perguntando-se quem é.

O adolescente sofre a perda de seu corpo de criança, porém ainda permanece com a mente infantil. A aquisição de um corpo inexoravelmente adulto pode causar temor, pois ele, ao mesmo tempo, desconhece-o e deseja-o. "Assim o adolescente é levado a habitar um novo corpo e experimentar uma nova mente" (Outeiral, 2003, p. 7). Essa fase, então, pode significar também um período de não lugar, o que pode aumentar o sentimento de não pertença e insegurança.

Esse "novo corpo" que o adolescente é levado a habitar traz consigo o afloramento de questões fundamentais de seu processo de desenvolvimento, como a sexualidade. Segundo Outeiral (*ibidem*, p. 15), é na adolescência que a identidade sexual, que começa a se organizar desde o nascimento, adquire sua estrutura, seu perfil definitivo. Essa passagem dá-se como uma vivência importante tanto socialmente quanto para o mundo interno do indivíduo e suas significações.

Assim, tendo em vista que os adolescentes têm necessidades específicas de saúde e desenvolvimento, e muitas dificuldades afetam seu bem-estar, a "investigação" acerca das principais temáticas consideradas importantes por eles tornou-se fundamental para que o trabalho com eles fosse o mais próximo do real possível.

A PROECO E A REGIÃO NOROESTE DE SANTOS

A PROECO É UMA organização não governamental sem fins lucrativos que serviu de palco da intervenção realizada no projeto de extensão. Ela é fruto de um projeto pedagógico construído coletivamente com escolas do município de Santos, contemplando atividades extracurriculares no contraturno escolar.

A instituição tem como proposta unir e envolver escola, família e comunidade por meio de projetos de arte e cultura, educomunicação e empreendedorismo juvenil e familiar, objetivando a melhoria da qualidade de vida, a fim de prevenir e erradicar o trabalho infantil, a violência e o uso de drogas (Proeco, 2010).

Localizada na região noroeste de Santos, caracteriza-se por ser um local heterogêneo que recebeu enorme contingente populacional do movimento migratório que ocorreu no país nos últimos 50 anos. Nessa região, um número significativo de pessoas vive em situação de risco, de vulnerabilidade social e de saúde, especialmente pela presença de favelas, com a maior parte dos indivíduos morando em palafitas construídas sobre o rio Bugre, sem acesso a saneamento e infraestrutura básica.

O CAMINHO DO TRABALHO

Os encontros eram semanais. Em cada um deles era produzido um relatório que era analisado, oferecendo dados para uma possível intervenção no próximo encontro. Além desse relatório, eram escritos diários de campo para o registro de observações, sensações e reflexões sobre a experiência em curso. Esse diário configurou-se como a principal fonte para a análise.

DESCOBRIR E APRENDER

Depois de reler os registros em forma de diários, verificou-se que as temáticas encontradas eram indissociáveis, ou seja, todas aconteceram simultaneamente no cotidiano do grupo, da instituição e dos jovens. Porém, para dar mais clareza e didática ao texto, elas serão descritas separadamente, nos seguintes subtemas:

- os temas que mais surgiram como sendo de interesse de discussão pelos adolescentes;
- aspectos do processo grupal;
- apontamentos da dinâmica institucional.

Os trechos retirados integralmente dos diários de campo estão transcritos em itálico.

O QUE INTERESSA AOS ADOLESCENTES?

Os temas identificados como de interesse e curiosidade dos adolescentes eram percebidos tanto pela verbalização – quando pediam que o grupo conversasse sobre o assunto – quanto pela captação nas entrelinhas – quando os assuntos estavam diluídos durante as conversas nos encontros.

Durante uma conversa informal, antes de começar a atividade do grupo, alguns integrantes que haviam se apresentado com o maracassamba[1] num evento cultural no centro da cidade conversavam sobre o que viram naquele espaço e como se sentiram a esse respeito:

"Curiosidades sobre o estilo de vida de garotas de programas e moradores de rua surgiram durante a conversa."

"Falam também sobre a disparidade entre a pobreza e a riqueza, pois no centro, ao mesmo tempo em que tinham muitos moradores de rua circulando pelas ruas, tinham também muitos 'carrões' [sic] estacionados na frente das casas noturnas."

---

1. Estilo musical que surge da união de vários ritmos afro-brasileiros, ensinado pelo professor de percussão da ONG Proeco.

Dos trechos acima, destaca-se como se dá essa curiosidade em relação a situações novas, diferentes, inerente à condição do jovem que está num período de procuras e descobertas. Essa curiosidade surgiu com a circulação desse grupo de jovens por um território que não lhes é familiar.

Abramovay e Esteves (2008, p. 5) apontam que existem características que parecem comuns a todos os grupamentos de jovens, "como a procura pelo novo, a busca de resposta para situações e contextos antes desconhecidos". Essa circulação deles pelo território pode funcionar como um desencadeador de questionamentos e potenciais esclarecimentos sobre temas a respeito dos quais têm curiosidade.

Território e cotidiano são categorias estudadas por terapeutas ocupacionais e aqui é relevante discorrer sobre a importância da exploração do território pelo sujeito. A circulação por ambientes novos, que não fazem parte do cotidiano, pode significar a ampliação de espaços existenciais e, consequentemente, das relações do sujeito com o mundo.

Kujawski (1988) descreve a crise do cotidiano, indicando como limitamos nossa circulação pelos espaços no dia a dia e, em consequência disso, nossas possibilidades de experiências e trocas. Para ele, é a partir do reconhecimento do espaço ao redor do sujeito que este se reconhece e é reconhecido, e esse jogo tem papel fundamental na construção da identidade.

Assim sendo, pensar na circulação dos jovens por espaços não frequentados usualmente ou desconhecidos dentro de sua própria cidade pode fazer que eles ampliem seu conhecimento, potencializando novos desejos de conhecer o mundo e estar nele.

Ao assistirem ao filme *Preciosa*[2], que traz diversos assuntos, tais como violência, abuso e falta de suporte familiar, questões

---

2. *Preciosa – Uma história de esperança* é um filme que narra a história de uma adolescente de 16 anos que sofre uma série de abusos e preconceitos dentro e fora de casa por ser negra, pobre, obesa e ter um filho com deficiência intelectual. Ela conta com o apoio de uma professora para criar estratégias que a ajudem a lidar com sua realidade cruel e traumática.

sobre o corpo, gênero e classe social apareceram no grupo como possíveis geradores de sofrimento.

"Alguns comentários foram tecidos em relação às dinâmicas familiares – nas cenas em que ela está em casa sofrendo com o comportamento agressivo da mãe."

Fica implícito nos comentários o que eles esperam de uma relação familiar saudável. Nas cenas em que a mãe maltratava o filho de Preciosa e a agredia física e verbalmente, eles teciam comentários de repreensão:

L.: *"Com uma mãe dessas quem é normal?"*

T.: *"Nossa, que mãe folgada."*

M.: *"Tadinha. Ela [Preciosa] tinha que fugir de casa."*

Em um estudo sobre a relação familiar de um grupo de jovens no Rio de Janeiro, Abramo e Branco (2005, *apud* Coutinho e Gonçalves, 2008, p. 598) destacam a família como a instituição em que os jovens mais confiam e a responsável pelo apoio e pela orientação de que necessitam para enfrentar os problemas que a vida lhes apresenta.

Comentários sobre ser magra ou gorda e como isso interfere nas relações, além de questões sociais e raciais, também ficaram implícitos.

"Coitada. Preta, pobre e gorda."

"Também, gorda desse jeito vai querer o que na vida?"

Nesse momento fica clara a percepção deles de que o corpo e a imagem que projetam de si são elementos que determinam o tipo de relação que pode ser estabelecida com o mundo. As frases transcritas podem reforçar a ideia, trazida por Assis *et al.* (2003, p. 669), sobre o autoconceito e sua importância nessa fase do desenvolvimento.

Esse autor e seus colaboradores dizem (*ibidem*, p. 670) que tanto o autoconceito quanto a autoestima são a base da representação social que os adolescentes têm de si mesmo, sendo moldados desde a primeira infância nas relações cotidianas:

[...] São fatores decisivos na relação do indivíduo consigo mesmo e com os outros, exercendo uma marcante influência na percepção dos acontecimentos e das pessoas, influenciando de forma considerável o comportamento e as vivências do indivíduo.

O corpo é a forma de estar no mundo, modificando-se a cada experiência. Almeida (2004, p. 10) coloca-o como "algo que tem a função de estabelecer relações com o mundo". Para nós é fundamental entendê-lo como o veículo que nos possibilita relações, experimentações e significações: "A cada experiência o corpo se remodela, possibilitando novas percepções de mundo e, consequentemente, produzindo uma força transformadora" (Almeida, *ibidem*, p. 11).

Nos trechos transcritos aparece a ligação que os jovens fazem entre a sua imagem corporal e como esta define as possibilidades de relação consigo e com o outro.

A partir disso, percebeu-se a importância de oferecer aos jovens atividades que possibilitem reflexões acerca da relação com o próprio corpo, sua forma e suas idealizações – muitas vezes criadas socialmente. Atividades em grupo possibilitam aos adolescentes criar novas formas de olhar para si e para o outro, estabelecendo novas relações e (res)significações sobre seu corpo, sua imagem e sua circulação pelo mundo.

Durante os encontros, notou-se que um assunto que despertava grande interesse e curiosidade nos jovens era o da sexualidade, permeando diversas vezes os encontros e as conversas informais. Surgiram perguntas sobre como as meninas lidavam com o órgão sexual, se já tiveram curiosidade de se olhar ou de se tocar:

M.: *"E as meninas? Como fazem para se aliviar? [risadas]"*

T.: *"Dá vergonha falar disso!"*

L.: *"[...] Por que para os meninos é mais fácil e mais normal [se tocar]?"*

Nesse aspecto, percebia-se que o estar em grupo facilitava o acesso a temas que causam vergonha e constrangimento aos ado-

GRUPOS E TERAPIA OCUPACIONAL:
FORMAÇÃO, PESQUISA E AÇÕES

lescentes, pois quando um integrante do grupo expõe sua opinião ou questionamento sobre algo cria uma legitimação e autorização simbólica para que outros também o façam, mesmo que em meio a risadas e brincadeiras.

Ao longo das conversas percebia-se que, além de curiosidades, esses adolescentes possuíam algumas falhas de informação sobre o corpo humano. Questões básicas sobre o funcionamento biológico/fisiológico do corpo que deveriam integrar o currículo escolar mostravam-se ausentes no discurso deles:

L.: "[...] Mas qual funciona mais, anticoncepcional ou tabelinha? Qual a diferença?"

"A pílula do dia seguinte não pode tomar sempre, né?"

Essas observações incitam a reflexão acerca da função e eficácia da escola e também da família e de outros meios de comunicação de massa no aprendizado, nas discussões e nos esclarecimentos de temas fundamentais para essa fase do desenvolvimento.

Abramovay et al. (2004, p. 38) colocam a escola como lugar de construção do conhecimento, informação que gera reflexão e crítica, o que permite aos adolescentes conhecer melhor o seu corpo, lidar com suas pulsões e organizar seus desejos. A autora e seus colegas dizem também que, por ser um lugar por excelência para os jovens estarem juntos, um ambiente integrador e de socialização, a escola torna-se um lócus privilegiado para compartilhar conhecimentos e o pensar sobre a sexualidade em seus amplos aspectos, o que caminha na direção de prevenir o comportamento de risco e a vulnerabilidade à violência sexual.

Havia também na atuação com esses jovens uma grande dificuldade de fazê-los atualizar os assuntos e temas discutidos em grupo para o cotidiano. Embora perguntas fossem repetidamente exploradas durante os encontros, era comum vê-los revelando suas preocupações com a possibilidade de (as meninas) estarem grávidas ou (os meninos) terem engravidado suas namoradas.

Sobre isso, Abramovay et al. (ibidem, p. 40) dizem que "para ensinar os adolescentes é preciso transformar o conhecimento em caso pessoal, fazer o que se denomina 'subjetivação do conhecimento'. E assim muitas vias se abrem na busca da realização desse propósito". Ou seja, a busca para aproximar as situações discutidas em grupo no cotidiano dos jovens é essencial para que as conversas tenham real significado e façam sentido na vida deles. Para a Abramovay *et al.* (*ibidem*), é "fundamental a busca da vinculação entre o conteúdo proposto e a vida cotidiana [...] conhecer algo é saber que esse algo tem a ver 'comigo'".

A terapia ocupacional entende esse campo de significações como seu principal espaço de trabalho. Para nós é fundamental que o que estamos propondo faça sentido ao sujeito para que a partir daí algum significado seja produzido.

É muito importante que a informação chegue até os jovens, mas isso não significa necessariamente que ela se transforme em experiência e seja transportada para o cotidiano. A informação chega, mas produz significado?

Bondía (2002, p. 25) faz reflexões importantes acerca desse tema. Ele afirma que informação não é experiência. Experiência é aquilo que nos passa, que nos acontece. Muita coisa se passa, mas pouco disso nos acontece de fato. Além disso, coloca a experiência como "um encontro ou uma relação com algo que se experimenta, que se prova e que tem em si a capacidade fundamental de formação e de transformação" (*ibidem*).

Podemos traduzir para o campo da terapia ocupacional a experiência como atividade, ação, experimentação e reflexão, tomada de consciência e ressignificação. É por meio dela que entendemos que um sujeito será de fato marcado, afetado, transformado e, a partir disso, conseguirá transportá-las para seu dia a dia.

A pessoa que realiza as atividades, "em seu processo de concentração para a ação, tem a possibilidade de reunir fragmentos de suas experiências e transformá-los em novos elementos, ampliando sua vida prática e concreta" (Brunello, 2002, p. 10).

Sobre comportamentos de risco, como o consumo de drogas e o que vivem em relação ao tráfico, os adolescentes, ao contrário

GRUPOS E TERAPIA OCUPACIONAL:
FORMAÇÃO, PESQUISA E AÇÕES

dos temas de sexualidade, ficam reservados em tecer comentários ou relatos de experiências com o uso dessas substâncias. Porém, como se observa nos comentários que seguem, fica claro nas entrelinhas que a maioria já experimentou.

"Quem falar que nunca experimentou tá mentindo. Uma 'balinha' na balada, um 'baseadinho'."

Se entendermos aquele grupo como espaço no qual os jovens se sentem à vontade para compartilhar experiências e trocas sobre o que faz parte de seu cotidiano, é esperado que esse assunto apareça tanto nas entrelinhas quanto abertamente. Porém, não foi isso que aconteceu. Ele apareceu disfarçado, subentendido, nas conversas paralelas.

Podemos levantar a hipótese de que o grupo acontece dentro de uma instituição que lhes impõe regras de comportamento. Mesmo sendo um espaço aberto para trocas de experiências, o grupo pode reproduzir a carga proibitiva que a instituição tem sobre eles. Talvez o ambiente grupal não seja acolhedor o suficiente para que algumas questões possam emergir com clareza. Refletir sobre isso é de grande importância, já que se entende o comportamento de risco como um dos maiores fatores de vulnerabilidade social dessa população. Portanto, faz-se necessário criar diferentes estratégias para abordar esse assunto. "Quanto mais o grupo se sentir acolhido para expressar as diferenças, maior estará sendo o incentivo para confrontos, compartilhamentos e a livre expressão de sentimentos" (Fleury, 1999, p. 54).

Em contrapartida, um assunto que lhes era de grande interesse e trazia uma carga de ansiedade ao grupo era o das escolhas profissionais. Geralmente de forma espontânea, esse tema surgia e cada um compartilhava suas expectativas em relação à vida profissional.

K. disse gostar de tocar no grupo do Proeco e revela que seu sonho é ser músico: *"Gostaria muito de morar em São Paulo porque acho que é lá onde 'rolam as coisas'".*

W. falou que descobriu que não gosta de criança com o curso de recreação que estão fazendo na instituição.

E. disse que não sabe do que gosta, que na verdade não gosta de nada, porque não faz nada.

S. afirma que quer ser psicóloga, pois acha o trabalho da profissional da ONG muito legal.

É interessante perceber o lugar da experiência e vivência como forma de conhecer e a restrição da experiência como dificultadora do acesso ao entendimento de si mesmo.

Segundo Almeida *et al.* (2003, p. 556), a adolescência é o período em que a experiência e a experimentação de novos papéis se tornam importantes fatores na relação do adolescente com o seu mundo: "Nessa fase o adolescente procura se definir por meio de suas atividades, de suas inclinações, de suas aspirações e de suas relações afetivas". Assim, fica claro que oferecer a experimentação de diferentes atividades no cotidiano desses jovens poderá facilitar suas escolhas tanto profissionais como pessoais em seu planejamento de vida.

Isso nos leva novamente a pensar na atividade como recurso terapêutico para produzir outras formas de existir e pensar, possibilitando assim a ampliação do fazer e do saber que emerge desse fazer.

Brunello *et al.* (2001, p. 47) colocam a atividade, a ação como uma forma de nos conhecer, de conhecer o mundo, o espaço e o tempo em que vivemos e a nossa cultura: "O que se estabelece no decorrer da realização de atividades em Terapia Ocupacional é um campo de experimentação, no qual se instala um processo dinâmico, que se constrói a cada momento ou situação de modo sempre singular".

O QUE SE PASSA NO GRUPO?

Os adolescentes conviviam muito tempo durante as atividades tanto dentro como fora da instituição, o que poderia interferir nas situações que aconteciam nos encontros do grupo. Portanto, as observações que fiz foram apenas o recorte de um cotidiano permeado pelas relações tecidas entre eles em diferentes ambientes e situações.

Foi interessante perceber, dentro do grupo, os papéis que cada um ocupava nas situações que aconteciam durante os encontros:

"Eles se conhecem muito bem, conhecem o comportamento de cada um e por isso já sabem o que esperar uns dos outros, e me parece que as relações se cronificam a partir disso."

"Entre eles mesmos, sabem quem é aquele que gosta de chamar a atenção, o mal-humorado, o tímido etc. Não sei se os papéis circulam, se há espaço para isso."

Dentro de um grupo, existem vários movimentos que se constituem como o processo grupal. Um deles é exatamente o de delegação e assunção de papéis pelos integrantes, que circulam em determinadas situações. Para Pichon-Rivière (1982, p. 129), esse movimento é muito importante, já que o grupo "se estrutura sobre a base de um interjogo de papéis". Esses papéis são gerados e criam expectativas de uns em relação aos outros.

Para Pichon-Rivière, esse interjogo permite que o grupo seja funcional e operativo. Porém, Brunello (2002, p. 12) explica que pode existir um momento em que os papéis assumidos e delegados pelos integrantes se cronifiquem, causando um enrijecimento dessa dinâmica grupal e, consequentemente, uma diminuição na criatividade e espontaneidade do grupo. Para que esses papéis circulem, é importante que o coordenador de um grupo invista no manejo das situações para facilitar essa mudança de experiências entre os participantes.

"Cada um senta num lugar, não se enxergam. Penso que isso prejudica o andamento do grupo, pois se dispersam facilmente."

Como mostra esse trecho, durante as observações do grupo constatei que uma das questões que mais prejudicavam o seu andamento era a disposição de seus integrantes na sala. Alguns deles sentavam nas cadeiras, outros nos "pufes", um em cima do outro, e outros sentavam no chão. Podemos inferir que essa disposição dificulta literalmente enxergar-se e, muitas vezes, durante uma conversa, identificar quem estava falando, já que estavam amontoados nos espaços. Sentar em roda é um convite para que cada participante estabeleça uma relação olho no olho, levando em conta as reações do outro diante do seu discurso. "Convida à fala mais circulante, não centrada em uma só figura" (Braun *et al.*, 2010, p. 248).

Essa disposição geralmente favorece a discussão participativa, diminuindo conversas paralelas e melhorando a concentração, e desenvolve a segurança, auxiliando na diminuição de conflitos, na visualização e na escuta de todos. Para Braun *et al.* (*ibidem*, p. 252), "[...] tendo sua palavra em circulação, os integrantes garantem que ideias, experiências e narrativas, sejam valorizadas, ouvidas e compartilhadas coletivamente".

A partir disso, evidencia-se a importância de pensar na disposição dos participantes no espaço grupal e em como isso pode refletir em sua dinâmica para facilitar o compartilhar de experiências:

"Eles conversam bastante paralelamente, mas quando é a 'sua vez de falar' têm muita dificuldade de falar de si. Ao mesmo tempo é interessante observar o quanto o grupo é disparador, já que basta um deles tocar num assunto que está nas entrelinhas, ou que ninguém quer falar, para que outros comecem a falar."

Essa possibilidade de usar o grupo como espaço compartilhado pode ser pensada com base nos conceitos de grupo como caixa de ressonância (Maximino, 2001, p. 115), em que as singularidades são vividas dentro do grupo e cada indivíduo começa a ter uma representação e torna-se significativo ao outro, passando a fazer parte de uma rede vincular – o que amplia as chances de intervenção.

> Se tomarmos o grupo como dispositivo acionamos nele a capacidade de se transformar, se desterritorializar, irromper com devires que nos desloquem do lugar intimista e privatista em que fomos colocados como indivíduos. O contato com a multiplicidade pode então fazer emergir um território exis-

tencial não mais da ordem do individual (seja aqui de indivíduo ou de um grupo), mas da ordem do coletivo. (Benevides, 1994, p. 151)

Nesse sentido, o grupo como dispositivo produz novas formas de subjetividade que surgem mediante o contato com o outro. A potência do grupo tem sido discutida também como uma estratégia de participação política.

A transformação social ocorrerá quando os jovens se propuserem a buscar soluções a partir de pequenos problemas individuais manifestados para o grupo. No momento em que um microproblema se revela ser comum aos componentes, o jovem percebe a força do grupo como meio de transformação de sua realidade, conduzindo em direção a uma ação política, na construção de uma sociedade mais justa, igualitária, participativa e responsável (Cardoso e Cocco, 2003).

Nesse sentido, observou-se que os adolescentes do grupo têm em si a natureza questionadora inerente aos jovens: quando em grupo, discutem fervorosamente, defendendo as ideias nas quais acreditam. Porém, não observei essa força individual transformando-se em força do grupo. Durante a pesquisa, não foi visto nenhum movimento de articulação em busca de um ideal em comum.

Eles verbalizavam claramente que não gostavam de uma atividade denominada "Contação de histórias". Reclamavam, questionavam individualmente e Concordavam entre si, mas não presenciei um movimento coletivo no encaminhamento dessas críticas.

Talvez esse movimento de coesão seja amortizado pela rotina institucional, não só da Proeco, mas também da escola e da sociedade em geral, que pode funcionar no sentido de controle social. Outra hipótese é a própria dificuldade de pensar e trabalhar coletivamente, como mostra o próximo relato.

Outros movimentos importantes do grupo puderam ser observados mediante a realização conjunta de atividades expressivas, como a construção coletiva de um mural. A partir de um filme assistido e discutido em grupo, foram disponibilizados materiais como revistas, tesouras, colas, canetas hidrográficas, giz de cera etc. para que construíssem um painel que representasse suas impressões e sensações acerca da discussão.

"Muitos problemas surgiram durante a atividade, pois não conseguiam se entender nem dar conta da divergência de opiniões entre eles. Não concordavam com a imagem que um recortou, nem com o desenho que o outro queria fazer, nem com o jeito que outro queria colar a figura no cartaz. Eles não conseguiam concluir a construção do mural. Apontavam seguidamente os erros dos outros, mas ninguém conseguia pensar na solução coletivamente."

Foi necessário que interrompêssemos a atividade para discutir sobre a dificuldade de realizá-la. Foi preciso mostrar verbalmente o que estava acontecendo. A interrupção e a conversa possibilitaram que os adolescentes entrassem em contato com suas limitações como grupo, identificando conflitos e dificuldades do trabalho em conjunto.

Outra atividade que propiciou um olhar sobre a dinâmica do grupo foi a pintura em tela. Depois de uma discussão introdutória acerca de identidade, foram disponibilizados aos adolescentes tintas, pincéis e uma tela em branco para que traduzissem em desenhos e pinturas algo que pudesse representar ali sua identidade. A dificuldade de realizar a atividade proposta também foi muito significativa.

A adolescência, como período de transformações e mudanças, pode representar uma fase de dúvidas e incertezas, o que talvez torna difícil a materialização de uma condição subjetiva. Porém, a escolha da atividade foi pensada justamente como algo que deveria facilitar a expressão desse conteúdo interno.

Brunello *et al.* (2001, p. 52) colocam que as atividades expressivas e artísticas se constituem, dentro da terapia ocupacional, como facilitadores por serem linguagens de estrutura flexível e plástica "que permitem compartilhar experiências e facilitam a comunicação entre as pessoas, sobretudo quando a linguagem é insuficiente para exteriorizar vivências singulares".

Essa dificuldade de colocar na tela em branco algo que represente aspectos de sua identidade pode ser reflexo dos conflitos internos, mas pode apontar também para a necessidade de exploração de novas formas de expressividade.

Segundo Castro e Silva (2002, p. 7), existe, na prática do terapeuta ocupacional, a "necessidade de encontrar meios para possibilitar a expressão e a comunicação das pessoas e entre as pessoas, revitalizando a existência e que operem como linguagem", favorecendo assim os processos de subjetivação. A tinta, a tela em branco e as possibilidades de poder ser, o que se é ou o que se deseja ser geraram uma movimentação criativa e transformadora.

ALGUNS APONTAMENTOS INSTITUCIONAIS

"AS TAREFAS ACUMULADAS ESTÃO sendo um fator muito limitante para o planejamento das ações com os adolescentes. Como ela precisa dar conta de relatórios, dinâmicas institucionais, visitas domiciliares, convênios com escolas, projetos com educadores sociais, o tempo é pequeno e com isso acaba ficando tudo atropelado."

As ONGs voltadas para a atenção aos jovens como uma estrutura institucional podem e devem conferir melhores instrumentos a seus trabalhadores. Instrumentos podem ser traduzidos por disponibilização de tempos realmente necessários para a preparação de atividades [...], por acesso a materiais e recursos para o trabalho, entre outros (Borba, 2008).

A falta de planejamento das ações que eram oferecidas aos jovens dificultava a articulação entre as atividades frequentadas por eles dentro da ONG. Em vez de somarem-se e complementarem-se, as atividades acabavam por atrapalhar umas às outras:

"No encontro de hoje tivemos de mudar os planos já que a professora de outra oficina pediu que passássemos um filme relacionado à atividade que fariam com ela."

"Achava que os adolescentes já faziam coisas demais, grupo, oficinas, aulas, ensaios etc. Sinto que eles precisam de algo que fuja do modelo 'aula', mas não consigo pensar num espaço para isso."

Desse trecho podemos destacar vertentes muito importantes para discussão. Uma delas é a questão da "grade de atividades", em que o sentido da palavra "grade" pode ser traduzido, literalmente, como aquilo que aprisiona, que limita. A grade de atividades, tal como a grade horária escolar, dá à rotina institucional um caráter rígido, no qual é imposto a esses adolescentes um cardápio de atividades instituídas que eles não podem escolher se querem ou não participar. O único espaço "livre" em que podem escolher o tema a ser abordado é o grupo que está sendo descrito.

A instituição, para Guirado (2009) e Lourau (1993, p. 11), "[...] não é uma coisa observável, mas uma dinâmica contraditória construindo-se na (e em) história, ou tempo". A instituição é um conjunto de relações que podem se expressar, por exemplo, em um projeto, uma proposta. Os conceitos que compõem a instituição responsáveis por esse dinamismo e movimento são as relações entre instituinte e instituído.

O instituinte é uma dimensão ou um momento do processo de institucionalização em que os sentidos e as ações ainda estão em movimento e constituição; é o caráter mais produtivo da instituição. O instituído é a cristalização disso tudo; é o que, na verdade, se confunde com a instituição (Guirado, 2009, p. 325). Enquanto o instituinte gera movimento, o instituído atua num jogo de forças extremamente violento para produzir certa imobilidade (Lourau, 1993).

Diante disso, fica mais clara a percepção de que a organização das atividades e da rotina dos jovens já esteja instituída, ou seja, a circulação dos jovens dentro da ONG está cronificada pela institucionalização.

"O grupo seguiu conversando sobre diversos assuntos até o horário da aula de contação de história. A maioria relata que não gosta dessa oficina, mas é obrigada a estar."

Ter de fazer, ser obrigado a cumprir são questões institucionais importantes de ser pensadas:

"A conversa sobre escolhas profissionais foi complicada, pois esbarrou em questões institucionais, onde no discurso a ONG se dispõe a dar voz e lugar aos jovens ao mesmo tempo que os obriga a seguir uma rotina na qual eles não podem escolher."

Há aqui uma contradição entre a missão institucional e a ausência de espaços instituintes, em que a participação, escolha e atuação dos jovens sejam mais intensas, para que consigam exercer sua autonomia e seu protagonismo.

"Eles usam uniformes – não entram se não estiverem com a camisa. As meninas não podem usar shorts curtos, pois, segundo a coordenadora, isso pode incitar um comportamento sexualizado."

Os trechos acima levantam o questionamento acerca da institucionalização e das regras que devem ser cumpridas. Existe espaço para o questionamento ou para a negociação? É mais simples proibir que negociar? A negociação cria inquietações, movimentos, mudanças, importantes questões para o crescimento pessoal dos jovens.

PARA FECHAR

ESTE TRABALHO TROUXE RECORTES de um grupo de jovens, de relações dentro de uma instituição e de um aprendizado possível por meio das parcerias institucionais.

A investigação de temáticas importantes e significativas para o cotidiano desses jovens, que foi feita a partir da experiência prática em cenário real e de seus problemas, inverte a lógica da busca de dados mediante questões previamente formuladas. Essa maneira de intervenção tem como uma de suas funções prioritárias servir para a reflexão e colaborar para os processos de transformação do próprio campo de prática.

A proposição de atividades em grupo, a análise da dinâmica grupal e de elementos institucionais que atravessam constantemente o cotidiano desses adolescentes trouxeram contribuições para pensar estratégias de ação para os jovens e a ampliação do território investigativo em terapia ocupacional.

Assim, reafirma-se a ideia da experimentação como forma de aprendizado, da vivência e da reflexão, produzindo marcas do fazer construindo e transformando o saber.

REFERÊNCIAS BIBLIOGRÁFICAS

ABRAMOVAY, M.; CASTRO, M. G.; SILVA, L. B. *Juventude e sexualidade.* Brasília: Unesco, 2004.

ABRAMOVAY, M.; ESTEVES, L. C. *Juventudes, juventudes: pelos outros e por elas mesmas.* Seminário apresentado no IV Congresso Português de Sociologia na Universidade Nova de Lisboa de 25 a 28 de novembro de 2008. Disponível em: <http://www.miriamabramovay.com/site/index.php?option=com_docman&task=doc_download&gid=77&Itemid=>. Acesso em: 19 out. 2012.

ALMEIDA, M. V. M. *Corpo e arte em terapia ocupacional.* Rio de Janeiro: Enelivros, 2004.

ALMEIDA, A. M. O.; MARTINS, P. O.; TRINDADE, A. Z. "O ter e o ser: representações sociais da adolescência entre adolescentes de inserção urbana e rural". *Psicologia: reflexão e crítica*, v. 16, n. 3, 2003, p. 55-68.

ASSIS, S. G. *et al.* "A representação social do ser adolescente: um passo decisivo na promoção de saúde". *Ciência e Saúde Coletiva*, v. 8, n. 3, 2003, p. 669-80.

BENEVIDES, R. D. B. "Grupo e produção". In: *Subjetividades – Questões contemporâneas.* São Paulo: Hucitec, 1997.

BONDÍA. J. L. *Notas sobre experiência e o saber de experiência.* Conferência proferida no I Seminário Internacional de Educação de Campinas, traduzida e publicada pela *Rev. Brasileira de Educação*, n. 19, Campinas, jan.-abr., 2002.

BORBA, P. "Organizações não governamentais, jovens pobres e educadores sociais na cidade de Campinas". *Cadernos de Terapia Ocupacional da UFSCar*, v. 16, n. 2, São Carlos, jul.-dez. 2008, p. 133-49.

BRAUN, P.; MORAIS, J. F. S.; OLIVEIRA, C. G. "Rodas em sala de aula: alguns aspectos relativos ao ensino e aprendizagem no cotidiano do ensino fundamental". *Cadernos do Aplicação*, v. 23, n. 1. Porto Alegre, jan.-jun. 2010, p. 245-65.

BRUNELLO, M. I. B. "Terapia ocupacional e grupos: uma análise da dinâmica de papéis em um grupo de atividades". *Revista de Terapia Ocupacional da Universidade de São Paulo*, v. 13, n. 1, jan.-abr. 2002, p. 9-14.

BRUNELLO, M. I. B.; CASTRO, E. D.; LIMA, E. M. F. A. "Atividades humanas e terapia ocupacional". In: *Terapia ocupacional no Brasil: fundamentos e perspectivas*. São Paulo: Plexus, 2001, p. 41-62.

CALLIGARIS, C. *A adolescência*. São Paulo: Publifolha, 2000.

CARDOSO, C. P.; COCCO, M. I. M. "Projeto de vida de um grupo de adolescentes à luz de Paulo Freire". *Revista Latino-Americana de Enfermagem*, v. 11, n. 6, 2003, p. 778-85.

CASTRO, E. D.; SILVA, D. M. "Habitando os campos da arte e da terapia ocupacional: percursos teóricos e reflexões". *Revista de Terapia Ocupacional da Universidade de São Paulo*, v. 13, n. 1, 2002, p. 1-8.

COUTINHO, L. G.; GONÇALVES, H. S. "Juventudes e família: expectativas, ideais e suas repercussões sociais". *Revista de Estudos e Pesquisas em Psicologia da Uerj*, ano 8, n. 3, 2008, p. 597-611.

FLEURY, H. J. "A dinâmica do grupo e suas leis". In: *Grupos: a proposta do psicodrama*. São Paulo: Ágora, 1999, p. 49-58.

GUIRADO, M. "Psicologia institucional: o exercício da psicologia como instituição". *Revista Interação em Psicologia*, v. 13, n. 2, São Paulo, 2009, p. 323-33.

KUJAWSKI, G. M. "A crise do cotidiano". In: *A crise do século XX*. São Paulo: Ática, 1988, p. 31-61.

LOURAU, R. *Análise institucional e práticas de pesquisa*. Rio de Janeiro: Uerj, 1993.

MAXIMINO, V. S. *Grupos de atividade com pacientes psicóticos*. São José dos Campos: Ed. da Univap, 2001.

OUTEIRAL, J. *Adolescer.* Rio de Janeiro: Revinter, 2003.

PAPALIA, D. E.; OLDS, S. W.; FELDMAN, R. D. *Desenvolvimento humano*. São Paulo: McGraw-Hill, 2009.

PICHON-RIVIÈRE, E. "Estrutura de uma escola destinada à formação de psicólogos sociais". In: *O processo grupal*. São Paulo: Martins Fontes, 1982, p. 121-30.

PROECO. *Proeco*. Disponível em: <http://www.oproeco.com>. Acesso em: 3 fev. 2011.

5 Cartografias femininas: Grupo de Mulheres pelo olhar dos estudantes

Yara de Sá
Flavia Liberman
Viviane Maximino
Mauricio Lourenção Garcia

O PAPEL DA MULHER ao longo da história sofreu transformações abruptas, o que nos e leva a pensar sobre as mudanças nos padrões de adoecimento feminino. A mulher, na atualidade, tem seu cotidiano marcado pela constante tensão de conciliar uma atividade economicamente rentável com a vida familiar e pode, por vezes, sentir-se vulnerável a situações de violência contra ela. Assim, o gênero feminino tem em sua história a constante e veemente luta, tanto pelo seu reconhecimento quanto pela sua emancipação.

É importante destacar que as políticas de saúde pública previstas pelo Ministério da Saúde, a partir da publicação *Política nacional de atenção integral à saúde da mulher* (Ministério da Saúde, 2004), visam abranger a assistência clínico-ginecológica da mulher; a prevenção e o controle das doenças sexualmente transmissíveis (DSTs); o planejamento familiar; a orientação obstétrica e neonatal; a orientação às vítimas de violência doméstica e abuso sexual; a implantação de um modelo de atenção à saúde mental das mulheres sob o enfoque de gênero; o cuidado à saúde da mulher na terceira idade, da mulher negra, das trabalhadoras do campo e da cidade, da mulher indígena e das mulheres em situação de prisão; e o fortalecimento da participação e do controle social na definição e implementação das políticas de atenção integral à saúde das mulheres. Assim, há a necessidade de pesquisas que possam servir de referência para os múltiplos profissionais da saúde na execução dessas medidas que, na prática, ficam limitadas à saúde reprodutiva da mulher e à sua suposta fragilidade física e emocional.

Estudos em saúde coletiva e o próprio Ministério da Saúde apontam a necessidade de avaliar a formação dos profissionais para que estes, por sua vez, sejam capazes de aprender a trabalhar em equipe e considerar a realidade social para uma melhor prática na área, atuando em confluência aos preceitos do Sistema Único de Saúde (SUS). Para isso, mostra-se fundamental o uso de outras metodologias de ensino, as chamadas "metodologias ativas", pois estas possibilitariam a construção conjunta do conhecimento com base em problemas reais, bem como a diversificação dos cenários e maior integração entre a teoria e prática (Feuerwerker, 2003; Mitre *et al.*, 2008).

Dentro dessa realidade, insere-se a experiência de constituição da Universidade Federal de São Paulo, *campus* Baixada Santista. Lá, os cursos de educação física, fisioterapia, nutrição, psicologia, serviço social e terapia ocupacional começaram a ser implementados em 2006 e estão sendo ministrados desde então.

O projeto político-pedagógico desses cursos tem como norteadoras a formação e a atuação interdisciplinar; em decorrência disso, a estrutura curricular dos cursos está organizada em quatro eixos: "Prática específica em Saúde", "O ser humano e sua dimensão biológica", "O ser humano em sua inserção social" e "Trabalho em Saúde".

O eixo Trabalho em Saúde (TS) possui grande centralidade nesse projeto, inserindo os estudantes, desde o primeiro ano de graduação, em atividades que promovem o conhecimento das regiões da cidade de Santos e da sua população, bem como dos serviços de saúde, buscando articular a teoria e a prática.

As atividades do eixo ocorrem nos três primeiros anos da graduação e são distribuídas semestralmente de maneira articulada com os serviços de saúde em regiões (centro, morros e zona noroeste) que foram escolhidas por concentrarem populações em situação de vulnerabilidade social (Capozzolo *et al.*, 2009).

O módulo "Clínica integrada: produção de cuidado" do eixo TS tem como objetivo dar continuidade à formação de uma clínica integrada e comum aos vários campos profissionais, avançando na produção e na gestão do cuidado individual e coletivo em saúde. Esse módulo semestral é componente curricular do 3º ano de graduação (5º e 6º termos) de todos os cursos e conta com diversas possibilidades de atuação: grupos, instituições locais e visitas domiciliares.

Uma das atividades realizadas nesse módulo é a de um Grupo de Mulheres, que será o foco deste capítulo. Essa atividade aconteceu na Unidade Básica de Saúde – Rádio Clube (zona noroeste) nos anos de 2009 e 2010, às quartas-feiras, no período vespertino. O grupo foi acompanhado por equipes de estudantes dos diferentes cursos, que mudavam a cada semestre, e supervisionado por docentes do curso de terapia ocupacional de nutrição.

MODOS DE SUBJETIVAÇÃO: O DISPOSITIVO GRUPAL

O grupo, como objeto de estudo, é um ponto de partida caracterizado pela complexidade das relações que se estabelecem e das possibilidades criadas. Liberman *et al.* (2009, p. 7) descrevem essa complexidade nos grupos de mulheres:

> Nos chamados grupos de mulheres, podemos dizer que há uma impossibilidade em se generalizar as diferentes respostas que as mulheres constroem, as diferentes demandas, expectativas, desejos, necessidades ao longo de sua existência: questões relacionadas ao corpo, as relações com filhos, cônjuges, com os processos de amadurecimento, envelhecimento, as questões ligadas ao trabalho doméstico e ao trabalho fora de casa, lazer, atividades cotidianas e toda uma gama de problematizações que emergem quando mulheres conversam e de fato podem ter uma escuta significativa.

Essa variabilidade permitida pela grupalidade pode ser pensada segundo o conceito de grupo como um espaço de produção de subjetividades.

> Se tomarmos o grupo como dispositivo, acionamos nele sua capacidade de se transformar, de desterritorializar, irromper em devires que nos desloquem do lugar intimista e privativista em que fomos colocados como indivíduos. O contato com a multiplicidade pode então fazer emergir um território existencial não mais da ordem do individual (seja aqui de um indivíduo, ou de um grupo), mas na ordem do coletivo. (Barros, 1994, p. 152)

Nesse sentido, avaliar um grupo como dispositivo significa pensar que novas formas de produções subjetivas, afetações e existências são possíveis a partir do contato com o outro (Barros, *ibidem*). No caso das mulheres, que culturalmente têm seu gênero associado à ausência de autonomia, à fragilidade, ao descontrole emocional e à menor capacidade de produção em relação aos homens (entre outras construções homogeneizantes sobre os gêneros), o dispositivo grupal pode causar rupturas nessas subjetividades femininas que, cada uma à sua maneira, foram formatadas pelas estruturas capitalistas de produção subjetiva.

Os grupos de mulheres têm sido uma estratégia utilizada desde o início do movimento feminista para trabalhar questões de gênero. Simone de Beauvoir (1984), filósofa humanista, em sua obra *O segundo sexo*, lembra que gênero, diferentemente de sexo, não é algo natural; antes, é construído pela cultura e pela sociedade. Portanto, entende-se que sexo e gênero são fatores distintos entre si.

Feminismo é o movimento social que surgiu no final da década de 1960 nos países de capitalismo avançado – Estados Unidos, França, Alemanha, Itália e Inglaterra – com a função de questionar e desnaturalizar a divisão tradicional de papéis sociais entre homens e mulheres na medida em que compreendia a identidade feminina como histórica e socialmente construída e não biologicamente determinada (Meneghel *et al.*, 2005).

Os grupos representam um caminho para a construção de estratégias coletivas de resistência para as mulheres. São a estrutura básica de trabalho e de investigação, assim como uma instância de ancoragem do cotidiano. As forças interacionais internas dos grupos implicam sustentação e apoio socioemocional no fortalecimento das interações emocionais, na comunicação aberta, no compromisso e responsabilidade, na participação efetiva e na construção de uma individualidade crítica (Meneghel *et al.*, 2000).

Portanto, na tentativa de contribuir com os estudos sobre a grupalidade, este trabalho relata parte de uma pesquisa que visou analisar os aspectos da constituição de um Grupo de Mulheres por meio do material produzido pelas equipes de alunos que participaram dessa experiência.

SOBRE O MÉTODO CARTOGRÁFICO

A CARTOGRAFIA É UM método proposto por Deleuze e Guattari (1995) que vem sendo utilizado em pesquisas de campo voltadas para o estudo da subjetividade, visando acompanhar um processo e não representar um objeto. Em linhas gerais, trata-se sempre de investigar um processo de produção. Todavia, sua construção a partir de cada contexto não impede que se procurem estabelecer algumas pistas que têm em vista descrever, discutir e, sobretudo, coletivizar a experiência do cartógrafo (Kastrup, 2007).

O método cartográfico "se faz por pistas que orientam o percurso da pesquisa sempre considerando os efeitos do processo do pesquisar sobre o objeto da pesquisa, o pesquisador e seus resultados", concebendo, ainda, toda pesquisa como uma intervenção (Barros e Passos, 2009, p. 17). Para esse entendimento, porém, é necessário que o cartógrafo entre no plano da experiência, não separando o fazer do conhecer e descartando a neutralidade ou mesmo a suposição de sujeitos e objetos. Conhecer é fazer, criar

GRUPOS E TERAPIA OCUPACIONAL:
FORMAÇÃO, PESQUISA E AÇÕES

uma realidade de si e do mundo, o que tem consequências políticas (Barros e Passos, 2009).

Pensando nisso, o presente trabalho utilizou como fontes os relatórios finais produzidos pelas quatro equipes de estudantes que participaram do Grupo de Mulheres desde seu início, em 2009. Os relatórios finais foram escolhidos pela sua variedade de dados, já que apresentam notas descritivas[1] e intensivas[2], contendo, inclusive, falas que marcaram os estudantes durante cada encontro. Essas fontes encontram-se no banco de dados criado pelo eixo Trabalho em Saúde da Unifesp e foram cedidas para este estudo.

Esse material foi organizado e lido, inicialmente, em ordem cronológica. Depois dessa leitura minuciosa, foram selecionados temas e situações reincidentes nas diferentes equipes. Por fim, a partir do material pesquisado, foram organizados dois conjuntos de categorias de análise: o Além-grupo, que se refere às perspectivas registradas pelos estudantes acerca do que, para eles, constituía o "ambiente" onde o grupo iria acontecer, às interpretações sobre possíveis "razões do adoecimento daquelas mulheres", às tensões entre teoria e prática e às articulações que fizeram com outros espaços e projetos durante as atuações; e o Grupo, que analisa as concepções de grupo e a potência do Grupo como dispositivo.

O ALÉM-GRUPO

ENCONTRO COM A REGIÃO: PENSANDO A VULNERABILIDADE

Nesses 20 anos de implantação da política nacional de saúde, muitos autores têm estudado questões sobre o território e a terri-

---

1. Descrição concreta dos encontros: espaço físico, tempo, atividades realizadas, pessoas participantes etc.
2. Descrição subjetiva dos encontros: impressões pessoais e/ou da equipe, situações marcantes, problematização da atuação e dificuldades.

torialização da saúde como metodologia para o entendimento e a ampliação do olhar sobre gestão e reformulação das práticas sanitaristas. O território, pensado como espaço de poder, e as territorialidades horizontais, verticais e transversais têm potencializado o saber-fazer nas relações entre ambiente, condições de vida, concepções de saúde e acesso à rede de saúde e a seus desdobramentos saúde-cultura, saúde-educação e saúde-política (Gondim e Monken, 2009).

As visitas a campo, feitas pelos estudantes, têm como objetivo incluir esse olhar sobre o território como ferramenta e tecnologia do trabalho em saúde. Essa aproximação, em geral, causa estranhamentos e, ao mesmo tempo, facilita a ampliação da concepção sobre os processos de saúde e doença e seus desdobramentos.

Todos os relatórios utilizados iniciam com a preocupação de descrever minimamente o território "Zona Noroeste-Rádio Clube" e de contextualizar o leitor sobre as condições biopsicossociais da região, visando justificar a atuação do grupo com aquela população naquele lugar, conforme podemos observar nos trechos abaixo.

> As condições socioambientais em alguns locais, sobretudo na região das palafitas, são precárias e muitas pessoas da comunidade vivem nessas palafitas ou em casas humildes dispondo de poucos serviços tais como coleta de lixo, Programa Saúde da Família (PSF), quadras de futebol e vôlei nas praças, os cursos de costura e artesanato promovidos pela líder da Associação Pró-Melhoramento do Dique da Vila Gilda, D. Néia. No entanto, não há serviços básicos em alguns lugares da região, como tratamento de água e esgoto, correios, pavimentação em várias ruas principais (o que causa grandes alagamentos em dias de chuva) e ainda há cavalos soltos pela rua colocando em perigo o trânsito e as próprias pessoas da comunidade. (Equipe 1)[3]

---

3. O texto dos relatórios foi citado de forma fidedigna, sem alterações ortográficas, de conceito ou termos.

GRUPOS E TERAPIA OCUPACIONAL:
FORMAÇÃO, PESQUISA E AÇÕES

A exposição da população por longo tempo a essa situação insalubre somada a falta de assistência educacional, médica e econômica, favoreceu hábitos de vida inadequados e o desenvolvimento de doenças. As doenças mais comuns encontradas nesta população são Hipertensão Arterial Sistêmica (HAS), Diabetes, Obesidade, Osteoartrite. (Equipe 2)

O Grupo de Mulheres se iniciou no ano de 2009, também por um grupo de TS, com trabalhos desenvolvidos na UBS Rádio Clube da Zona Noroeste. É um grupo de faixa etária heterogênea e aberto. É formado por moradoras da região, indicadas pelas agentes comunitárias de saúde, ou por indicação para continuidade do trabalho das narrativas feitas pelo 3º termo do Módulo. Atualmente, é frequentado assiduamente por 6 mulheres. Assim fazem parte:

E. – Senhora aposentada, divorciada do marido, na faixa dos 60 anos e tem dois filhos que não moram com ela. Vive sozinha em um apartamento num conjunto habitacional da Zona Noroeste.

R. – Moradora da Zona Noroeste, no Caminho da Capela, frequenta o Grupo de Mulheres desde o início. [...] O que mais lhe causa sofrimento é a doença do seu marido, que demanda sua atenção praticamente em tempo integral.

A. – Jovem de 22 anos, participou do grupo grávida de seu segundo filho, que nasceu no período dos encontros. Recentemente, mudou-se da casa de sua mãe para morar com o marido e os filhos. Seu marido trabalha num supermercado da região, garantindo a renda da casa. O que mais a incomoda é a superproteção da sua mãe que segundo ela, está sempre por perto tirando-lhe a liberdade desejada. (Equipe 4)

Pela leitura desses trechos, é perceptível o estranhamento causado por certos objetos do território e como esse sentimento é colocado como condição para o adoecimento e risco da população: "... e ainda há cavalos soltos pela rua colocando em perigo o trânsito e as próprias pessoas da comunidade" e "[...] favoreceu hábitos de vida inadequados e o desenvolvimento de doenças". Entretanto, é possível perceber a ampliação que a Equipe 4 propõe ao pensar, descrever e justificar sua atuação e o território a partir das mulheres do grupo e suas reais demandas: "Seu marido

95

trabalha num supermercado da região, garantindo a renda da casa", "Vive sozinha em um apartamento num conjunto habitacional da Zona Noroeste" e "O que mais lhe causa sofrimento é a doença do seu marido, que demanda sua atenção praticamente em tempo integral".

Nossa intenção ao destacar os trechos acima é convidar o leitor a pensar sobre o olhar inicial do estudante diante da vulnerabilidade, seja da população, do território ou de si mesmo, ao entrar em contato com algo que está fora daquilo que ele apreendeu como vida e saúde.

Tedesco e Liberman (2008) contextualizam a construção do conceito de vulnerabilidade com base nos sujeitos, em seus repertórios e ferramentas para lidar com momentos e situações de crise, sejam eles desencadeador em âmbito individual ou coletivo. As autoras convidam-nos a pensar a vulnerabilidade não apenas como risco e ruptura, mas também como potencialidade de transformação e criação da vida.

> Parece-nos que a vulnerabilidade deveria se aproximar mais e mais do próprio fato de estarmos vivos, portanto algo que vai além de uma situação ou condição especifica para se avizinhar com os processos ora mais amenos ora mais intensos ou abruptos que fazem com que a vida se processe em um *continuum* atravessado por aspectos biológicos, afetivos, emocionais, genéticos, políticos, subjetivos, em uma multiplicidade de dimensões que não podem ser separadas ou fragmentadas em categorias, seja para facilitar a sua análise, seja para reduzir os processos da vida em setores pouco articulados entre si. (Tedesco e Liberman, 2008, p. 258)

Essa perspectiva rompe com um modo de pensar a vulnerabilidade em sua negatividade, a ser sempre revertida pelos sujeitos e profissionais, e aposta na produção de outras possibilidades ante os múltiplos desafios da vida.

Assim, ao levarmos em consideração o projeto político-pedagógico da Unifesp-BS, à luz da produção de um cuidado

GRUPOS E TERAPIA OCUPACIONAL:
FORMAÇÃO, PESQUISA E AÇÕES

que pensa a integralidade e a necessidade de romper com práticas de saúde e de aprendizado, o trabalho com o Grupo de Mulheres mostrou-se um lócus privilegiado para a execução de práticas transformadoras desses paradigmas.

A FORMAÇÃO EM SAÚDE: COLOCANDO A VIDA EM PRÁTICAS

Em 2006, o *campus* Baixada Santista da Universidade Federal de São Paulo iniciou suas atividades norteado por um projeto político-pedagógico muito singular. Sobre ele, cabe aqui destacar duas premissas:

> [...] no processo de construção de conhecimento a prática necessita ser reconhecida como eixo a partir do qual se identifica, questiona, teoriza e investiga os problemas emergentes no cotidiano da formação. A prática não se reduz a eventos empíricos ou ilustrações pontuais. Lida-se com a realidade e dela se retira os elementos que conferirão significado e direção às aprendizagens. (Unifesp, 2006, p. 38)
>
> Parte-se da premissa de que a aprendizagem implica em redes de saberes e experiências que são apropriadas e ampliadas pelos estudantes em suas relações com os diferentes tipos de informações. Aprender é, também, poder mudar, agregar, consolidar, romper, manter conceitos e comportamentos que vão sendo (re)construídos nas interações sociais. (*Ibidem*, p. 41)

Assim, é dentro desse contexto de ensino-aprendizagem que se insere a produção do material utilizado para essa composição. A partir dos dados abaixo, é possível vislumbrar como essa formação é experimentada pelo estudante e a tensão permanente que é fazer essa composição entre teoria e prática, vida e demanda, comum e específico etc. Muitas vezes, não fica claro se o que orientou a intervenção das equipes foi a produção científica sobre a população-alvo ou a demanda trazida pelo Grupo de Mulheres, como é explicitado nos trechos a seguir:

A partir de nosso levantamento bibliográfico, refletimos sobre possíveis temas e atividades que pudessem ser realizadas, a partir da demanda daquelas mulheres. (Equipe 1)

Embora tenhamos optado por um calendário flexível, e que levasse em conta as demandas que viessem do grupo ao longo dos encontros, e também tenham ocorrido diversos imprevistos, sempre havia um plano B para aplicar. (Equipe 3)

Nesse sentido, o trabalho de um grupo que se desenha baseado na clínica ampliada, na integralidade e humanização da produção de cuidado desempenha um papel fundamental na vida dessas mulheres a partir da escuta atenta e da configuração de um ambiente de produção de cuidado e vínculos sociais, promotores de estímulos para a busca da autonomia e o fim da solidão dessas mulheres. (Equipe 4)

É possível perceber ao longo dos relatórios a importância da tensão nos processos de aprendizagem. É preciso romper as formas cristalizadas na formação em saúde para que possamos resgatar as relações humanas como perspectiva central do cuidado.

Na aprendizagem significativa, o aluno interage com a cultura sistematizada de forma ativa, como principal ator do processo de construção do conhecimento. O ensino de novos conteúdos deve permitir que o aluno se desafie a avançar nos seus conhecimentos. Para isso, é necessário um trabalho de continuidade a (e ruptura com os) conhecimentos que o aluno traz (Cyrino e Toralles-Pereira, 2004, p. 782).

Nesse sentido, percebemos que os nossos conhecimentos – importantes, mas não únicos – foram fundamentais para servirem de elementos para "forjarmos" durante o cuidado nossas ferramentas de intervenção junto com as participantes. (Equipe 1)

Nossas leituras ofereceram um aparato conceitual fecundo para nossas conversas e processo de cuidado através dos encontros, porém, foram surgindo questões que não imaginávamos como medo, histórias de vida singulares que ainda ecoam no dia a dia daquelas mulheres funcionando ora como alicerce para enfrentar a vida e ora como pontos de reflexão. (Equipe 1)

Os resultados encontrados foram satisfatórios, embora não tenha ocorrido como prevíamos, fomos surpreendidos com diversas ações que foram gratificantes para os alunos e nos deu a certeza que atingimos o nosso objetivo maior que era constituir um grupo. (Equipe 3)

PENSANDO SAÚDE E DOENÇA: A IMPORTÂNCIA DO DISCURSO DAS PRÁTICAS.

Uma das grandes soluções para articularmos saberes das ciências humanas às práticas de saúde é buscar a compreensão de sua genealogia: origem, produção e discurso político implícito em cada uma. Assim, se buscarmos analisar os discursos que antecedem as práticas, ou os que as justificam posteriormente, nos aproximaremos muito da concepção de saúde e de como esta norteia o trabalho.

Os recortes abaixo demonstram que os alunos atuam segundo uma concepção do que é saúde, e essa é colocada no texto justificando a presença e atuação dos estudantes naquele espaço:

Humanizar e qualificar a atenção em saúde é aprender a compartilhar saberes e reconhecer direitos. A atenção humanizada e de boa qualidade implica no estabelecimento de relações entre sujeitos, seres semelhantes, ainda que possam apresentar-se muito distintos conforme suas condições sociais, raciais, étnicas, culturais e de gênero. Contudo, é no encontro com sujeitos singulares que se produz o cuidado e a demanda aparece; com o Grupo de Mulheres não foi diferente. (Equipe 1)

Outro aspecto fundamental da intervenção é que, durante o processo, o cuidado não fica restrito a uma área específica do conhecimento, mas, sobretudo, na capacidade que cada membro do grupo tem de acolher as demandas que aparecem no momento da intervenção; na capacidade de escuta e possibilidade de estar junto com as pessoas que se apresentam, uma vez que o sujeito, não estando dividido por essa ou aquela área do conhecimento, será sempre uma fusão de aspectos diversos a serem cuidados a partir da forma que este nos possibilita. (Equipe 1)

Nossas ações buscam mostrar a elas o quão o processo de saúde e doença é consequência de uma rede de fatores e não somente do agente, queremos construir atividades com elas e mostrar como são capazes e iguais as outras pessoas e não devem se submeter a imposição dos profissionais da saúde que lhes receitam drogas e mudanças no estilo de vida que são totalmente fora de suas realidades. (Equipe 3)

Nesse sentido, o trabalho de um grupo que se desenha baseado na clinica ampliada, na integralidade e humanização da produção de cuidado desempenha um papel fundamental na vida dessas mulheres a partir da escuta atenta e da configuração de um ambiente de produção de cuidado e vínculos sociais, promotores de estímulos para a busca da autonomia e o fim da solidão dessas mulheres. (Equipe 4)

Generalizar aquilo que cada uma viveu, a cada encontro, seria errôneo, mas são evidentes os sinais do quanto é importante, cada uma com suas significações, aquele espaço de escuta. Proporcionar aqueles momentos de desabafos, choros e risos foi abrir um novo espaço para mulheres que já não enxergavam saídas em seus ambientes habituais. Foi propiciar atenção, foi propiciar saúde. (Equipe 4)

Nos discursos acima existem muitas hipóteses do que é saúde e do que faz uma mulher adoecer. Ayres (2001) fala da importância de questionarmos a noção de sujeito que temos levado às nossas práticas em saúde: esse sujeito amorfo, que vive na mesmice e não "segue as orientações", que precisa de um profissional mais informado para orientá-lo. O autor pontua que essa postura profissional está muito distante do ideal do SUS e da autonomia que temos tentado criar nas "populações-alvo" das intervenções que visam à promoção de saúde.

Ao pensarmos que esse sujeito é um ser em comunicação, em relação, a linguagem assume papel fundamental na atuação. Assim, a intervenção em saúde seria a de se colocar como interlocutor desse sujeito potente, autônomo e político, não como cartilha de informações a pessoas desinformadas. O grande desafio de se ver como interlocutor – e não como promotor de saúde –

é o de se fazer entender a partir da troca, pelo questionamento da própria linguagem e escuta, que, assim, deixa de vir de um ser impotente e passa a vir de um sujeito desejante (Ayres, 2001). Além da discussão referente às concepções de saúde e doença, os dados trazem, por exemplo, formas de pensar a tristeza e a depressão, representadas pelos trechos a seguir:

> Uma das participantes, S., apresentava vários problemas como: dores nas articulações, obesidade, episódios de depressão e hipertensão. R., companheira inseparável de S., nos relatou, somente após o segundo encontro, sua luta contra episódios de depressão e busca por uma alimentação saudável e questões relacionadas à aparência. (Equipe 1)
> Durante os encontros, foi possível identificar que as mulheres participantes, apresentam um nítido sentimento de desânimo e solidão. A tristeza, por vezes, é um problema comum entre elas podendo até mesmo ser confundida com a depressão. [...] Observa-se que todas as mulheres do grupo em algum ponto sentem-se solitárias, com poucas possibilidades de manter diálogos no seio familiar e muitas delas colocam a frente o cuidado da família em detrimento do seu próprio cuidado e de maneiras de diminuir a solidão que sofrem. (Equipe 4)

Na Equipe 1, a terminologia "depressão" é usada sem questionar se o que é sentido pelas mulheres pode ser caracterizado como tal, ou seja, um diagnóstico psiquiátrico (OMS, 1996). A Equipe 4 fala sobre desânimo, solidão e tristeza como situações vividas e sentidas por todos. O objetivo aqui não é julgar o discurso correto ou não, mas diferenciá-los quanto ao conceito saúde-doença neles implícito e ao seu possível efeito nas práticas.

O INÍCIO DA CONVERSA: REDES NA ATENÇÃO BÁSICA

Durante a leitura atenta dos relatórios, foi possível localizar ao menos uma tentativa de cada equipe de fazer articulações com a rede na qual as mulheres participantes do grupo estavam insertas. Essas tentativas de tecer, acionar ou rastrear uma rede, por meio da atenção básica, estão relacionadas com a integralidade do cuidado proposta pela formação.

É importante destacar as tentativas, embrionárias e por vezes difíceis, dos estudantes de atuar como articuladores de microrredes, na intenção de proporcionar um cuidado mais eficiente e integral:

> Além da dificuldade de formar um grupo, percebemos como é um trabalho lento e de construção feito paulatinamente. Mais difícil ainda é vincular um grupo a uma instituição pública, como uma UBS, à que já existem diversas concepções relacionadas, difíceis muitas vezes de desenraizar. Além disso, tivemos pouco apoio dos funcionários no que diz respeito à divulgação e encaminhamento para o grupo. (Equipe 1)
>
> Conjuntamente com as ações do grupo, visamos a realização de trabalhos mensais nos corredores da Unidade Básica, não com um objetivo de intervenção pontual, mas sim como forma de mobilizar os usuários do serviço para a presença e participação no grupo. (Equipe 3)
>
> Nesse período em que aconteceram os encontros do Grupo de Mulheres, tivemos a oportunidade de dialogar com pessoas da equipe da Unidade Básica de Saúde. Primeiramente, procuramos o enfermeiro chefe das equipes, para contextualizá-lo sobre a proposta do Grupo de Mulheres e solicitar encaminhamentos de mulheres que precisassem desse atendimento. Ele propôs que fôssemos na reunião das agentes comunitárias de saúde numa sexta-feira, onde foram três alunas da Terapia Ocupacional acompanhadas pela professora. Nesse espaço, foi possível falar sobre o grupo e pedir que cada agente comunitária pensasse se na sua área de abrangência existe alguma mulher para ser encaminhada. (Equipe 4)
>
> Os efeitos desse contato foi a participação de algumas agentes de saúde em um dos encontros do grupo e ainda o encaminhamento de um caso para acompanhamento individual na casa com perspectiva de participação futura no grupo. (Equipe 4)

Esses trechos demonstram a intenção de articulação com a equipe da UBS, e é possível perceber essa construção ao longo do processo. Enquanto a primeira equipe de alunos expressa sua frustração com os profissionais da unidade – "Além disso, tivemos pouco apoio dos funcionários no que diz respeito à divulgação e encaminhamento para o grupo" –, a Equipe 4 parece ter conseguido iniciar essa composição com a equipe local – "Ele propôs que fossemos na reunião das agentes comunitárias..." – e caminhar na tecedura dessa microrrede – "Os efeitos desse contato foi a participação de algumas agentes de saúde em um dos encontros do grupo..."

Ainda sobre articulações e rastreamento da população-alvo, o trecho a seguir fala da importância de conhecer o território e legitimar o saber produzido nele, propondo trocas e composições.

> Os alunos... juntamente com os professores, conheceram a região. [...] E conversaram/ conheceram líderes da comunidade de seus trabalhos dentro desta. (Equipe 2)

Além dessas formas de articulação, existiu a preocupação dos alunos com a continuidade do cuidado em saúde proposto pelas equipes de estudantes e comporá composição com ações da Unifesp coexistentes no território da zona noroeste, como é possível perceber nos trechos abaixo:

> As atividades realizadas pelo grupo visavam a implementação e consolidação do Grupo de Mulheres iniciado pelos estudantes da turma A. (Equipe 2)
>
> A fim de possibilitar o aumento de participantes buscaremos informar e convidar mulheres que já estiveram ou estão envolvidas com outras intervenções do eixo Trabalho e Saúde Unifesp, por exemplo: narrativas, atendimento domiciliares, extensão e etc. (Equipe 3)

Acreditamos que o desafio de facilitar a formação de um Grupo de Mulheres na atenção básica e fazer que essa experiência possa se somar a outras ações territoriais como uma opção ou um caminho a seguir é, de algum modo, pensar a integralidade como um mapa singular da cada sujeito cuidado, em que quanto mais se conhece sobre os caminhos existentes mais se permite caminhar, ou seja, o cuidado acontece como uma interlocução sujeito-mundo, um diálogo cuja escuta pretende proporcionar opções de saúde antes não vistas pelo sujeito cuidado e oferece a ele a opção de experimentar, criar e decidir sobre sua vida, e a esse experimentar damos o nome de "saúde".

O GRUPO
CONSIDERAÇÕES SOBRE GRUPOS: DE ONDE PARTEM OS OLHARES?

O objetivo aqui é enunciar os diferentes "olhares" dos alunos sobre o grupo e as teorias grupalistas que apareceram, por vezes implicitamente, em seus relatórios. Para isso, faz-se necessária uma breve contextualização dos saberes produzidos sobre grupos e sobre de qual desses saberes parte essa análise.

As atividades grupais, com finalidades e formas diversas, estão presentes em várias áreas do conhecimento, como na educação, no trabalho, na saúde e na psicologia (Barros, 2009). É a partir do século XX que os estudos sobre o grupo como um espaço terapêutico começam a advir, sendo permeados pela ideia de indivíduo constituída ao longo dos séculos XVI a XIX (Barros, 1994). Tiveram ampla colaboração dos psicanalistas, psiquiatras e suas formas de pensar o grupo como um ser dotado de inconsciente e dinâmicas próprias (Bezerra, 1994).

É consenso de importantes autores[4] que essa forma de pensar o grupo, com uma interioridade e uma totalidade que superam seus componentes, fala sobre o funcionamento de uma época que opera as subjetividades desse modo. Portanto, não é apoiada nesse conceito de grupo (dicotômico, psicanalítico, total e repleto de sentidos nele mesmo) que essa análise pretende caminhar. O grupo pensado aqui é um dispositivo de desindividualização, permitindo a atividade

---

4. Deleuze (1996), Barros (2009) e Bezerra (1994).

criativa de outras formas de subjetivação além dessa indivíduo--sociedade, público-privado, consciente-inconsciente (Barros, 2009). O grupo compreendido como um dispositivo surge nas descrições dos alunos quando se referem ao seu processo de constituição:

> O Grupo de Mulheres é um **dispositivo** que esta sendo implantado desde o ano passado na UBS e, visando assim a continuidade e fortalecimento deste projeto preexistente buscamos contribuir com seu desenvolvimento através da busca de canais de comunicação (enfermeiras e agentes de saúde da UBS, lideres da comunidade e através das próprias participantes do grupo) para a mobilização de mulheres que se beneficiariam do dispositivo grupal, mas ainda não se encontram nele, ou seja, através da busca do aumento do numero de participantes beneficiados. (Equipe 3)
>
> O trabalho em grupo foi escolhido por ser um dispositivo que favorece a interação e troca de informações, sentimentos e percepções entre os usuários, favorecendo a formação de novas redes de suporte e de fortalecimento das que já existem na vida social e familiar destas mulheres, possibilitando assim um maior apoio social em momentos de dificuldade econômica, social ou de saúde. (Equipe 3)

O olhar o grupo como "dispositivo que favorece a interação e troca de informações, sentimentos e percepções entre os usuários" e "dispositivo que está sendo implantado" é explicitado nos relatórios de maneira muito reincidente, e não houve outro modo de conceituá-lo. Entretanto, é possível localizar, no material analisado, considerações sobre o grupo que remetem, muitas vezes de forma implícita, a outras concepções teóricas, como observamos nos trechos a seguir:

> O nosso Grupo de Mulheres é um grupo que sugere, que mostra as demandas, conscientemente ou não. Sendo assim, consideramos que antes de traçar um plano de ação, a equipe de alunos vá até as mulheres, conheça-as, crie certo vínculo inicial e perceba sobre qual assunto elas consideram importante tratar. (Equipe 1)

S. tem 47 anos e reside com seu marido, é uma mulher muito alegre, batalhadora e bem disposta à participar das atividades propostas pelo grupo. Ela é uma pessoa que gosta muito de conversar, as vezes assumindo o papel de porta voz do grupo. (Equipe 3)

Passado o desafio de ter realmente um grupo, tínhamos o desafio de encontrar assuntos que pudessem ser agradáveis a todas elas, o que se mostrou simples de fazer, pois dentro de toda a diversidade de personalidades destas mulheres que participam do grupo pudemos perceber que seus medos, dificuldades, angústias e desafios são comuns a todas. (Equipe 4)

No primeiro trecho, "[...] um grupo que sugere, que mostra as demandas, conscientemente ou não" remete a uma tradição da psicossociologia de pensar os grupos sob a visão da psicanálise, ou seja, o grupo como um ser dotado de inconsciente, ou o grupo como enunciador dos inconscientes de seus componentes (Costa, 1989). Como já comentado, essa forma de se pensar o grupo diz de um modo de produção de subjetividades construído ao longo de séculos que o coloca como instância dotada de mundo interior, além do ambiente-coletivo e social em que se insere.

Nos trechos seguintes, temos o conceito de "porta-voz" e uma ideia sobre a intervenção no grupo que remete às contribuições do psiquiatra e psicanalista argentino Enrique Pichon-Rivière. O grupo, para esse autor, é composto por pessoas que possuem necessidades semelhantes e se reúnem em torno de uma tarefa específica, um objetivo comum, em que cada componente, apesar de ser singular e exercitar sua fala, sua opinião, seu silêncio, expondo o seu ponto de vista (Freire, 2000), apresenta também um enunciado do conjunto. Essa definição assemelha-se à ideia de que "[...] dentro de toda a diversidade de personalidades destas mulheres que participam do grupo pudemos perceber que seus medos, dificuldades, angústias e desafios são comuns a todas", utilizada pela Equipe 4, ou seja, para esses alunos, apesar da singularidade de cada mulher, existem necessidades comuns que as fazem executar uma tarefa em comum. Pichon-Rivière, dentro da sua conceituação sobre grupos operativos, nomina também os papéis que compõem o grupo e são manifestados pelos participantes. São eles: "líder de mudança", "líder de resistência", "bode expiatório", "representantes do silêncio" e "porta-voz" (Freire, 2000). Observamos aqui que, em se tratando de grupalidade, as teorias e os conceitos apresentam-se implicitamente, dizendo sobre uma forma histórica e hegemônica de pensar o grupo e seus desdobramentos, tanto pelas profissões quanto pelo senso comum.

Verificou-se também, no trecho abaixo, uma preocupação da Equipe 3 em explicitar a busca de referências teóricas. Essa busca surgiu em todas as equipes, mas os estudos eram majoritariamente restritos à população-alvo (mulheres) e ao território.

> Buscamos utilizar este grupo como um "espaço potencializador de encontros e contato com o outro, de questionamentos e indagações, de elaboração e trocas, de identificações, de confrontos". (Samea, 2008, p. 86). Guanes e Japur (2001) colocam que "o grupo constitui-se como espaço terapêutico ao possibilitar a atuação de determinados fatores terapêuticos que ajudam o indivíduo em sua tomada de consciência como ser social" (p. 135), sendo que estes fatores terapêuticos podem ser a ação interpessoal, a autorrevelação, o autoentendimento, a aceitação/coesão grupal, etc. (Equipe 3)

Esses trechos acima são os poucos que explicitam olhares diferentes daqueles iniciais, que pontuam o grupo como dispositivo. Dos outros vários trechos que falam sobre o grupo, praticamente todos descrevem os encontros e as ações a partir da noção de dispositivo. Essa forma de conduzir as ações define o que é um dispositivo: produzir processos.

> O dispositivo é uma meada, um conjunto multilinear, composto por linhas de natureza diferente. E, no dispositivo, as linhas não delimitam ou envolvem sistemas homogêneos por sua própria conta, como o objeto, o sujeito,

a linguagem, etc., mas seguem direções, traçam processos que estão sempre em desequilíbrio, e que ora se aproximam ora se afastam uma das outras. Qualquer linha pode ser quebrada – está sujeita a variações de direção – e pode ser bifurcada, em forma de forquilha – está submetida a derivações. Os objetos visíveis, os enunciados formuláveis, as forças em exercício, os sujeitos numa determinada posição, são como que vetores ou tensores. (Deleuze, 1996, p. 83)

Os trechos abaixo elucidam esse olhar atento nos processos e nas transformações sutis ou mais destacadas das mulheres e do grupo.

Feitas estas atividades, conversamos com as participantes para que elas nos relatassem o que haviam achado da realização destas dinâmicas, sendo que, a maior parte das mulheres, não se restringiu apenas à pergunta que o grupo havia feito, que era "o que é ser mulher para você", mas começou a relatar diversos acontecimentos de sua vida particular e falas e/ou atos de outras pessoas que as incomodavam. (Equipe 1)

A nona atividade foi algo que surgiu do interior do grupo, sendo proposta por uma das integrantes (S.), que mostrava interesse em compartilhar seus conhecimentos sobre costura. Foram confeccionadas diversas flores de fuxico. Todas as mulheres participaram inclusive I. e E., que através de auxilio dos alunos, puderam confeccionar suas próprias flores, mesmo possuindo limitações de movimento em uma das mãos. Neste dia, os alunos puderam perceber de forma mais explícita em que momento se encontrava o grupo: agora mais unido e estruturado. (Equipe 3)

Era evidente na fala de cada uma no início, o quanto sentiam suas vidas deslocadas delas mesmas. No decorrer de todo processo, construído e desconstruído mutuamente, foi permitido acima de qualquer outro objetivo o direito a fala, o direito a liberdade de seus sentimentos. (Equipe 4)

Nesses relatos, nota-se o reconhecimento por parte das equipes de que perceber e legitimar esses processos ("[...] não se restringiu apenas à pergunta" e "A nona atividade foi algo que surgiu do interior do grupo...") faz parte do trabalho em saúde proposto àquele Grupo de Mulheres.

Em continuação com a ideia de perceber e permitir os processos como forma de trabalho em saúde, a partir de alguns trechos é possível vislumbrar a mobilização que o processo vivenciado pelo Grupo de Mulheres causa nos alunos. Essa mobilização dá sentido à própria vivência da aprendizagem explorada durante todo esse trabalho, trabalho que, como apontado anteriormente (na categoria Além-grupo), é marcado por contradições, tensões e variadas "linhas".

> A experiência foi muito importante e válida para cada um de nós, muitas vezes nos emocionando bastante. Todo o grupo se envolveu demais e cada pessoa envolvida soube reconhecer a importância e o que pôde aprender com o outro, com uma história de vida, com um comentário, com uma pergunta, uma resposta, uma discussão. (Equipe 1)

DISPOSITIVOS EM AÇÃO: DESENCADEANDO SONHOS, SABERES E REFLEXÕES

A ideia de dispositivos de poder e saber construída por Foucault (2000) remete à noção de que a subjetividade é produto da sociedade, ou seja, as palavras, imagens, corpos, pensamentos e afetos de todo e qualquer indivíduo são produzidos por esses dispositivos, e é sob o olhar desse autor que Deleuze (1996) denomina alguns elementos que constituiriam a "ação de um dispositivo". São eles: "linhas de visibilidade e enunciação", "linhas de forças" e "linhas de subjetivação". As primeiras dizem sobre a característica que um dispositivo tem de deixar ver e falar as formas dominantes de subjetivação de uma época histórica. O regime de saber-poder de uma sociedade produziria os objetos e os sujeitos ratificados pelas linhas de força produzidas nessa dimensão. Tais linhas tencionam-se incessantemente, dando visibilidade e afirmação aos objetos produzidos. Assim, temos as linhas de subjetivação, que são "as linhas de invenção de modos de existir[5]", por onde se dão os processos de subjetivação, que, ao ocorrerem, ganham a visibilidade enunciativa no dispositivo (Barros, 1997). É importante pensar que essas linhas estão emaranhadas e o grupo pensado como um dispositivo permite-nos explorar os objetos já visíveis e suas linhas de força. Dessa maneira, as linhas de subjetivação capturadas pelo dispositivo podem ser "desnaturalizadas", ganhando outros movimentos, criando a possibilidade de o sujeito fazer novos agenciamentos.

> O grupo não tem relação com a vida privada dos indivíduos que se reúnem em determinado espaço, por um certo tempo, para cumprir certos objetivos. Ele é (ou pode ser) um dispositivo quando trata de intensificar em cada fala, som, gesto, o que tais componentes acionam das instituições (sociais-históricas) e de como nelas constroem novas redes singulares de diferenciação.
>
> Tentar-se-á um escutar/agir sobre a multiplicidade dos modos coletivos de semiotização traçando, em cada momento, o percurso dos encontros, a produção das rupturas. Fazer confluir os pontos de ebulição com base nos quais novas bifurcações sejam possíveis é tentar abrir possibilidades de desordenação do modo de produção de subjetividades capitalísticas. (Barros, 1994, p. 154)

CONSIDERAÇOES FINAIS

Com base nessas considerações sobre grupo-dispositivo e nas discussões até o presente momento, o Grupo de Mulheres traz elementos importantes para pensar tanto a experiência grupal quanto a aprendizagem e formação dos alunos, que ultrapassaram as propostas técnico-hegemônicas do trabalho em saúde, tais como "localizar a partir de saberes prévios as demandas", ou

---

5. Barros em "Dispositivos em ação: o grupo", p. 187.

GRUPOS E TERAPIA OCUPACIONAL:
FORMAÇÃO, PESQUISA E AÇÕES

promover, a partir do grupo, apenas um "maior apoio social em momentos de dificuldade econômica, social ou de saúde[6]".

A aprendizagem, assim como o grupo, constituiu-se mediante processos de: desnaturalização, desierarquização, criação, contato com o diferente (sem despotencializar a diferença). O Grupo de Mulheres permitiu que, ao longo do seu processo de constituição, as equipes pudessem vivenciar aprendizagem e contato com as forças de composição daquele grupo (território, saúde, doença, mulher, vida, prática, saberes, redes etc.).

Os trechos abaixo apresentam alguns desses novos agenciamentos permitidos pelos dois processos: constituição do grupo e aprendizagem; e deslocamentos desierarquizantes, em que as mulheres foram apresentadas à coordenadora do serviço de saúde. As professoras participam do Grupo de Mulheres como mulheres e as mulheres propuseram-se coordenar uma atividade do grupo.

RQ.[7] chega no grupo e é apresentada para as mulheres participantes, que não a conheciam. RQ. fala sobre a terapia comunitária, que ocorre nas quintas-feiras. (Equipe 2)

As mulheres conseguiram terminar as suas capas. S. fez um "porta--caneta" na sua. F.[8] perguntou que nome dariam às suas capas. Apenas S., R. e F. responderam que os nomes seriam Tropical, Natal e Obra Inacabada, respectivamente. (Equipe 2)

Outra coisa interessante de realizar no grupo é deixá-las coordenar a atividade, assim podem perceber que não somos as pessoas que coordenam o grupo, mais também somos participantes deles, mesmo que os discentes tenham homens, por exemplo, a A. deu a ideia de um dia fazer atividades de culinária, no qual ela ensinaria o grupo a fazer uma torta, multimistura (pastoral da criança). (Equipe 4)

---

6. Equipe 3 – citado no capítulo anterior.
7. Coordenadora da UBS- Rádio Clube.
8. Professora doutora da Unifesp.

Foram agenciadas também outras formas de expressão:

Durante todo o processo foram tiradas fotos das mulheres, dos alunos e das flores confeccionadas, sendo que uma das integrantes do Grupo de Mulheres [K.] passou a registrar a sua visão em relação às mulheres através das fotos. (Equipe 3)

A atividade foi realizada constantemente no decorrer de todas as visitas, tendo como ferramenta a utilização de poemas relacionados à tristeza e discussões sobre eles. Houve também a leitura de textos sobre companheirismo e mudanças que desencadearam desabafos sobre situações que aconteceram nas suas vidas. Num dos encontros, uma das participantes trouxe textos com os quais se identificava. (Equipe 4)

Abriram-se possibilidades de pensar sobre sonhos e desejos:

R. também trouxe um livro antigo, atribuindo grande valor ao objeto e pediu para entregar para o aluno A.[9] de psicologia. O livro tinha como titulo "Como Cuidar das Neuroses". O grupo achou interessante a participante se interessar pelo conteúdo do livro. R. contou alguns planos futuros ao grupo como fazer o curso de pedreiro, outro de gesso e voltar a estudar, isso evidenciou grande motivação. (Equipe 2)

E, ainda, alunos e mulheres criaram novos espaços para aprender e compartilhar suas vidas:

Teve a chegada de uma nova participante (RO.) com seu neto R. Essa chegou tímida, curiosa com a movimentação e F. foi recebê-la. RO. disse que veio a UBS apenas para marcar uma consulta e no final acabou saindo com um livro de Receitas confeccionado por ela mesma. (Equipe 2)

Arte no Dique – Foram realizadas três visitas na Associação, sendo que somente numa delas, as mulheres puderam estar presentes. No começo, elas demonstraram resistência sobre a proposta, já que era algo novo e diferente

---

9. Aluno de psicologia da Equipe 1.

para o grupo. Mas ao longo da visita foram se descontraindo e empolgando--se, chegando a tocar juntas os instrumentos, cantar e relembrar músicas que fizeram parte das suas vidas. (Equipe 4)

A pesquisa propôs-se a mapear um processo por meio do olhar dos estudantes, destacando a multiplicidade e complexidade das composições vividas nesse processo. A análise dos relatos possibilitou melhor compreensão do processo de constituição de um grupo, sem intenção de restringir ou padronizar um modo de atuar e produzir saúde na atenção básica, desafio de muitos profissionais da área.

REFERÊNCIAS BIBLIOGRÁFICAS

AYRES, J. R. C. M. "Sujeito, intersubjetividade e práticas de saúde". *Ciência e Saúde Coletiva*, v. 6, n. 1, 2001, p. 63-72.

BARROS, R. B. "Dispositivos em ação: o grupo". In: LANCETTI, A. (org.). *SaúdeLoucura*, n. 6. São Paulo: Hucitec, 1997, p. 97-106.

_____. "Grupo e produção". In: BAREMBLITT, G. *et al. SaúdeLoucura*, n. 4. São Paulo: Hucitec, 1994, p. 145-54.

_____. *Grupo: formação de um simulacro*. Porto Alegre: Sulina/Ed. da UFRGS, 2009.

BARROS, R.; PASSOS, E. "A cartografia como método de pesquisa--intervenção". In: PASSOS, E.; KASTRUP, V.; ESCÓSSIA, L. (orgs.). *Pistas do método da cartografia*. Porto Alegre: Sulina, 2009, p. 17-30.

BEAUVOIR, S. *O segundo sexo – Fatos e mitos*. v. 1. Rio de Janeiro: Nova Fronteira, 1984.

BEZERRA JUNIOR, B. C. "Grupos: cultura psicológica e psicanálise". In: LANCETTI, A. (org.). *SaúdeLoucura*. São Paulo: Hucitec, 1994, p. 129-44.

CAPOZZOLO, A. *et al. Clínica comum dos profissionais de saúde – Relato da experiência de formação em implantação no eixo do trabalho em saúde*. Unifesp – *Campus* Baixada Santista. 8º Congresso Rede Unida, 2009.

COSTA, J. F. *Psicanálise e contexto cultural: imaginário psicanalítico, grupos e psicoterapias*. Rio de Janeiro: Campus, 1989.

CYRINO, E. G.; TORALLES-PEREIRA, M. L. "Trabalhando com estratégias de ensino aprendizado por descoberta na área da saúde: a problematização e a aprendizagem baseada em problemas". *Cadernos de Saúde Pública*, v. 20, n. 3, Rio de Janeiro, 2004.

DELEUZE, G. "O que é um dispositivo". In: *O mistério de Ariana*. Lisboa: Veja-Passagens, 1996, p. 83-96.

DELEUZE, G.; GUATTARI, F. *Mil platôs – Capitalismo e esquizofrenia*. v. 1. Rio de Janeiro: Editora 34, 1995.

FEUERWERKER, L. "Educação dos profissionais de saúde hoje – Problemas, desafios, perspectivas, e as propostas do Ministério da Saúde". *Revista Abeno*, v. 3, n. 1, São Paulo, 2003, p. 24-27.

FOUCAULT, M. *Arqueologia do saber*. Rio de Janeiro: Forense Universitária, 2000.

FREIRE, M. "O que é um grupo?" In: *Paixão de Aprender*, ano 1, 2000.

GONDIM, G. M.; MONKEN, M. "Territorialização em saúde". *Dicionário da Educação Profissional em Saúde*. Fundação Oswaldo Cruz. Disponível em: <http://www.epsjv.fiocruz.br/dicionario/verbetes/tersau.html>. Acesso em: 22 ago. 2011.

KASTRUP, V. "O funcionamento da atenção no trabalho do cartógrafo". *Psicologia e Sociedade*, v. 19, n. 1, 2007, p. 15-22.

LIBERMAN, F. *et al. Cartografias femininas: a constituição de um Grupo de Mulheres na Zona Noroeste – Santos*. Santos, 2009 (texto digitado).

MENEGHEL, S. N. *et al.* "Cotidiano violento: oficinas de promoção mental". *Revista Ciência & Saúde Coletiva*, v. 5, n. 1, 2000, p. 193-203.

_____. "Cotidiano ritualizado: grupos de mulheres no enfrentamento à violência de gênero". *Revista Ciência & Saúde Coletiva*, v. 10, n. 1, 2005, p. 111-18.

MINISTÉRIO DA SAÚDE. *Política nacional de atenção integral à saúde da mulher: plano de ação 2004-2007*. Brasília: Ministério da Saúde, 2004.

MITRE, M. *et al.* "Metodologias ativas de ensino-aprendizagem na formação profissional em saúde: debates atuais". *Revista Ciência & Saúde Coletiva*, v. 13, dez. 2008, p. 2133-44.

ORGANIZAÇÃO MUNDIAL DA SAÚDE. *Classificação estatística internacional de doenças e problemas relacionados à saúde: CID-10 décima revisão*. Trad. do Centro Colaborador da OMS para a Classificação de Doenças em Português. 3. ed. São Paulo: Edusp, 1996.

TEDESCO, S.; LIBERMAN, F. "O que fazemos quando falamos em vulnerabilidade?" *Revista O Mundo da Saúde*, v. 32, n. 4, São Paulo, 2008.

UNIFESP. *Projeto político-pedagógico. Pró-Reitoria de Graduação*. São Paulo: Unifesp, 2006.

6 Planos grupais e experiência estética: friccionando ideias, emoções e conceitos

Flavia Liberman
Viviane Maximino

> *As oposições entre mente e corpo, alma e matéria,*
> *espírito e carne, originam-se todas, fundamentalmente,*
> *no medo do que a vida pode trazer.*
> (Dewey, 2010, p. 89)

AS PALAVRAS FALTAM, EBULIÇÃO. Como expressar em um texto escrito aquilo que é movimento e experiência?

Olho para o alto, a nuvem escura prenuncia mais uma tarde de chuva forte. Os alunos perguntam-me, assustados: "Vamos assim mesmo, professora?" Depois de muita insistência, conseguimos uma van, em vez do ônibus, para circularmos pelas ruas estreitas da região noroeste de Santos. Mais uma quarta-feira de chuva, e isso significa risco de alagamento e problemas para a realização do trabalho.

Também foi isso que enfrentamos na realização de uma das nossas atividades de ensino. Trata-se de ir a campo com estudantes[1] para exercitar o cuidado. Nesse caso, nossa proposta é acompanhar mulheres que vivem na região noroeste da cidade de Santos por meio de diversos arranjos. Nessa atividade estão arti-

---

1. O projeto político-pedagógico da Universidade Federal de São Paulo, Baixada Santista, indica a educação interprofissional e o aprendizado em cenários reais como estratégias na formação de profissionais de saúde. No eixo comum Trabalho em Saúde, os estudantes dos vários cursos desenvolvem atividades em regiões de maior vulnerabilidade social acompanhados de professores. Para saber mais, veja Capozzolo A., Casetto S., Henz, A. (orgs.), *Clínica comum, itinerários de uma formação em saúde*, São Paulo, Hucitec, 2013.

culados diversos planos grupais: docentes que pertencem à mesma universidade e, apesar das suas origens muito distintas – profissões, trajetórias, interesses, concepções teóricas etc. –, trabalham juntos em determinado módulo de ensino e território geográfico; um segundo plano, constituído por alunos dos vários cursos de graduação que, apesar de estarem familiarizados com a educação interprofissional, a princípio não constituem uma equipe de trabalho; um terceiro plano, formado por profissionais dos diversos serviços nos quais a universidade atua, tendo cada um destes dinâmicas próprias, mais ou menos conhecidas; e por fim, a população-alvo, à qual se destina o trabalho.

Solange, uma das participantes do Grupo de Mulheres, começa explicando a importância daqueles encontros. Diz também que espera que os alunos que estão iniciando o módulo sejam tão atentos quanto os anteriores, que aprendam com as histórias das mulheres. Fala da dificuldade de ligar-se e despedir-se, mas recebe-os com generosidade, evidenciando determinado momento do grupo. Um momento em que o grupo, um pouco mais constituído, pode acolher as idas e vindas? Ou em que ela veterana da proposta, iniciada em 2009, já conhece a dinâmica de funcionamento e auxilia nas passagens entre os estudantes que terminam um semestre e outros que estão chegando?

Esses planos grupais, que se interconectam e se configuram permanentemente, forjam lugares de existência, oferecendo continência a certa circulação de seus participantes, tanto das mulheres quanto dos estudantes. A cada encontro, essa situação, garantida pela presença guardiã do coordenador, pelo desejo de continuidade e por balizas espaçotemporais, tem de ser renovada por meio das perguntas sobre os faltantes, da concretude das realizações, dos trabalhos conjuntos, das memórias. Esse é o processo de constituição permanente de um grupo em que a cada vez as pessoas se apresentam a si mesmas, aos outros e pelos outros. As marcas presentes nos participantes convidam ao movimento, ao prosseguir.

Um trabalho artesanal, segundo a professora. Aqui se aprendem perseverança, paciência, atenção ao pequeno. Aqui se faz um trabalho corpo a corpo. O sentido do corpo também é literal. O sol é forte, o trajeto depois do almoço sacudindo na van afeta os corpos. A paisagem da região já nos força um deslocamento das salas de aula para a rua, para outra realidade. A supervisão e a orientação, que são parte do trabalho do grupo, já vão acontecendo no trajeto, incluindo o motorista, que, a nosso ver, também compõe a equipe, pois compartilha da *colheita*, buscando as participantes do grupo que têm dificuldades de acessar a proposta. As dificuldades de acesso não dizem respeito apenas às barreiras arquitetônicas ou a restrições de mobilidade ou de ordem emocional. Esses diversos fatores, além de condições socioeconômicas precárias, entre outros, produzem isolamento e diminuição do pulso vital (Keleman, 1992[2]). Ampliar o acesso é um dos objetivos principais do nosso trabalho, porém não se trata apenas do acesso concreto das pessoas à sua mobilidade espacial nem de disponibilizar ofertas, mas também de promover possibilidades para os encontros consigo mesmo, com as pessoas e com as coisas[3]. Acessibilidade, além de ser um direito, é principalmente aquilo que pode possibilitar que algo aconteça.

Eunice teve um AVC e anda com bengalas. Solange tem artrose. Vera esteve internada em um hospital psiquiátrico, mora longe e ainda precisa de estímulo para sair de casa. Maria aproveita que a vizinha está indo ao grupo e entra na van também,

---

2. No livro *Anatomia emocional* (1992), Keleman pensa o corpo como "sede de toda a experiência e a (trans)formação do organismo como uma estratégia da pulsação vital em face à existência" (p. 10). Para Favre, esse autor compreende o organismo não com base nos órgãos, o que seria restringir a compreensão sobre os processos pelos quais acontece uma existência em particular, mas como um meio que constrói forma permanentemente na manutenção de um pulso vital, sendo saúde, para ele, a manutenção desse pulso.

3. Estamos chamando de *coisas* os objetos, os materiais, as propostas, as atividades, os diversos mundos possíveis e virtuais.

dizendo: "Estou cansada de ficar sentada em casa". Estas duas ainda convidam uma terceira, muito deprimida com a perda de dois filhos jovens na violência do bairro.

Em algumas situações, o movimento se inverte: são alguns alunos que descem da van e acompanham as mulheres em suas casas quando estas, por algum motivo, não vão ao grupo.

Isso denuncia uma intenção que também faz parte do aprendizado: desenvolver um estado de presença e prontidão para adaptar-se rapidamente às novas situações, reorganizando a distribuição das tarefas pela leitura que se faz do momento. Prontidão e presença para mergulhar no acontecimento ao mesmo tempo que se situa na borda, observando, sentindo, pensando e tomando decisões. Aprendizagem de raciocínio e flexibilidade útil em qualquer trabalho de equipe não burocratizado.

Esse posicionamento atento e aberto (Kastrup, 2007)[4], cujo funcionamento não está relacionado a uma política cognitiva de atenção voltada à simples seleção de informações, mas à detecção de signos e forças circulantes, ou seja, de pontas de um processo em curso, ou ainda, como nos diz Deleuze (2006), por meio da ideia de uma atenção à espreita, foi possível, por exemplo, para a aluna do curso de fisioterapia providenciar, no laboratório da universidade, o empréstimo semanal de um degrau para que Maria pudesse subir e descer da van com mais independência. Nota-se que a mobilização do que poderia ser considerado um procedimento ou uma preocupação específica da profissão aqui parece ter sido ativada não por um protocolo,

---

4. No artigo "O funcionamento da atenção no trabalho do cartógrafo", Kastrup (2007), tomando a cartografia como um método proposto por G. Deleuze e F. Guattari que vem sendo utilizado em pesquisas de campo voltadas para o estudo da subjetividade, aborda o problema do funcionamento da atenção. Baseia-se nos conceitos de atenção flutuante de S. Freud, de reconhecimento atento de H. Bergson e nas contribuições da vertente fenomenológica das ciências cognitivas contemporâneas. A atenção cartográfica é definida como concentrada e aberta, caracterizando-se por quatro variedades: o rastreio, o toque, o pouso e o reconhecimento atento.

mas pela percepção das necessidades nesse projeto, sendo uma delas ir ao grupo.

O Grupo das Mulheres inicia-se muito antes do encontro formal na ONG Arte no Dique[5] que o recebe. No encontro do grupo de alunos e da docente com cada mulher que entra na van, busca-se instaurar um clima curioso e receptivo.

Cada dia é imprevisível. Já houve situações inusitadas. Ante a recusa inicial de dona Coralia para ir ao grupo no Dique, dois alunos ficam em sua casa. Ao longo da conversa, testemunham um movimento de mudança de roupas e maquiagem acompanhado de um alegrar-se. Um pequeno grupo estava acontecendo ali também.

Portanto, em nosso trabalho com grupos há um transbordamento espaçotemporal. Antes de ir a campo, há contatos telefônicos. Na van, vamos atualizando as notícias de cada uma. Elas já são uma presença viva em nós, há uma aposta no encontro. O desejo do coordenador de que o grupo vingue contagia o entorno, favorecendo a concretização do projeto. Isso se expressa na organização do ambiente, na disposição das cadeiras na sala, nas atividades, no contato com os outros profissionais do serviço etc. Tal atitude difere da ideia de que o grupo acontece apenas quando a porta se fecha, com existência separada dos atravessamentos do mundo. Também difere da conduta daqueles profissionais que só reconhecem os participantes do grupo naquela situação específica, ignorando-os quando estão "fora do enquadre".

---

5. O Instituto Arte no Dique, organização não governamental que desenvolve um trabalho sociocultural com a população do dique na zona noroeste de Santos, numa das regiões com maiores índices de vulnerabilidade social da cidade, tem como proposta a realização de ações, oficinas e cursos profissionalizantes, regidos pelos princípios da inclusão social, pesquisa e valorização da cultura local, aquisição de conhecimentos específicos do mundo da arte e cultura, que possibilitam a ampliação do universo cultural e a descoberta de talentos, saberes e habilidades, abrindo perspectivas de sonhar e transformar projetos de vida na direção de um futuro promissor em contraponto à realidade vivida com altos índices de miséria, evasão escolar, desemprego, criminalidade, drogas e violência. Para mais informações acesse o site www.artenodique.org.br.

A partir das supervisões e atitudes da professora, que está presente no trabalho, vai se configurando uma dinâmica de funcionamento entre os alunos que aos poucos vão compreendendo-o. As balizas propostas que os orientam são: o interesse pelo outro; a presença na situação; o corresponsabilizar-se pelo andamento da atividade e pela lida com os problemas; o desenvolvimento da colaboração. Além disso, considerando que há um foco voltado à formação, exercitam-se a observação, o estudo, a descrição e a análise do processo, que são imprescindíveis.

As mulheres que acompanhamos trazem para os encontros suas histórias, desejos, questões, dificuldades e, com frequência, a necessidade de ter referências individuais. Os alunos, então, precisam sustentar essa aproximação, que pode ser penosa, pois, muitas vezes, não responde às expectativas. Por exemplo, a situação de silêncio da mulher que havia perdido os filhos exigiu que a aluna reconhecesse que um encontro pode acontecer apenas com a presença, sem palavras. Esse exercício desloca certa formação onde há o predomínio da linguagem verbal para coletar informações, identificar diagnósticos, passar prescrições, educar etc.

Apesar da intensidade vivida nesses momentos individuais, é necessário não se esquecer do grupo, exercitando esse olhar que apreende o conjunto. Nas propostas que envolvem a todos, tais como massagens umas nas outras, lanche comunitário, socialização de temas, organização espacial em forma de roda etc., a postura da coordenação aponta no sentido de estarem todos ali.

Estar em grupo amplia a chance de acionar nos participantes o que Dewey (2010) chama de experiência estética. "A experiência estética emerge na vida cotidiana, mas ela se define, entretanto, como uma experiência especial que faz com que a vida não se apresente como uma corrente homogênea e uniforme de fatos banais" (Kastrup, 2010, p. 39). A experiência estética tem algumas qualidades: é marcante; não se dissipa nem é facilmente esquecida; possui unidade, sendo suas partes constituintes reunidas sem emendas ou vazios; e, além disso, inclui de modo indistinto a dimensão emocional, prática e intelectual que só *a posteriori* pode ser separada. A emoção é uma qualidade da experiência, e a experiência estética é emocional. Outra característica importante é que meios e fins se coadunam, isto é, não estão dissociados (Dewey, 2010, p. 355), trazendo aqui a dimensão do processo como fundamental para o acontecimento da experiência.

O trabalho no Grupo de Mulheres busca proporcionar aos participantes possibilidades de experiências estéticas, apostando que estas podem colocar a pessoa em movimento, desencadeando processos de criação, engendrando novos territórios existenciais e reinventando vidas. Os participantes são catalisadores e também testemunhas das experiências vividas. Quando Eunice canta e dá risada, ela não é mais uma mulher que teve um AVC.

O que te alegra[6]? A busca pela alegria, mesmo em fiapos, foi trazendo não só cenas e alegrias vividas no passado ou presente, mas também desejos de alegria, como possibilidade e virtualidade. A vida mais viva mobiliza afetos em si e nos outros – Eunice lembra-se do neto. Seguimos dando materialidade às ideias: Vera mostra seus panos de prato com um discurso animado, a aluna traz uma caixa de origamis e surge a vontade de ir ao horto.

Busca-se criar um território propício à surpresa, ao acolhimento do inesperado e ao acionamento de movimentos inventivos (Kastrup, 2010). No entanto, "a experiência estética não é aquela meramente divertida ou que gera entretenimento, mas sim aquela que é marcada por sensações intensas" (Kastrup, *ibidem*, p. 40), por vezes trazendo sofrimento.

---

6. Alegria, no sentido indicado por Espinosa, está relacionada ao aumento de potência, isto é, aumento de nossa força interna e capacidade para agir, aumento de pensamento e de ação. A alegria é caminho de autonomia individual e política. O oposto disso é a tristeza quando percebemos a diminuição de nossa realidade, de nossa capacidade para agir, o aumento de nossa impotência e a perda da autonomia. A tristeza é o caminho de servidão individual e política, sendo suas formas mais costumeiras o ódio e o medo recíprocos (Chaui, sobre a ética de Espinosa).

A proposta, feita em parceria com o oficineiro músico Daniel, era que cada mulher trouxesse uma música marcante de sua vida. A música de Solange trouxe uma lembrança forte de saudades de sua mãe, trouxe a infância no Nordeste, a sua vida lá. Em um momento muito bonito, Daniel traz também histórias com sua mãe e sua infância em um aglomerado de cenas, fragmentos e emoções.

Lembrando Keleman (1992), por vezes, a intensidade pode ser excessiva para aquele corpo e produzir, em vez de um estado de experiência, o que eles chamam de reflexo do susto, o que faz que o sujeito se afaste do mundo e de si. Afirma-se assim a necessidade de certa dosagem ou, como diz Deleuze, certa prudência na direção daquilo que pode ser assimilável. A percepção sutil dos processos, o cuidado e o modo como se traz a proposta, a construção de um ambiente confiável e um respeito pelo tempo formativo favorecem que a experiência seja incorporada e atualizada para novas e outras situações, ampliando a acessibilidade à experiência estética.

O que mais ajuda a acessar a experiência estética? O cultivar-se para ela. Citando uma entrevista de Deleuze, Kastrup (2010) diz que ele não acredita na cultura em si, mas nos encontros, não só com pessoas, mas, sobretudo, com as coisas. Deleuze não procura os espaços de arte e produção cultural para ter mais cultura, mas para cultivar-se. Portanto, cultivar pode ser compreendido como a abertura aos encontros, como um exercício de atenção à espreita das possibilidades de encontro. "[...] ir em busca de encontros, experiência e aprendizagem e não de informação ou de um saber pronto para ser absorvido ou consumido" (Kastrup, *ibidem*, p. 39). Portanto, não basta estar em um equipamento de cultura para favorecer a acessibilidade estética. Circular por um chamado espaço de cultura não garante nem a acessibilidade nem a experiência estética. No entanto, estar na ONG Arte no Dique propicia o uso de práticas artísticas. A arte, assim como o lúdico, por suas características de invenção, não produtivismo, não mecanização e integração do processo ao produto, favorece as experiências estéticas. É fruição, aproveitamento e consumação em si mesma.

"A experiência, na medida em que *é* experiência, consiste na acentuação da vitalidade [...], uma troca ativa e alerta com o mundo; que em seu auge significa uma interpenetração completa entre o eu e o mundo, os objetos e acontecimentos" (Dewey, 2010, p. 83).

Rose trouxe a música "[...] *por isso uma força me leva a cantar, por isso essa força estranha no ar...*" Foi um momento sublime, em que ela cantava com voz forte. Sentimos que a experiência estava completa. Com sua música, Rose não só trouxe uma lembrança, mas produziu um novo acontecimento no presente, pois suscitou e viveu uma nova experiência.

Tomando essa cena, podemos dizer que a atividade artística que gera uma experiência estética não se define por produzir objetos decorativos nem por introduzir no cotidiano um traço especial de beleza. Como nos indica Dewey (*ibidem*, p. 117), os inimigos do estético são:

a monotonia, a desatenção para com as pendências, a submissão às convenções na prática e no procedimento intelectual. Abstinência rigorosa, submissão coagida e estreiteza por um lado, desperdício, incoerência e complacência displicente por outro, são desvios em direção oposta da unidade de uma experiência.

Em outras palavras, a burocratização da vida, o automatismo, o *empurrar com a barriga* ou *fazer de qualquer jeito*.

A atividade artística está associada também à criação de desejo. Se a arte é a realização de um desejo, trata-se de um desejo intensificado pelo próprio ato artístico e não dado por antecipação. Em oposição aos processos mecânicos, a arte desenrola-se de maneira inusitada e "[...] o suspense, na arte, é um apetite que aumenta a partir daquilo com que é alimentado" (Kaplan, *apud* Dewey, *ibidem*, p. 28).

No grupo fazemos um convite ao olhar-se, conhecer-se, reinventar-se. Na experiência estética, a sensação de sentir-se inteiro deixa uma marca indelével. Sentir-se e ser uma pessoa inteira sem as pernas, como Stephanie no filme *Ferrugem e ossos* ao lançar-se ao mar[7]. Quando Eunice pode dizer "Eu me alegro", ela toma para si sua própria vida.

Além dos alunos, da docente coordenadora e das mulheres participantes, há o deslocamento provocado pelo fato de o grupo acontecer em um espaço de arte e cultura que acolhe esse trabalho. Como vimos, o Arte no Dique atendia crianças e adolescentes, mas, com a nossa presença, passa a incorporar essa outra população por meio do trabalho conjunto com os oficineiros e profissionais da ONG e da circulação desses novos atores naquele ambiente onde predominam os projetos com arte. Desse encontro surgiram diversas ideias como, por exemplo, a confecção de uma pasta-arquivo usando vários materiais, fotografias do trabalho, que compõem o site da ONG e poderá vir a ser uma exposição, a criação de um prontuário-portfólio, em dinâmicas de maior ou menor aproximação entre universidade e serviço e entre as pessoas. Esse cenário também é propício à proposta do grupo porque tira de foco a doença, problematizando o próprio conceito de saúde.

O Arte no Dique está localizado em uma construção bonita, ancorada praticamente em cima de um lixão, o que, além de criar um estranhamento, revela a proposta de acessibilidade estética que estamos discutindo aqui. A arquitetura, com muitas janelas, transparências e aberturas, parece nos falar da receptividade, da porosidade e da confiança que a ONG quer estabelecer com o entorno.

A receptividade ativa do grupo permite e aproveita essas influências, com as quais os alunos têm de contracenar. Também

---

7. *Ferrugem e ossos* (*De rouille et d'os*) é um filme franco-belga de 2012, dirigido por Jacques Audiard e estrelado por Marion Cotillard e Matthias Schoenaerts.

GRUPOS E TERAPIA OCUPACIONAL:
FORMAÇÃO, PESQUISA E AÇÕES

nosso trabalho faz acontecer uma aproximação de usuárias do NAPs da região na ONG, dando origem inclusive a um novo trabalho: um grupo de artesanato que já se desdobrou em um espaço de geração de renda.

Ocorre outra articulação entre essas propostas e as atividades de alunos que estão realizando visitas domiciliares em unidades de saúde da família da região, sob orientação de outros docentes da universidade. Nessas visitas, entre outras coisas, identificamos mulheres que poderiam aproveitar o grupo, ampliando sua rede de circulação e cuidado. Fabiana é um caso exemplar de um caminho percorrido entre o atendimento domiciliar, que durou cerca de um ano e meio, com acompanhamento de diversos alunos, e a participação efetiva nesse grupo. Nesse caso, os alunos que a atendiam no Programa de Saúde da Família fizeram a ponte, com base no entendimento de que as experiências no grupo poderiam significar para ela uma ampliação de seu território existencial. Nossa aposta na potência do dispositivo grupal gerou investimento dos estudantes e professores para a efetivação dessa estratégia clínica. Motivar Fabiana, acompanhá-la até o local onde o grupo estava sendo realizado, apresentá-la e orientar os alunos de sua equipe sobre a participação do trabalho foram procedimentos importantes nessa situação. De um estado de isolamento a um contato mais íntimo com alguns alunos, Fabiana, apropriada do espaço, apresenta o Dique a outros candidatos e hoje participa ativamente das redes sociais, ajudando inclusive a organizar um passeio ao horto florestal.

Essa circulação de estudantes e professores favorece a criação de equipes que se recombinam segundo as necessidades dos sujeitos e dos projetos que estão sendo desenvolvidos, criando redes que buscam resistir à burocracia e ao instituído. As equipes acompanham e fazem acontecer movimentos, vivendo também experiências estéticas. Isso tem que ver com uma atitude de responsabilidade e cuidado com cada processo em particular, a partir de suas demandas. Não há uma estratégia única nem uma mais importante que outra. O que interessa é criar diversos pontos do território possam dar passagem aos encontros, criando redes vivas que respondam com habilidade às questões que se apresentam.

Inventam-se composições em arranjos variados: Eunice, por exemplo, era atendida individualmente por alunos vinculados ao PSF, ao mesmo tempo que outro subgrupo de alunos atendia Irene. Moravam próximas, mas não se conheciam. Ambas ficavam muito tempo sozinhas e, por terem sequelas de AVC, apresentavam dificuldades no cotidiano. O primeiro movimento foi a aproximação das duas por meio dos alunos que compunham uma equipe de trabalho. Aconteceu no pátio de um dos prédios enquanto Eunice fumava um cigarro e Irene explicava como lavar o cabelo para que ele ficasse brilhante. A partir do interesse produzido nelas a respeito do Grupo de Mulheres, foram acionados alunos da equipe da ONG para tecer essa conexão. Participaram juntas do grupo por um período; porém, depois Irene mudou de cidade e Eunice, devido a complicações de saúde, passou a ter atendimentos individuais novamente.

Uma das dificuldades identificadas nesse modo de operar é a necessidade de trabalhar com um número ampliado de profissionais, que só é possível na articulação em rede, construída no diálogo permanente entre todos os envolvidos em cada caso. Essa condição é problemática, uma vez que somos tomados pelas urgências produtivistas tanto na universidade quanto nos serviços.

O grupo de docentes que participa do módulo também precisa se constituir na medida em que há uma tarefa em comum: a formação desses alunos pautada na educação interprofissional e nas práticas em cenários reais. Participam desse módulo cerca de 20 docentes vindos dos cinco cursos. Temos um mesmo plano de ensino que organiza nosso cronograma, instrumentos de registro e parâmetros de avaliação, sem, contudo, normatizar as ações. A heterogeneidade dos docentes, dos contextos, das populações, dos serviços e territórios cria inúmeras experiências, que, quando compartilhadas, enriquecem a formação (Capozzolo, Casetto e Henz, 2013). Por outro lado, essa situação bastante diversificada produz também momentos de desassossego, tirando-nos das certezas e exigindo pausas e companhia.

A escrita deste texto foi uma experiência estética a partir do friccionar de ideias, emoções e conceitos. O desejo de viver um processo criativo por meio do pensamento, do diálogo, da discussão e da escrita conjunta produziu um campo problemático ao qual procuramos dar visibilidade. Afirmamos, ainda, a importância da acessibilidade estética; a potência e as questões que envolvem as práticas artísticas e os processos e procedimentos para o estar em grupo; a articulação entre ensino e intervenção e certos modos de fazer que temos inventado em nosso cotidiano.

REFERÊNCIAS BIBLIOGRÁFICAS

CAPOZZOLO, A.; CASETTO, S.; HENZ, A. (orgs.). *Clínica comum – Itinerários de uma formação em saúde*. São Paulo: Hucitec, 2013.

CHAUI, M. *Paixão e liberdade em Espinosa*. Disponível em: <http://www.armazemmemoria.com.br/psicodramadacidade/00ArmazemMemoria/Tema/01itemA.html>. Acesso em: 6 set. 2013.

DELEUZE, G. *O abecedário de Gilles Deleuze*. Disponível em: <http://stoa.usp.br/prodsubjeduc/files/262/1015/Abecedario+G.+Deleuze.pdf>. Acesso em: 6 set. 2013.

DEWEY, J. *A arte como experiência*. Coleção Todas as Artes. São Paulo: Martins Fontes, 2010.

INSTITUTO ARTE NO DIQUE. *Instituto*. Disponível em: <http://www.arte-nodique.org.br/instituto.php>. Acesso em: 6 set. 2013.

KASTRUP, V. "O funcionamento da atenção no trabalho do cartógrafo". *Psicologia & Sociedade*, v. 19, n. 1, jan.-abr. 2007, p. 15-22.

_____. "Experiência estética para uma aprendizagem inventiva: notas sobre acessibilidade de pessoas cegas a museus". *Informática na educação: teoria e prática*, v. 13, n. 2, Porto Alegre, jul.-dez. 2010, p. 38-45.

KELEMAN, S. *Anatomia emocional*. São Paulo: Summus, 1992.

7 Convivência,trabalho em grupo, formatividade e práticas territoriais na interface arte-saúde-cultura

Eliane Dias de Castro
Leonardo José Costa de Lima
Gisela Maria de S. Nigro

ENCONTROS, AÇÕES E PLANOS DA EXPERIÊNCIA

No encontro de terapeutas ocupacionais produziu-se uma tessitura complexa de práticas na atenção clínica e formação profissional que interferiu na organização de equipamentos da esfera pública do território da Lapa, bairro da região oeste da cidade de São Paulo. Essa região tem aproximadamente 190 mil habitantes e constitui-se de um território extenso e heterogêneo do ponto de vista populacional, cultural, socioeconômico e de rede de serviços de saúde, de assistência social e cultural. Apresentou-se a esse grupo a necessidade de ampliar estratégias para enfrentar a complexidade da constituição de projetos terapêuticos singulares pautados na vida comunitária e na construção da cidadania. As características do bairro facilitam a chegada aos equipamentos ali localizados e favorecem a circulação de pessoas, porém dificultam relações cotidianas baseadas na convivência e nos vínculos com o bairro e seus habitantes.

A Rede de Atenção Psicossocial (Raps) desse território compõe-se de três Unidades de Atenção Básica de Saúde, três Unidades com Estratégia de Saúde da Família, o Centro de Convivência e Cooperativa Bacuri, equipes do Núcleo de Apoio à Saúde da Família (Nasf), o Serviço Residencial Terapêutico

Lapa (SRT) e o Pronto-Socorro da Lapa, como suporte de urgências e emergências. Nas intervenções de saúde mental à população em situação de rua, a equipe do Caps Lapa desenvolve parcerias intersetoriais, integradas com equipamentos da região como o Serviço de Proteção de Rua – Albergue Zancone, o Centro de Referência de Assistência Social (Cras) e o Consultório na Rua.

Com base inicial nessa estrutura de serviços, esse grupo de terapeutas ocupacionais articula os equipamentos para favorecer a convivência de grupos, compostos por pessoas com diversas idades, quadros clínicos e situações de vida cotidiana variadas. Para tanto, utiliza-se de experiências artísticas e culturais realizadas em espaços públicos de saúde, educação e cultura da região. Esse trabalho está marcado pela sustentação de reuniões entre os profissionais, os estudantes e a comunidade local, numa articulação híbrida para gestar projetos de intervenção que potencializem a participação da população.

Do desenho dessa experiência emergem observações, vivências e reflexões críticas sobre práticas terapêuticas ocupacionais e ações interdisciplinares realizadas entre o Programa Composições Artísticas e Terapia Ocupacional da USP (Pacto) e o Centro de Atenção Psicossocial Adulto Lapa (Caps Lapa), que iniciaram em 2005 e estenderam-se ininterruptamente até abril de 2014. As práticas grupais alinhavaram as diferentes modalidades de intervenção realizadas nessa cooperação e estiveram presentes nas propostas de acolhimento da população em situação de vulnerabilidade, na formação teórica e prática de estudantes, nos encontros de planejamento e avaliação e nos debates e reflexões que surgem nessa parceria.

As ações conjuntas ocorreram, num primeiro momento, nos equipamentos de saúde e, à medida que as demandas agitavam a necessidade de novas propostas, contatávamos outros locais públicos de cultura presentes nesse território, com possibilidades de tecer parcerias.

Para o projeto do Caps-Lapa, as ações realizadas tinham a necessidade da criação de um espaço fértil para a produção de subjetividade e estavam implicadas com temas de cidadania e apropriação do território por seus moradores e profissionais de saúde. Os projetos e as ações conjuntas surgiram para criar estratégias para a construção e integração da rede de serviços públicos: universidade e serviço de saúde, em ações no território articuladas na interface dos campos da arte, saúde e cultura, possibilitando reinventar e sustentar acontecimentos que ampliam os laços sociais e potencializam projetos pessoais e comunitários.

Para a equipe do Pacto, na formação dos estudantes, a participação em projetos desenvolvidos nos serviços e equipamentos de saúde e de cultura aprofunda a compreensão da importância de práticas na interface arte-saúde para o atendimento de populações em vulnerabilidade social. Essa participação pressupõe o delineamento de dispositivos clínico-artístico-culturais que se constroem no enfrentamento de questões decorrentes dos entrecruzamentos entre população atendida, estudantes, docentes, técnicos e ações no território.

No campo de ensino, o que se busca é uma possibilidade de construção de conhecimento na formação em terapia ocupacional, considerando conjuntamente com o cuidado a população, as temáticas a ele relacionadas e o tangenciamento com outros campos de intervenção. Esse é um importante desafio para a área da terapia ocupacional na contemporaneidade, pois, na construção cotidiana das relações sociais e profissionais, os terapeutas ocupacionais são convocados a atuar num exercício transdisciplinar que aproxima zonas de conhecimento. Conhecer é um ato de engendramento do próprio conhecimento e do mundo que produz sua necessidade (Castro *et al.*, 2009).

Muitas experiências desdobraram-se nessa parceria e enfatizaram a necessidade de variações nos modos de trabalhar e produzir saúde, com proliferação das formas de se relacionar, compor-se e movimentar-se no território. A parceria universidade-serviço, o grupo de profissionais e estudantes e a população nela envolvida foram aos poucos agenciando forças criativas e políticas diante do cenário árido de recursos públicos que são destinados ao atendimento integral da população nessa região.

CONVIVÊNCIA, SIMPATIA, CUIDADO E PRODUÇÃO DE SAÚDE

O PONTO INICIAL DESSA parceria foram os grupos de atenção realizados no encontro arte-saúde-cultura desenvolvidos no Caps-Lapa, com a coordenação dos terapeutas ocupacionais e a participação de estagiários do Pacto. O grupo **Terapia Ocupacional e Artes** caracterizou-se como um projeto terapêutico composto por ateliês de desenho e pintura, com leitura e releitura dos trabalhos artísticos, construção de exposições coletivas, passeios culturais e eventos, estimulando a participação ativa da população atendida. Os projetos com atividades artísticas mostraram-se facilitadores de novas significações das vidas dos sujeitos e imprimiram nas experiências a experimentação estética e a criação plástica. Como importante desdobramento de projetos com essas características, aponta-se uma maior frequência dos participantes nos espaços de cultura e nas atividades socioculturais da cidade, estabelecendo diálogos e trocas entre suas experiências e as possibilidades culturais que os cercam (Lima, 2009). Acessar a cultura implica estar incluído e compartilhar valores culturais.

Ao tecermos reflexões conjuntas no acompanhamento dos estágios realizados pelo Pacto no Caps-Lapa, surgiram possibilidades de ações que demarcaram outras necessidades da população atendida e ampliaram as modalidades de intervenção, orientadas por uma construção da participação social no território da Lapa.

A experiência "Sexta-feira com seu vizinho" foi um desdobramento das ações do Caps-Lapa com outros equipamentos de saúde da região que amplia as conexões e os percursos de uma intervenção no cotidiano das pessoas atendidas no bairro e mantém relações processuais de convivência comunitária. Ao se referirem aos resultados nesse modo de intervenção, Joanon *et al.* (2011) relatam que, para além das dificuldades de adesão, os encontros quinzenais permitiram a expressão de sentimentos, o compartilhamento e o reconhecimento de experiências vividas coletivamente, a circulação pelo bairro, a apropriação de locais oferecidos na comunidade e a possibilidade de trocas sociais e culturais por meio da produção artística.

A realização desse projeto destacou a importância do trabalho interprofissional e interinstitucional em que atuaram em conjunto os equipamentos da saúde do território na perspectiva da Estratégia da Saúde da Família (ESF). Realizar os grupos na sede da Associação de Bairro dos Amigos da Vila dos Remédios – a "Sedinha" – deu um novo sentido de utilidade a esse local, tornando-o um espaço possível de convivência na comunidade. Para Saraceno (*apud* Joanon *et al.*, 2011, p. 7), são os recursos escondidos na comunidade, altamente potentes para produzir agenciamentos que conectem as pessoas com as diversas redes sociais. Para adensar e ampliar as possibilidades de experiências sociais e culturais da população, a produção conjunta da parceria Pacto/USP e Caps-Lapa realizou um deslocamento da intervenção em direção aos equipamentos de cultura. Nesse tensionamento das práticas, constelaram-se projetos que demandaram conhecimentos e habilidades múltiplos, com ações compostas por traços do campo das artes, da terapia ocupacional, da educação e da saúde, fortalecendo assim a produção de estratégias de ampliação da inscrição sociocultural da população atendida.

O projeto "Consciência corporal, danças e movimento como potencializadores do bem viver", realizado no período de março de 2011 a junho de 2012, foi a primeira ação dessa parceria interinstitucional e do Tendal da Lapa. Esse projeto teve ênfase nos

GRUPOS E TERAPIA OCUPACIONAL:
FORMAÇÃO, PESQUISA E AÇÕES

eixos: inclusão social, construção da qualidade de vida; consciência e autonomia corporal, entendidas como a capacidade de o participante encontrar formas de se autoconhecer e gerir sua vida de acordo com suas possibilidades; e a cidadania como norteadora de ações públicas, interdisciplinares, desenvolvidas em equipamentos sociais. Favoreceu-se a construção de um processo de atividades corporais grupais, tais como expressão corporal, observação e consciência corporal, danças (expressivas, dançaterapia e danças circulares) e atividades lúdicas, que potencializaram o (re)conhecimento de recursos pessoais para estar em contato com o corpo e desenvolver possibilidades de ser e estar em grupo.

Também no Tendal da Lapa, outras experimentações se constelaram. O grupo **Acordar-se** foi criado por estudantes de terapia ocupacional e artes cênicas, constituindo-se como um dispositivo grupal com experimentações corporais, cênicas e de expressão plástica, realizadas em oficinas com a coordenação e gestão de estudantes e a participação pontual de terapeutas ocupacionais, artistas e educadores. A confluência dessas duas áreas de conhecimento operando no projeto desenvolvido favorece a construção da participação social, com a emergência de novas sociabilidades e da cidadania cultural. Ao atender pessoas em vulnerabilidade social advindas dos equipamentos parceiros, em especial aquelas com sofrimento psíquico, exigiu-se uma elaboração da intervenção, com cuidados singularizados à participação dessa população.

As oficinas ampliam a potência da intervenção com apreciações teatrais e parcerias com outras redes que fortalecem a pesquisa artística em outros cenários culturais. São objetivos desse projeto: desenvolver ação interdisciplinar na formação dos estudantes, com ênfase na autogestão; construir a cidadania cultural; criar oportunidade de contato e aproximação com as artes cênicas e artes do corpo para populações em situação de vulnerabilidade social; efetuar a potência de propostas que surgem no encontro arte-saúde-cultura; e proporcionar acesso à produção artístico-cultural com expressão, criação e inovação para estudantes, profissionais e a população envolvida.

Estendendo-se por mais um equipamento cultural do território, o **Grupo de Dança**, iniciado a partir do Grupo de Movimento do Caps-Lapa, passou a ser realizado no Centro de Convívio e Memória da Lapa e constituiu-se como um trabalho de mobilização corporal por meio da prática da dança, com o desenvolvimento da metodologia de Rudolf Laban. Nessa proposta, as relações do grupo, que ocupava um centro de cultura da região, tornaram-se mais cooperativas, no sentido de expressar maior autonomia e colaboração para as caminhadas realizadas do Caps-Lapa até o Centro de Convívio e Memória, para a organização do espaço e para a interação com os funcionários e usuários do local.

Em uma linguagem simples e direta, foram propostos exercícios estimuladores da consciência corporal, de complexidade progressiva e variada. Essa experiência também sinaliza que os recursos das artes do corpo podem proporcionar experimentações e processos de criação nos quais se compartilham subjetividades e se vivenciam estados mentais, corporais e percepções do ambiente que podem alimentar ações transformadoras de rotinas, participações ativas no processo sociocultural e interações do grupo com os espaços urbanos. A experimentação desses recursos promove a abertura de canais criativos, que podem se ampliar para além do universo da arte e se estender aos acontecimentos cotidianos, enriquecendo-os (Oliveira, 2013).

No Centro de Convívio e Memória da Lapa também foram realizadas as práticas corporais de **Caminhada e Lian Gong**, sustentadas ao longo do tempo e com continência dos profissionais do Caps-Lapa. Esses momentos foram pensados como facilitadores de encontros e trocas sociais e culturais com a comunidade, como espaço de vida comunitária e revelador do potencial participativo dos sujeitos e de relações significativas entre o grupo e o seu potencial social. Possibilitaram, a cada participante, expressar-se de forma singular na maneira de se movimentar, de se vestir, de ser criativo, em ressonância com a concepção de Safra (2004) sobre o ser criativo, em que o ser humano acontece pelo gesto, pela experiência de liberdade posicionada entre o ser e o não ser, alcançando a possibilidade de ser o que é na hospitalidade ofertada ao singular de si mesmo pelos outros homens.

Outra experiência mais recente é o projeto "Território Cultural", que foi realizado com os estagiários do Pacto, para favorecer a experiência cultural desinstitucionalizada e construída segundo o interesse dos participantes em habitar os territórios da cidade. A circulação no território foi orientada pelos interesses culturais, tendo como objetivo do grupo explorar e experimentar espaços da cidade, ampliando possibilidades de circulação e convivência dos participantes, conhecimento dos equipamentos e dispositivos de cultura disponíveis.

Em seu processo operacional, permitiu que todos os participantes opinassem com seus desejos na escolha das atividades e lugares a ser visitados, negociados e decididos coletivamente. O caminhar e os transportes públicos coletivos foram priorizados nos passeios para que os trajetos fossem compartilhados e surgisse daí uma possibilidade de os participantes passar a frequentar sozinhos ou em companhia de pessoas de seus círculos relacionais esses espaços culturais.

Todas as experiências grupais aqui constituídas favoreceram e afirmaram uma vinculação conectiva e produtiva com marcas de um amadurecimento profissional voltado para o cuidado ao que era necessário estar atento para fazer brotar novas vidas cotidianas. Nas proposições, os múltiplos projetos fizeram surgir trocas num campo constituído por uma diversidade de saberes, uma vitalidade relacional e um fôlego para acolher as necessidades da população e cooperar na sustentação de projetos e ações transversais que em sua abrangência e novidade requereram um esforço mantido com permanência e duração no tempo. O tempo alongado e expandido dessa composição reflete um investimento com resistência criativa e crítica aos descuidos da vida, dos corpos, das formas de expressão, das relações essenciais de sociabilidade que apareciam no cotidiano do contato com a demanda das populações atendidas. De alguma maneira, uma cumplicidade legitimou a inovação de práticas.

Aqui, as inquietações no embate diário das ações e do trabalho desenvolvido levaram-nos a aprofundar, no debate e na ação, o incessante questionamento que perpassa a sensibilidade dos profissionais envolvidos nas práticas de saúde: "Saúde pra quê? Saúde pra sobreviver? Saúde pra fazer funcionar um funcionário do sistema? Saúde para funcionar uma máquina que não contempla a vida? Até que ponto nós afirmamos a vida?" (Fuganti, 2011)

A produção de novos sentidos para o viver no âmbito social é de intensa complexidade, com agenciamentos múltiplos, interdisciplinares, intersetoriais e interprofissionais. E, em última instância, só vinga se estiver colado a uma "revolução cultural" do imaginário social dos vários sujeitos e atores sociais, ou seja, que possam constituir-se como geradores de novas possibilidades de compreender a multiplicidade e o sofrimento humano, dentro de um campo social de inclusão e cidadanização.

A composição universidade-serviço acolheu a vontade e a necessidade de contatar os responsáveis pela implementação da cultura na região e acionou reuniões e conversas na subprefeitura da Lapa, permitindo conhecer com mais proximidade os espaços, seus coordenadores e os trabalhos desenvolvidos, ativando uma "vontade de composição". Movidos pela compreensão de nossas perspectivas e necessidades de parceria e conhecendo aos poucos a organização desses locais, uma nova composição grupal se constelou.

Estrategicamente, os profissionais envolvidos passaram a encontrar-se em diferentes locais de referência nesse novo agenciamento. Foram realizadas reuniões com a Supervisão de

Cultura da Subprefeitura da Lapa: no Tendal da Lapa e no Centro de Convívio e Memória da Lapa; no Caps-Lapa; no Laboratório de estudos e pesquisa Arte, Corpo e Terapia Ocupacional (Pacto/ USP) do curso de TO da USP, trabalhando juntos na preparação de um seminário de pesquisa que pôde discutir a importância e as formas inovadoras e atuais de intervenção no território por meio de apresentação do projeto "Boa praça" (que acontece em praças públicas da região da Lapa) e de uma reflexão sobre o tema na perspectiva de alguns pesquisadores convidados.

A partir daí, foi pensada e sustentada uma nova modalidade de intervenção denominada **Agenciamento Lapa**, caracterizada por encontros mensais para colocar em discussão demandas da participação da população nos equipamentos de saúde, educação, assistência social e cultura da região, e viabilizar condições de trabalho conjunto para enfrentar os complexos temas que atravessavam o cotidiano das práticas e da vida das pessoas envolvidas. As questões tocavam a todos, exigiam uma corresponsabilização de diversos setores, uma abertura para receber outros parceiros e a tessitura de muitas conversas e ações que acolhessem a necessidade de mobilizar no território outras forças a fim de construir formas de ocupação dos espaços públicos de cultura, efetivando um novo paradigma ético, estético e político e uma nova sociabilidade com base em experiências que deslocassem e tensionassem as intervenções em saúde para além das esferas dos atendimentos nesse âmbito.

O acompanhamento das ações em saúde mental e da construção da participação social das populações em vulnerabilidade nesse território apresentou diversas modalidades de composição e convivência: a simpatia e as afinidades anteriormente estabelecidas entre os diferentes profissionais nos trabalhos conjuntos, nas supervisões e nos cursos de formação permitiram uma tessitura relacional ativa e problematizadora dos modos de conversar, atender, acolher e elaborar propostas, que acabaram por expressar uma composição com duração e uma diversidade de projetos ao longo desse período, acionando um corpo coletivo sensível às questões da população atendida.

O GRUPO COMO LUGAR DA EXPERIÊNCIA FORMATIVA

A FORMAÇÃO DE GRUPOS foi a principal estratégia de intervenção e construção da experiência de participação nos projetos artístico-culturais. A partir da configuração grupal, foram favorecidas muitas formas de contato e aproximação entre os participantes, trabalhados aspectos do convívio social e da sociabilidade, fortalecidos os modos de sentir, pensar, fazer, comunicar, criar e inventar. O "dispositivo" grupo colocou em funcionamento fluxos e forças de conexão que transformam os territórios existenciais e dão passagem para a multiplicidade de subjetividades em interação (Barros, 1996).

Os grupos constituíram experiências e tessituras vinculares, nas quais se praticaram o reconhecimento dos limites; o manejo de novos relacionamentos; e o acompanhamento e vivência de um processo de constituição, formado nas interações e na duração dos encontros, dando-nos a noção do grupo como um "organismo" vivo, aberto, nos quais se afirmou a realidade compartilhada, que "é campo em que existe a construção de todos" (Safra, 2002, p. 36). Os participantes, técnicos, estudantes e familiares, gradativamente, foram se apresentando e contando passagens de suas histórias de vida, colocando questões, expressando interesses e necessidades de participação. Suas formas e maneiras de chegar para os encontros, se apresentar e se expressar criavam afinidades, aproximações ou distanciamentos. Afecções, simpatia e estranhamentos foram sendo sustentados pela frequência dos encontros e pela presença contínua dos terapeutas ocupacionais nos grupos realizados nos espaços de cultura.

A seguir, incluímos depoimentos de participantes de um dos grupos desenvolvidos na parceria universidade-serviço que inspiraram este capítulo. Optamos por manter os trechos sem correções e sem a identificação dos participantes e dos grupos, pois consideramos que os relatos selecionados apresentam traços comuns da experiência coletiva.

> *Quando você chega aqui, você faz relaxamento e dança, é uma coisa tão grande [...] tão legal, que quando você vem para cá e às vezes vai fazer artesanato ou pintura ou falar, ter algum diálogo também é legal [sic]. Mas eu gosto principalmente de dança.*

> *[...] eu prezo muito, porque cada vez tem uma abordagem. [...] Nunca uma coisa é igual à outra. [...] Dá aquela, vamos dizer, ansiedade positiva de saber o que vai acontecer, o que não vai...*

Aos poucos, os participantes foram criando constância em suas atuações nos grupos, conviveram com as propostas e com o interesse de outros participantes, expressaram vontade ou dificuldade de permanência. O número de pessoas atendidas nas composições grupais foi estabelecido pela relação entre o número de participantes, os graus de vulnerabilidade e o número de integrantes das equipes. A intenção era que a atenção aos grupos pudesse acontecer de forma continente, porosa e fluida e que a diferença e o estranhamento provocado pelas marcas da vulnerabilidade fossem convocados por meio da "simpatia obtida por meio da construção de um procedimento crítico, contemplativo" que validasse as vidas em conexão (Inforsato, 2005, p. 71).

As ações compartilhadas definiam a membrana viva e conectiva – o grupo –, que separa e delimita a experiência de encontros e vínculos, forma o tecido relacional, pleno de trocas, interesses e forças, enfim, um ambiente vivo, de matérias visíveis e invisíveis, que operam organização, desorganização e reorganização das experiências, a partir da relação com coordenadores, outros participantes, atividades propostas e possibilidades extrainstitucionais de trocas com o entorno, com a cidade.

Eu não vejo a hora de chegar... Para [sic] gente vir e se encontrar, porque a gente está sempre junto... Então adoro quando chega essa hora.
A gente está aqui 1h, nem sente, 1h e pouco, nem sente passar às [sic] horas. É muito agradável mesmo, é muito bom. Eu gosto muito...

Muitas linhas narrativas surgiram e a escuta qualificada e compartilhada aconteceu. Problemas relacionais foram manejados com a intervenção mais efetiva dos terapeutas, o que fez que aprendizados de si e dos outros entrassem em operação. As produções artísticas e culturais, individuais e grupais também fizeram parte do campo relacional. Os participantes falavam sobre o que queriam fazer, interessavam-se pelo que o outro estava produzindo, queriam saber, curiosos, como se faziam certas coisas e arriscavam-se em novas aproximações.

Quando você está em casa, você está sozinho, aqui não, aqui tem um monte de gente, você troca ideias, um olha o trabalho do outro, pede opinião, entende?

Os coordenadores, nesse processo, intervieram em diversos momentos: (i) trabalhando sobre a qualidade da atenção e do acolhimento dos participantes, à medida que estes, em certos momentos, precisavam ser expandidos; (ii) explicando acontecimentos quando o entendimento da situação precisava ser completado; (iii) interrompendo alguns movimentos e falas quando estavam invadindo outros participantes; (iv) fortalecendo a expressão daqueles que se mantinham muito calados ou se expressavam de forma incomum; (v) propondo atividades artísticas e corporais; (vi) acompanhando a aventura de exploração de outros locais e/ou outras regiões da cidade, enfim, realizando o cuidado orquestrado dos acontecimentos e dos modos de comunicação para que o grupo formasse um ambiente continente que engendrasse vitalidade em sua continuidade.

A partir daí, percebeu-se um movimento maior em direção ao agenciamento e à apropriação da própria saúde; iniciaram-se muitas histórias da trajetória e da memória das experiências produzidas, tecidas no desenrolar dos encontros e sustentadas pela maturação vincular presente na singularidade dos projetos. Nas experiências grupais pode-se observar um fortalecimento da confiança formada na qualidade das propostas que delinearam laços e afinidades grupais.

Todo tecido relacional, vincular e ambiental foi sendo processado e adensado com o tempo – tempo formativo para "o amadurecimento do pulso e das superfícies de conexão" (Fravre e Cardoso, 2010, p. 23). Essas relações forjaram multiplicidades de aproximações e percursos que puderam ser cartografados no registro das observações dos encontros. "Corpado" coletivamente, o vínculo grupal é a experiência viva que estimula novas formas relacionais entre as pessoas, revestidas de contato afetivo, que nutre experiências da vida e suas variações.

Os grupos, como instrumental operativo, puderam ser concebidos como "nichos", ecologias em que todos os participantes exerciam presença no processo vivo que se instaurou, afirmando um horizonte existencial possível no espaço-tempo sustentado pelos projetos. Foram observados, também, as ligações de cooperação instauradas; uma disponibilidade maior na compreensão do vivido e do outro; novos agrupamentos que acionaram itinerários próprios na experiência cultural da cidade. A atenção foi mantida para acolher e estimular as variações da "expressão conectiva", nascidas no "campo corpante" dos projetos desenvolvidos (Favre e Cardoso, *ibidem*, p. 24).

Os eventos e acontecimentos artísticos e culturais da cidade também desencadearam outras conexões. Mover-se em outros espaços, abrir-se às experiências coletivas que dialogam com as produções vivenciadas fortaleceu e provocou ressonâncias aos fazeres grupais. As saídas pela cidade acionaram novos lugares sociais. Do encontro com proposições estéticas que dialogavam com os projetos decorria a compreensão do que se criava artisticamente nas experiências grupais, e nesses momentos vivia-se um alinhamento "entre criação artística, produção de vida e sub-jetividade" (Inforsato, 2005, p. 62-64).

Quando há, por exemplo, uma possibilidade de ir a algum evento,
de a gente sair junto, para ver uma exposição, aí sim, a gente troca
ideias, faz as coisas. Mas... é muito sem graça, ficar indo sozinha...
[...] Você não tem companhia pra sair. Que graça tem ir no teatro, no
cinema, se você não tem com quem sair?

No amálgama produzido, germinou-se "um viver junto", utilizando-se a expressão de Barthes (2003, p. XXXIII), com o reconhecimento de forças, escuta das forças e diferenças, "peda-ços, saberes e sabores [...] que tentam conciliar a vida coletiva e a vida individual, [...] a independência do sujeito e a sociabilidade do grupo".

O convívio com os participantes desses projetos atesta como é difícil o trabalho de produzir relações grupais e ambientes de confiança relacional, e que é na experiência grupal que se inicia a construção de um entendimento das diferenças, das singulari-dades e dos níveis de aproximação que podem ser orquestrados com cada um. Notou-se que cada projeto enriqueceu o repertó-rio relacional dos participantes, mas fundamentalmente criou um sentimento de pertencimento que contaminou a todos. Essa construção afetiva compôs códigos próprios na produção coti-diana. Teceu-se uma linguagem grupal com momentos de con-versas, com brincadeiras, espontaneidade e acolhimento, surgindo uma disposição alegre e bem-humorada na comunica-ção entre todos. Formaram-se subgrupos que ganharam outras autonomias a partir de afinidades que surgiram como desdobra-mentos para além dos projetos.

Consideração, entendimento, compreensão e cooperação fo-ram tecidas paulatina e coletivamente. Não se trata de realizar um trajeto fácil, e a permanência no tempo fortalece essa delica-da tessitura, vivificando os grupos, engendrando continuidades e variações nas propostas. Diálogos foram intensificados, potencializando trocas e ações. Aos poucos, outras camadas formativas surgiram, demonstrando novos repertórios no plano relacional. Os participantes apontam distinções e diferenciações que afirmam entradas socioculturais.

> *Sinto, sinto falta sim de um convívio, sair com o grupo, sair com colegas...*
> *Sabe? Conversar, trocar ideias... às vezes sinto necessidade de fazer coisas com*
> *o grupo, da [sic] gente fazer um curso diferente...*

O tempo-espaço e a programação grupal auxiliaram no enfrentamento da solidão, na recuperação do simples e da condição humana. Verificou-se na experiência que é possível criar redes relacionais, fortalecer-se na participação dos acontecimentos e ganhar outro lugar social. Encontrou-se entre as referências sobre o convívio o reconhecimento de um tipo "especial" de afeto, descrito como relacionamento confiante que se estabelece com alguém, que se estende aos poucos a contatos com outras pessoas e com outros ambientes, articula aspectos dos sujeitos e fortalece a história pessoal. É nessa composição afetiva e ética que podemos aprender sobre o convívio humano. Isso abre um conhecimento sobre a dor e o sofrimento experimentados pelos participantes, gera uma afinidade conectiva, a vizinhança que toca a todos nós que vivemos no contemporâneo. Em síntese, utilizando a expressão de Oury (2009), são "enxertos de aberturas para o inesperado e para o imprevisível".

> *Aí que está. Se você está bem consigo mesmo, pode cair o mundo...*
> *Pode morar debaixo da ponte... Tudo bem... É isso que eu estou*
> *tentando colocar na minha cabeça há muitos anos. E não consigo,*
> *né! [...] Mas está bem, não tem... (risos) problema, está tudo muito*
> *bem. É isso que eu... vamos dizer... ficando lado a lado dessas*
> *pessoas, é... A gente... vê as diversidades, é... vê como é que se*
> *trabalha isso, não é?*

O conjunto de estratégias criadas nessas propostas de trabalho fortalece a vida coletiva, com variações que assegurem a experiência relacional, em que a vida capturada nas formas da exclusão encontre outras linhas para ocupar a existência e ao mesmo tempo resistir às estruturas de dominação social e desmanchá-las. É no grupo que se dá um exercício fecundo da participação social.

CONSIDERAÇÕES FINAIS

Os encontros realizados em várias modalidades e abordagens terapêuticas corporificaram composições diversificadas e múltiplas e engendraram transformações técnicas e culturais nas ações dos profissionais, estudantes e participantes, contextualizadas no interior dos embates enfrentados no cotidiano do trabalho. O envolvimento no trabalho vivo exigiu um tempo e certo distanciamento para eleger alguns pontos dessa história de composição para ser divulgados.

A experiência constituída na interface entre arte, saúde e cultura gera potência de invenção, de contato com a força expressiva da vida, favorecendo, assim, outros agenciamentos para todos os envolvidos nas propostas. Entre os resultados que surgiram podem-se destacar a importância de dispositivos automoduláveis capazes de acolher vivências singulares e lhes dar forma; tensionar limites hegemônicos do entendimento e de elaboração pela linguagem verbal; possibilitar outras formas de expressão e comunicação; compreender a linguagem e a participação grupal como o próprio lugar da sociabilidade.

A partir das configurações grupais, operaram-se novos sentidos do viver e do trabalho para uma maior autonomia e reconstrução nos modos de participar da vida. Trata-se de uma estratégia de cuidado ofertada num espaço relacional pleno de subjetividades, considerando a singularidade dos sujeitos e projetos adequados aos seus contextos de vida (Malta e Merhy, 2010). Ao

GRUPOS E TERAPIA OCUPACIONAL:
FORMAÇÃO, PESQUISA E AÇÕES

trabalharmos juntos no acolhimento da singularidade, na afirmação do coletivo, em busca de uma rede mais ampla de apostas e práticas estéticas, resistimos aos processos de segregação (Oury, 2009). Essas manifestações, surgidas no campo da terapia ocupacional, num contexto de saúde, envolvendo o processo de ensino-aprendizagem de estudantes e ampliadas aos equipamentos de cultura, são práticas estéticas – fazeres que tocam as fronteiras da arte não institucionalizada, mobilizam as sensibilidades constituídas e se configuram como exercícios de cultura.

A experiência tem mostrado uma potência de vida que prolifera nos bons encontros. A prática profissional reflexiva e crítica tem sustentado inovações e produzido novas maneiras de sentir, de se encontrar, outros modos de produzir e de agir. Juntos, enfrentamos a "fratura social", com participação real e ativa na existência de uma coletividade, o que fortalece o autoagenciamento e a autogestão. A situação dos equipamentos públicos na atenção da população, identificada nas diferentes intervenções, apontou para a constante necessidade, quer seja na saúde, na educação ou na cultura, de implicar-se em todos os níveis de comprometimento vincular – cuidar, importar-se, compartilhar, conviver e cooperar (Keleman, 1996).

Nesse sentido, é necessário entrar em suspensão reflexiva para enunciar algo que toca a todos e faz continuamente pensar. São questões, aberturas que se formam na revisão da experiência aqui narrada: que o mundo tem-se construído? Como recuperar a força produtiva das experiências para fortalecer os agenciamentos? O que auxilia a construir os referenciais? Quais modos de sensibilidade são acionados nos projetos? Que regimes de linguagem e de corpo esses projetos processam? Que transformações veiculam? Que inclusão se quer e qual a inclusão possível de fabricar? Que níveis de implicação profissional são possíveis de sustentar?

REFERÊNCIAS BIBLIOGRÁFICAS

ABRAMOVAY, M. *et al. Juventude, violência e vulnerabilidade social na América Latina: desafios para políticas públicas.* Brasília: Unesco/BID, 2002.

BARROS, R. B. "Clínica grupal". *Revista de Psicologia da UFF*, n. 77, 1996.

BARTHES, R. *Como viver juntos.* São Paulo: Martins Fontes, 2003.

CASTRO, E. D. de *et al.* "Formação em terapia ocupacional na interface das artes e da saúde: a experiência do Pacto". *Revista de Terapia Ocupacional da Universidade de São Paulo*, v. 20, n. 3, set-dez. 2009, p. 149-56.

CASTRO, E. D. de *et al.* "Ateliês de corpo e arte: inventividade, produção estética e participação sociocultural". *Revista de Terapia Ocupacional da Universidade de São Paulo*, v. 22, n. 3, set-dez. 2011, p. 254-62.

DELEUZE, G.; PARNET, C. *Diálogos.* Trad. de Eloísa Araújo Ribeiro. São Paulo: Escuta, 1998.

FAVRE, R.; CARDOSO, S. "Um corpo na multidão: do molecular ao vivido. Notas para uma conversa na muvuca da vida". In: *XXIII Jornada Reich no Sedes Sapientiae*, São Paulo, set. 2010.

FUGANTI, L. *Saúde, desejo e pensamento.* São Paulo: Hucitec, 2008.

_____. *Visões intempestivas sobre as práticas de saúde.* Palestra realizada em 2011. Disponível em: <www.youtube.com/watch?v=TYiKkrzxs-BY>. Acesso em: 17 fev. 2012.

INFORSATO, E. A. *Clínica barroca: exercícios de simpatia e feitiçaria.* Dissertação de Mestrado – Núcleo de Estudos da Subjetividade. Programa de Estudos Pós-Graduados em Psicologia Clínica. Pontifícia Universidade Católica de São Paulo, 2005.

JOANON, C. S. *et al.* "Sexta-feira com seu vizinho: uma abordagem interdisciplinar em saúde mental na comunidade". *Anais do XII Congresso Brasileiro e IX Congresso Latino-Americano de Terapia Ocupacional.* Cadernos de Terapia Ocupacional, v. 19, São Carlos, 2011. Disponível em: <http://www.cbtoeclato2011.com.br/cd/htm>.

KELEMAN, S. *Amor e vínculo.* São Paulo: Summus, 1996.

LANCETTI, A. *Clínica peripatética.* São Paulo: Hucitec, 2009.

LANCETTI, A.; AMARANTE, P. "Saúde mental e saúde coletiva". In: CAMPOS, G. W. S. *et al.* (orgs.). *Tratado de saúde coletiva.* São Paulo: Fiocruz, 2006, p. 615-34.

LIMA, L. J. C. de; SILVEIRA, N. D. R. "Visões sobre o envelhecer". *Revista de Terapia Ocupacional da Universidade de São Paulo*, v. 20, n. 3, set.-dez. 2009, p. 171-79.

MALTA, D. C.; MERHY, E. E. "O percurso da linha do cuidado sob a perspectiva das doenças crônicas não transmissíveis". *Interface – Comunicação, Saúde, Educação*, v. 14, n. 34, jul.-set. 2010, p. 593-605.

OCUPAÇÃO UEINZZ. *Mostra de espetáculos teatrais, filmes e conferências* [que discutem o deslocamento entre clínica, arte e política na contemporaneidade]. Sesc Paulista, São Paulo, 2009.

OLIVEIRA, S. M. *Processo de criação em dança: investigações artísticas em um campo de ações em saúde mental.* Dissertação de Mestrado em Estética e História da Arte, MAC/USP, 2013.

OURY, J. *O coletivo.* São Paulo: Hucitec, 2009.

SAFRA, G. "Desenraizamento e exclusão no mundo contemporâneo". In: VAISBERG, T.; AMBRÓSIO, F. *Trajetos do sofrimento: desenraizamento e exclusão.* São Paulo: Ipusp, 2002.

_____. *A po-ética na clínica contemporânea.* São Paulo: Ideias e Letras, 2004.

ZYGOURIS, R. *O vínculo inédito.* Coleção Ensaios. São Paulo: Escuta, 2002.

8 Agenciamentos entre atividades, sujeitos e grupos em terapia ocupacional

Renata Caruso Mecca
Marcia Cabral da Costa

Este trabalho aborda experiências de fazeres singulares e coletivos, visualizando neles seus rituais e suas operosidades que funcionam como facilitadores na formação de vínculos e coesão grupal. Agenciamentos entre atividades e sujeitos intensificados nos grupos conduzem a experiências estéticas que potencializam a vida de pessoas com histórias de sofrimento psíquico grave por meio de efeitos subjetivos produzidos nesses encontros.

Nos relatos apresentados, destaca-se, em primeiro lugar, o cotidiano das práticas grupais em terapia ocupacional como operador na construção de referências da presença do sujeito no coletivo, em que rituais do fazer são metamorfoseados, ao tomar a repetição como geradora do novo, de novas realidades e modos de ver. Em segundo lugar, na constituição do ritual, ressalta-se a passagem do ato repetitivo ao gesto constituído de sentidos e singularidades que marcam um estilo. Esse estilo é produzido também pelo reconhecimento do outro e, ao mesmo tempo, possibilita a conexão entre fazeres singulares no espaço grupal. O espaço grupal povoado de estilos diversos favorece a sensibilização para distintas formas de vida e potencializa fazeres minoritários em sua inscrição estética no mundo.

DO ATO AO GESTO, DA REPETIÇÃO AO NOVO

TRATAREMOS AQUI DE UM paradoxo presente na realização de atividades artísticas no contexto grupal: situações em que o sujeito constrói forma e subjetividade pelo gesto e nas quais o contato com a matéria em experimentações repetidas constrói o gesto concomitantemente. São experiências no mundo sensível por movimentos e atos que se tornam gestos no embate com a matéria, na transformação desta pela energia formante do sujeito e pelo reconhecimento por outro de que aqueles atos são expressão genuína de alguém e, portanto, gestos em formação.

O gesto criativo tem bases em movimentos iniciais nos quais o bebê sai de um estado de quietude para um de inquietude, em busca de algo, a partir dos quais o ambiente pode ser criado. Isso se dá na área intermediária da experiência, a área da intersubjetividade (Winnicott, 1990). Estes são condições de possibilidades para a experiência criativa no jogo, no brincar, na arte e na cultura. Nessa área, a ação encontra o outro, humaniza-se e torna-se gesto. O movimento do corpo é banhado pelas qualidades do encontro, "transformando-o não só num instrumento do fazer, mas também num meio de expressão de vivências subjetivas" (Safra, 1999, p. 100).

Essas qualidades do encontro do ato com o outro que fazem dele gesto atualizam-se na experiência de criação em grupo, em especial para algumas pessoas que, pela gravidade do sofrimento, encontram-se presas a atos cuja expressão se reduz a automatismos e cuja significação fica circunscrita ao universo dos sintomas.

ARES PAULISTANOS

GIL, 26 ANOS, ERA uma dessas pessoas. Participante da Oficina de Bricolagem, grupo realizado num Centro de Atenção Psicossocial (Caps) na cidade de Guarulhos, São Paulo, mantinha-se em isolamento no início de seu tratamento, avesso a contato. Chegava ao Caps e logo se sentava no mesmo lugar, de onde não saía se ninguém não o chamasse. Era no canto do sofá onde passava a maior parte do dia entre olhar para a televisão e o relógio. Se houvesse alguém sentado em seu lugar, ele parecia não perceber e chegava a sentar por cima da pessoa. Todos se mostravam perplexos com sua rigidez e seu comportamento regrado por repetições: abria e fechava a porta diversas vezes antes de passar por ela, subia e descia as escadas repetidas vezes, tomava vários banhos por dia, lavava a louça com brutalidade, além de falar frequentemente de um homem que o levaria para a escuridão.

Passou a fazer parte do grupo durante a confecção de um painel de figuras modeladas em cerâmica e depois unidas umas às outras por um mosaico de cacos de azulejo. No primeiro contato com o material, Gil ficou muito envolvido na modelagem de um "boneco". Foi dando corpo à escultura com ambas as mãos a partir da superfície da massa de argila no seu todo, sem desdobrá-la em pedaços. Passou a sessão toda dando forma a essa figura e seguia de maneira cuidadosa as instruções de como alisar a peça.

A psiquiatra que o acompanhava comentou com a terapeuta ocupacional (TO) que ele passou um encontro todo falando daquela atividade e perguntando quando poderia continuar a modelar o boneco, o que também havia acontecido na presença da TO Ambas comentaram que parecia ao mesmo tempo um automatismo, mas também algo envolvido de muito desejo.

Gil parecia se reconhecer naquela produção, pois até aquele momento era a única coisa que relatava ter feito em sua incursão pelo Caps. Percebia-se uma mobilização pela atividade que havia produzido em Gil uma aceleração e uma vivacidade no seu ritmo construído por repetições. O mesmo ritmo ganhava contornos de insistência e carregava em si um pedido por continuar criando. Para que Gil pudesse tomar algo como próprio, certa desorganização era necessária, uma erupção do novo em meio às repetições.

O gesto acontece na presença de outro que o reconhece em ações, vivências melódicas, rítmicas, espaçotemporais. A realização de ações e movimentos num espaço-tempo tenta criar situações que presentifiquem modos de existência, vivências afetivas. O sujeito repete uma ação até que ela aconteça no mundo com outros humanos que possam responder, com seu ser, ao que se desenha naquele gesto. Daí decorre uma possibilidade de o sujeito inscrever-se no mundo dos homens. Se a inscrição no mundo não ocorrer pela interação com alguém, ela tende a acontecer de forma desorganizada e impulsiva (Safra, 1999).

A teoria de Gabriel Tarde sobre a repetição é fortuita para explicar como desta se gera o novo. Para ele, o correlato no mundo social da repetição é a imitação. As séries imitativas de desejo e crença tendem a propagar ao infinito. São possibilidades do real, que tem apetite de povoar o mundo, e o que impede essa realização são intervenções de outros possíveis, outras séries. Quando esse encontro de fluxos de desejos e crenças ocorre, é produzida uma invenção. A invenção marca a conjugação de fluxos de repetição e é um complexo de imitações que se reavivam por efeito do encontro, de um acidente (Vargas, 2000; Lazzarato, 2002).

A primeira forma que Gil desenhou para a confecção de apliques de argila foi uma pipa, repetida várias vezes no papel e passada algumas outras para as placas de cerâmica. Na fase de pintura das peças, inicialmente pintou todas as pipas da mesma maneira. A partir de um acaso de mudança de cor, a TO sugeriu a ele que introduzisse a modificação na composição da pintura. Ele aceitou a sugestão e começou a diferenciar uma pipa da outra pela composição de cores e pela localização das figuras nos espaços geométricos que ele delimitara na modelagem, brincando com essas composições.

Na mesma semana, em outra atividade com a equipe do Caps que discutia direitos e deveres, localizou a pipa na parte do seu cartaz destinada a direitos, em oposição à parte dos deveres, na qual estava "lavar louça". Comentou na discussão dessa atividade que o direito da pipa é "ter liberdade".

Um gesto que a princípio apareceu em erupção e impulsividade começava a tomar forma e se organizar em outros ritmos que compunham novos rituais da operosidade artística, que incluíam o brincar e eram, portanto, libertadores, assim como empinar pipas. Permitiam a Gil flanar um pouco pela matéria sensível, acompanhar seu ritmo de formatividade, abrir espaço para acasos nele inerentes, sopros do vento e piruetas, e ao mesmo tempo controlá-los, dando-lhes novas formas. Para a montagem do painel, Gil escolheu três de suas pipas para ser coladas (Figura 1).

Na fase de organização das peças de cerâmica para a montagem do painel, Gil organizou peças modeladas por outros participantes num sentido vertical, umas sobre as outras, formando uma espécie de totem de elementos diferentes entre si, como se estivesse fazendo um inventário de peças, repetidamente (Figura 2).

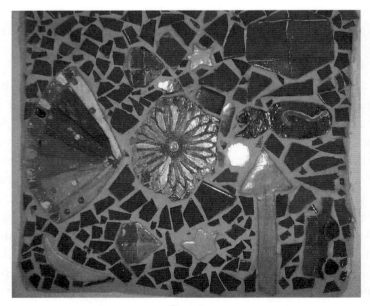

Figura 1

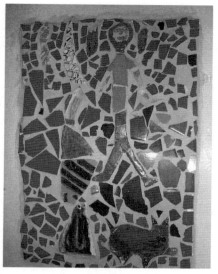

Figura 2

A princípio esse seu modo de operar circunscrevia-se no universo de suas "manias" e repetições, e assim era significado pela família e pelos participantes do grupo.

Na tentativa de abrir espaço para outras significações possíveis àquela produção, foi solicitado que outros participantes selecionassem algumas colunas que pareciam mais interessantes ao grupo. Carlos auxiliou no encaixe entre as peças como se o recorte de uma tivesse continuidade no da outra. Nesse momento, a TO pediu a Gil que contornasse as peças com um lápis sobre um papel manilha como um mapa da composição, e então as numerasse como referência para que os outros pudessem saber sua posição. Ele se envolveu muito com essa etapa da atividade, rejeitando interrupções no processo, parecendo muito satisfeito com o resultado de sua seriação e com o reconhecimento do grupo.

A ordenação no sentido vertical foi se abrindo para as incursões do outro, para que seu gesto fosse encorpado de detalhes e refinado no sentido de sua intencionalidade e seu desejo. Passou a se apropriar desse gesto construído e utilizá-lo em outras imagens, como quando ele cobriu a copa das árvores do painel de pintura com pinceladas em pontilhismo no sentido vertical (Figura 3). O seu gesto era continuamente transformado, mas ao mesmo tempo se sustentava como marca de si, com um lugar claro dentro da produção conjunta. Aquilo que a princípio era entendido como mania ou ação repetida, sem sentido, passou a ser percebido como um estilo pessoal, reconhecido e elogiado por outros participantes.

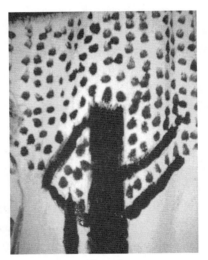

Figura 3

Da rigidez à espontaneidade, foi se dando a construção do gesto, possibilitando a Gil constituir-se esteticamente, pela exploração da matéria, pela repetição e pelo reconhecimento do outro. O gesto de Gil foi ganhando forma ao mesmo tempo que ele deu forma à matéria sensível. Da repetição pareciam surgir a diferença e a singularidade.

Para Tarde (*apud* Vargas, 2000; Lazzarato, 2002), a repetição é o que, ao mesmo tempo, permite a rotina e a criação de novas combinações. No fundo dessa teoria, está a concepção de que tudo decorre das diferenças e tudo se caminha para elas. A diferença é o

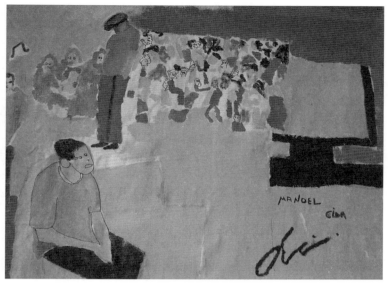

Figura 4

lado substancial de todas as coisas, pois a repetição não é apenas conservadora, já que o que ela propaga não é ela própria, portanto é uma inovação que se propaga, é a diferença se diferindo.

A partir do reconhecimento pelos outros participantes e do incentivo para que ele trouxesse seu caderno de desenhos, Gil começou a trabalhar sobre os traços delicados de sua imagem e depois foi solicitado pelo grupo a fazer o mesmo em outras partes do painel de pintura. Começou a se divertir com a produção de cores, opinava, testava misturas, que foram nomeadas de "cores de Gil".

Por solicitação de Léo, começou a pintar as telhas do desenho da casa de Marcos e trabalhou as pinceladas no sentido vertical, como era de seu costume, adequando a projeção desfocada das telhas, trocando os tons entre uma telha e outra. De maneira autônoma, percebia a diversidade de cores na projeção desfocada e pedia a Léo que as produzisse. Pensava alto, falava para si mesmo onde cada uma delas deveria ser colocada e sustentava sua opinião no grupo.

Os participantes referiram-se à melhora de Gil como uma das situações mais marcantes no processo. Percebendo sua própria implicação nesse processo, gabaram-se de conseguir comunicar-se com ele, perceberam seu envolvimento nas atividades, falaram de seu talento no desenho e de sua contribuição na formação das imagens de todos os participantes do grupo no painel de pintura.

Léo convidou o pai de Gil para entrar e olhar o painel que haviam feito. Prontamente, o pai reconheceu uma parte do trabalho como uma produção do filho. Surpreendido, solicitou à TO que escrevesse em um papel de prescrição médica o nome da tinta que havia sido utilizada para que Gil continuasse pintando em casa e ressignificou os desenhos do caderno do filho como "trabalhos de gente grande".

Uma abertura nas concepções acerca de seu fazer e de sua condição circunscrita à doença dava-se no concreto: no papel de receituário médico abria-se espaço para prescrever uma marca de tinta, pedido que legitimava uma prática de cuidado que é eminentemente estética e, portanto, se dá na forma, bem como seus efeitos para um contínuo processo de produção de subjetividade.

ARES CARIOCAS

As experiências de Beto e Lucas, integrantes do grupo da Oficina de Artes do Ambulatório do Instituto Municipal Nise da Silveira, Rio de Janeiro, também foram marcadas pela repetição de "fazer cestas de palitos de picolé" (Costa, 2004), repetição que, ao ser sustentada como possibilidade clínica, permitiu reconhecer a potência dos agenciamentos produzidos no contexto grupal.

Para falar dos agenciamentos acompanhados nessa oficina, é preciso recorrer à noção de olho vibrátil, desenvolvida por Rolnik (1997). Foi nessa experiência que a terapeuta ocupacional da Oficina de Artes pôde sintonizar-se com os acontecimentos que emergiam no trabalho com o grupo. O acontecimento não é simplesmente algo que acontece, ele é algo *no* que acontece. Deleuze (1974, p. 151) fala que o acontecimento é "uma maneira concreta e poética de viver". Diz ainda que "os acontecimentos se efetuam em nós, e esperam-nos e nos aspiram, eles nos fazem sinal" (*ibidem*).

Por meio do acontecimento, a TO pôde vibrar – usar o seu olhar vibrátil – com os mínimos gestos e sensações que eram produzidos nos diferentes participantes do grupo da Oficina de Artes. Aberto a essa vibratilidade, não excluía fazeres, materialidades, situações e expressões que constituíam o cenário do grupo. Tratava-se de um espaço de experimentação de atividades diversas sem limitações e definição prévia. Tinha os que desenhavam, os que pintavam, os que modelavam, os que cozinhavam, os que costuravam, os que fruíam o ócio, enfim, tudo acontecia concomitantemente no fluxo do cotidiano.

A oficina era um espaço de portas abertas, o que permitia "agenciamentos-convite" e cuja condição de acesso era o desejo de estar em grupo, marcado pelas experiências coletivas com fazeres diversos.

Entre várias experiências dessa oficina, os efeitos dos agenciamentos, os usuários serão aqui destacados por meio das histórias de Lucas e Beto, como testemunhas da potência da vibratilidade, não só de um olho, mas de todo um corpo vibrátil.

Para a TO da Oficina de Artes, a vibratilidade do olho estendia-se a um corpo vibrátil atento aos desejos dos participantes da Oficina que muitas vezes só se expressavam "no canto dos olhos"(Silveira, 1979, p. 39), permitindo assim a potência da criação presente ou camuflada nos mais distintos fazeres.

Os fazeres na prática em terapia ocupacional tem muitas vezes ações marcadas pela repetição, frequentemente julgada como alienação, como disciplinarização dos corpos. Entretanto, na Oficina de Artes, ela foi instituída em sua intensidade de vibrar corpos sedimentados nas experiências de sofrimento psíquico.

Lucas era um rapaz de 23 anos que apresentava um diagnóstico de esquizofrenia paranoide e uma história de 17 internações psiquiátricas com relatos de conflitos familiares, em especial com o seu pai, que não aceitava sua orientação sexual.

Os registros de contato da equipe com a família eram inúmeros, sempre denotando o pouco investimento do pai, que havia solicitado ao Juizado de Menores a internação de Lucas por longa permanência. A mãe do rapaz, também com história de transtornos mentais, apresentava-se muito apática para reverter tais situações. Após a alta, Lucas passa a frequentar o ambulatório do Instituto Municipal Nise da Silveira.

Pensando em ampliar as possibilidades de acompanhar Lucas, foi-lhe sugerido participar da Oficina de Artes do ambulatório. Ele apresentava dificuldades de aderir ao tratamento, levando, assim, três meses para se decidir. Após a morte da mãe, Lucas havia deixado de sair de casa, ficava a maior parte do tempo deitado, passando semanas sem se alimentar. Numa nova tentativa de inserção à Oficina de Artes, o rapaz expressou um leve interesse em conhecer o projeto.

Ao aproximar-se da porta da Oficina, Lucas é convidado pela TO a entrar apenas para conhecer o espaço e as pessoas que já o frequentam. Ao entrar, apresenta-se muito assustado diante do grupo, buscando a TO com o seu olhar, como pedido de proteção e abrigo. Próxima a ele, a terapeuta apresenta Lucas ao grupo e mostra as atividades que cada participante da Oficina desenvolvia naquele momento. Seu olhar dirigia-se por vezes à confecção de uma cesta de palitos de picolé que Beto, outro participante, fazia. Esse olhar tocava de certa forma a TO, que experimentava sua vibratilidade. Olhos vibráteis... Arriscou-se a perguntar se Lucas gostaria de fazer uma cesta igual à que observava. Seu silêncio foi rompido com um estranho "não".

Em seguida, usando um tom mais tranquilo, que não sabia fazer nada. Afetada por sua reação, a TO disse que Beto era um excelente professor. Beto, também afetado com a vibratilidade do acontecimento, assumiu seu papel de instrutor diante de Lucas. Não fugindo da provocação que o acontecimento gerou, Lucas, em seu devir-aluno, sentou-se à mesa, esqueceu-se de que seu pai o aguardava para ir embora e iniciou o "fazimento" de sua primeira cesta de palitos de picolé. Ao finalizar o trabalho, Lucas lembrou-se de que precisava ir embora, despediu-se do grupo e, retomando sua expressão assustada, olhou para a TO, que o acompanhou até a porta. No lado de fora da sala, ele falou para o pai que havia gostado e pensava que poderia voltar outro dia.

Ao retornar ao ambulatório, Lucas procurou a TO antes do horário de abertura da Oficina e informou-a de que não poderia ficar, pois morava muito longe e às vezes não conseguia ir à psicoterapia, tampouco à Oficina de Artes. A terapeuta perguntou-lhe como havia passado a semana após a experiência que tivera na oficina e Lucas relatou que havia pedido ao pai para comprar palitos de picolé para que ele pudesse fazer outra cesta em casa. Ao falar da experiência, Lucas expressava grande satisfação ao dizer que havia ensinado sua irmã mais nova a fazer cesta de palitos, que havia passado cola e purpurina, pois achava que assim a cesta ficava mais bonita. Após esse relato, um paradoxo de sentimentos. Entristecido, o rapaz falou que essa experiência o deixou animado, que havia perdido o medo e conseguido sair de casa sozinho para ir à igreja, como fazia quando sua mãe era viva. Porém, ao chegar à igreja, todos lhe perguntaram por sua mãe, o que o deixara muito triste, com muita saudade. Falou que, após esse fato, perdeu novamente a vontade de comer e sair de casa, por isso não poderia voltar à Oficina.

Lucas conversou por um bom tempo sobre essas situações com a TO e pôde ouvir como tinha sido importante sua presença no grupo, assim como também parecia ter sido importante para ele a experiência de fazer a cesta de palitos de picolé. No fim da conversa, a terapeuta sugeriu que ele a acompanhasse até a Oficina e reavaliasse a possibilidade de retornar ao grupo. Lucas aceitou o convite. Ao entrar na sala, sentou-se ao lado de Beto e disse-lhe que havia feito uma cesta em casa e ensinado a sua irmã mais nova. Beto tomou a conquista de Lucas também como sua, dizendo ao grupo que, assim como Lucas havia aprendido em uma aula, os outros também poderiam aprender com ele. Durante o período que ficou na Oficina, buscou fazer novos formatos de cestas, participou ativamente das discussões do grupo quanto à programação de atividades fora do hospital e, antes de ir embora, disse que iria fazer um esforço para comparecer na semana seguinte. Ele queria ir com o grupo ao Centro Cultural, no centro do Rio de Janeiro. Queria experimentar sair com o grupo, pois também havia opinado no planejamento das "atividades externas".

Infelizmente, na véspera da visita, uma situação de violência na cidade dificultou o esforço que Lucas estava disposto a fazer. Ao retornar à Oficina, ele falou de sua tristeza por não ter ido ao Paço Imperial, mas também disse que passaria a frequentar o grupo com mais regularidade. Entretanto, ao término da atividade, seu pai falou da dificuldade de trazê-lo com a regularidade proposta por ele. A TO sugeriu que avaliassem nas próximas vindas ao ambulatório a possibilidade de Lucas passar a ir sozinho. Semanas depois, o rapaz compareceu à Oficina de Artes parecendo cada vez mais pertencente ao grupo, colocando-se mais autônomo na escolha das atividades. Seus desejos circulavam com mais consistência.

Numa dessas idas, Lucas chegou ao hospital sozinho, irradiante por ter conseguido ir sem seu pai. Voltou a falar que desejava aumentar sua frequência na Oficina.

Lucas passou a visitar seus familiares, passear pela comunidade em que morava, e chegava à Oficina falando de suas conquistas, entre elas ter sido padrinho de casamento de sua prima. Contou com orgulho que colocou terno e gravata e entrou na igreja "como um noivo". Com presença assídua e descobertas constantes, Lucas passa a experimentar idas ao cinema, ao curso de "lambaeróbica" próximos à sua casa, enfim, maior circulação na cidade.

Frutos dos agenciamentos, Lucas – Beto – cesta de palitos de picolé – terapeuta – grupo, reverberavam também novos agencia-

GRUPOS E TERAPIA OCUPACIONAL:
FORMAÇÃO, PESQUISA E AÇÕES

mentos na vida de Beto. Aos 57 anos, ele contava com aproximadamente 30 anos de internações psiquiátricas decorrentes de seu quadro de alcoolismo crônico. Nos últimos dez anos, Beto estava sendo acompanhado ambulatorialmente no Instituto Municipal Nise da Silveira com inúmeras intercorrências e internações.

Em 2000, Beto passa a frequentar a Oficina de Artes do ambulatório, sempre confeccionando as cestas de palitos de picolé, invisíveis e imperceptíveis para a equipe de saúde mental do ambulatório e para o grupo da Oficina, até a chegada de Lucas, cujo encontro deu visibilidade ao seu fazer minoritário, possibilitando-lhe a experimentar um "devir-instrutor". Deleuze e Guattari (1997) vão dizer que os devires são sempre minoritários, mas é importante distinguir minoritário de minoria. Minoria refere-se a um conjunto ou a um estado de coisas. Minoritário não alude à quantidade, é uma potência de diferir, devir, movimento revolucionário contra tudo que é instituído pelo poder de anexação de subjetividades, para que após a destruição desse modo de operar se possam criar novos processos de subjetivação, novas maneiras de existir, novas realidades.

Mas há diversas forças que compõem as equipes de saúde. Uma delas constitui-se dos juízos estéticos que qualificam e tornam invisíveis certos fazeres e outros extraordinários. Ao tornar invisíveis certos fazeres, o invisível torna-se seu fazedor. Muitas vezes trocam-se efeitos clínicos por valores estéticos. É preciso acionar o olhar vibrátil e ressignificar o instituído na ordem do consagrado no campo da clínica e da arte (muitas vezes misturados), além de entender as potências nos fazeres minoritários e nas "estéticas precárias" – como nas cestas de palitos de picolé.

Os devires minoritários em Lucas possibilitaram a produção de novos modos de sentir, viver e existir. E o devir-instrutor em Beto também.

Beto frequentemente chegava à Oficina alcoolizado. Isso criava um desconforto enorme na equipe e gerava inúmeras discussões clínicas de seu caso. Várias tentativas foram lançadas no sentido de "implicar" Beto no tratamento. A equipe entendia que ele não se implicava por não conseguir a abstinência para ir à Oficina. Mas algo instigava a discutir sobre seu caso. Ele não faltava um dia sequer à Oficina de Artes, mesmo muito alcoolizado. Situação paradoxal! A condução da TO recebia críticas, apontando a falha na condução clínica; afinal, a "primeira regra no tratamento da dependência química era a abstinência. A abstinência marcaria o desejo do paciente de se tratar."

Certo dia, chega à Oficina José, um dos pacientes do ambulatório que havia sido internado numa clínica de tratamento especializado em dependência química. José relatava que após ter parado de beber conseguiu emprego e mudou sua vida. Nesse momento, um técnico do ambulatório dirigiu-se a Beto e disse: "Olha só, Beto, você deveria seguir o exemplo de José. Veja como ele está bem!" Enfurecido, Beto respondeu-lhe que não iria a nenhuma clínica e a nenhum grupo de ajuda como Alcoólicos Anônimos. Dirigiu-se ao grupo e disse: "Eu quero a ajuda de vocês, é aqui que eu quero me cuidar". Beto convocou o grupo a um devir coletivo-terapeuta. A partir desse dia, o grupo tomou para si a responsabilidade do que Beto havia solicitado. As discussões com Beto sobre seu estado (ir à Oficina alcoolizado) se intensificavam. O grupo passou então a discutir com ele os dias em que chegava alcoolizado. Assim, ele passa a experimentar novas formas de madeira (ripas, troncos, galhos) e, ao mesmo tempo, quadros de abstinência no grupo. Travava um combate com os sintomas da ausência da bebida, envolvendo-se cada vez mais com a operosidade de sua arte com a madeira.

Suas novas produções para a exposição do grupo no Centro Cultural do Sesc do Engenho de Dentro/RJ, sempre marcadas pela utilização da madeira, começaram a se metamorfosear: de cestas de palitos de picolé passaram a cestas de ripas com grandes dimensões e aos poucos se transformaram em esculturas, como barcos, serpentes etc. Eram repetições criadoras, devires.

Beto passou a frequentar cada vez mais a Oficina sem estar alcoolizado. Após a exposição no Sesc, passou a vender jornais em sua comunidade. Com o jornal, levava também suas cestas de palitos de picolé e outras peças que produzia para vender. Ausentou-se da oficina informando ao grupo sobre suas novas conquistas e em situações difíceis buscava acolhimento no grupo.

Um ano após a "abstinência", Beto foi comemorar com o grupo, levando um bolo e refrigerantes. Agora, ele experimentava o não beber como afirmação do viver, como construção de novos agenciamentos na vida. Serviu a todos o refrigerante, ergueu o copo de guaraná e brindou com o grupo: "Hoje faz um ano que eu não coloco uma gota de álcool na boca! Devo essa ajuda a todos da Oficina! As outras instituições nunca me aceitaram alcoolizado, mas vocês me ensinaram que é possível mudar quando se tem amigos!" Êxtase total no grupo. Embriaguez com copos de guaraná banhados pela potência dos agenciamentos. A abstinência dessa embriaguez o grupo não queria experimentar.

Essas experiências em grupo remeteram-nos ao sentido terapêutico da arte, tal como afirma Nietzsche (2000). Uma terapêutica que intensifica sensações diversas, produzindo estados de embriaguez na existência, como abertura de novos sentidos e novos modos de viver. Beto deixou de se alcoolizar para tornar-se um "embriagado" em sua nova existência cotidiana. E seus efeitos até hoje reverberam em muitos corpos.

LIMITE E LIMIAR NOS FLUXOS RIO-SÃO PAULO

GIL, BETO E LUCAS experimentam a ultrapassagem do limite ao limiar (Deleuze e Guattari, 1997b), quando os limites da repetição aprisionante se agenciam a corpos que afetam e a corpos que são afetados. Dessas afecções e repetições criadoras emergem novas realidades, novos gestos e estilos.

Esse processo de ultrapassagem pode se desenvolver e dar uma nova forma à existência do sujeito pelo contato contínuo com a materialidade artística que constrói seu gesto. O gesto aparece como erupção, por vezes em meio a uma desorganização, e começa a tomar forma por meio da exploração da matéria sensível e dos rituais da operosidade artística. A formação do gesto e sua apropriação como produção própria favorecem seu reconhecimento como estilo e marca pessoal pelo grupo.

Acessar a potência de criação de novos territórios existenciais que os agenciamentos com os mais distintos fazeres e gestos podem produzir é poder sustentar as repetições presentes nas existências assujeitadas, cristalizadas até que se constituam em gestos formantes. De certa maneira, o reconhecimento da criação de novos modos de pensar, sentir e agir das pessoas aqui citadas, como também dos próprios terapeutas ocupacionais, só foi possível pelos riscos que a clínica coloca e as autoras deste artigo se permitiram lançar.

REFERÊNCIAS BIBLIOGRÁFICAS

COSTA, M. C. *Arte, fazeres e clínica: criação ou captura nos dispositivos em saúde mental.* Dissertação de Mestrado em Psicologia – Instituto de Ciências Humanas e Filosofia, Departamento de Psicologia, Universidade Federal Fluminense, Niterói, RJ, 2004.

DELEUZE, G. *Lógica do sentido.* São Paulo: Perspectiva, 1974.

_____. *O abecedário de Gilles Deleuze.* Entrevista com G. Deleuze. Editoração: Brasil, Ministério da Educação, TV Escola, 2001. Paris: *Éditions Montparnasse*, 1997, VHS, 459 min.

_____. *Conversações.* Rio de Janeiro: Editora 34, 2000.

DELEUZE, G.; GUATTARI, F. *Mil platôs: capitalismo e esquizofrenia*, v. 4. Rio de Janeiro: Editora 34, 1997a.

_____. *Mil platôs: capitalismo e esquizofrenia*, v. 5. Rio de Janeiro: Editora 34, 1997b.

LAZZARATO, M. *Puissances de l'invention: la psycologie economique da Gabriel Tarde contre l'economie politique.* Paris: Les Empecheurs de Penser Ronde, 2002.

NIETZSCHE, F. *Crepúsculos dos ídolos ou como filosofar com o martelo.* Rio de Janeiro: Relume Dumará, 2000.

ROLNIK, S. "Uma insólita viagem à subjetividade: fronteiras com a ética e a cultura". In: LINS, D. (org.). *Cultura e subjetividades: saberes nômades.* Campinas: Papirus, 1997.

SAFRA, G. *A face estética do self – Teoria e clínica.* São Paulo: Unimarco, 1999.

SILVEIRA, N. *Terapêutica ocupacional: teoria e prática.* Rio de Janeiro: Casa das Palmeiras, 1979.

VARGAS, E. *Antes tarde do que nunca: Gabriel Tarde e a emergência das ciências sociais.* Rio de Janeiro: Contracapa, 2000.

WINNICOTT, D. W. *Natureza humana.* Rio de Janeiro: Imago, 1990.

9 Um grupo de terapia ocupacional: tecendo vínculos, criando mundos

Elizabeth Maria Freire de Araújo Lima

PARA COMEÇAR, UM CONTEXTO

ESTE TEXTO BUSCA RELATAR a experiência de um grupo de terapia ocupacional (TO) que se formou no Centro de Atenção Psicossocial (Caps) Prof. Luis da Rocha Cerqueira. Esse serviço foi criado no final da década de 1980 e início dos anos 1990[1]. Os grupos de TO surgiram no Caps com os grupos de psicoterapia verbal no contexto de uma reestruturação da dinâmica institucional que ocorreu após dois anos da implantação do projeto.

Com a produção das propostas grupais, buscávamos a composição de coletivos que tivessem certa constância e a criação de um enquadre no qual ficasse clara a continuidade do processo. Nessa perspectiva, o grupo poderia ser um lugar de vida, encontro e sociabilidade, mas também um trabalho no sentido da introdução de um terceiro elemento na relação dual, que era inicialmente proposta pelos usuários aos integrantes da equipe. A periodicidade dos encontros de um grupo de TO, composto por determinado número de participantes, permitiria aos coordenadores intervir e acompanhar mais de perto a realização das atividades e os sentidos que estas fossem ganhando no encadeamento das sessões, além de trabalhar para promover as trocas e o estabelecimento de relações significativas entre os participantes.

---

1. Essa experiência foi apresentada na dissertação de mestrado *Clínica e criação: um estudo sobre o lugar das atividades nas práticas em saúde mental* (Lima, 1997).

O encaminhamento dos usuários para o grupo de TO era feito depois da avaliação de que aquelas pessoas teriam dificuldades de participar de um grupo de psicoterapia verbal e se beneficiariam da utilização de outras linguagens. Isso poderia se dar por uma dificuldade de verbalização (alguns quase não falavam, outros possuíam uma fala repetitiva e ininterrupta), ou por uma situação, às vezes momentânea, de agitação e confusão. A forma ampla e pouco precisa com que esses critérios se apresentam, caracterizando-se pela negação (pessoas que não estão indicadas para um grupo de psicoterapia verbal), parece ser decorrente do fato de, apesar de empiricamente reconhecida, a prática da TO ser naquele momento ainda pouco teorizada e os conhecimentos produzidos, ainda pouco coletivizados com as equipes. Além desses critérios de indicação, o grupo foi formado também tentando privilegiar relações que já pareciam significativas na instituição seja com os terapeutas seja entre os usuários.

A coordenação seria feita por uma dupla de profissionais, um terapeuta ocupacional e um profissional de outra área, para que fosse possível acompanhar diferentes movimentos no interior do grupo. Assim constituída, afirmava a vocação da equipe para o trabalho interdisciplinar. O mesmo acontecia com os outros grupos da instituição. Terapeutas ocupacionais participavam na coordenação de grupos verbais, grupos de família, grupos de recepção, entre outros, além de integrar a assembleia semanal da instituição.

É importante ressaltar que, embora os componentes do grupo e os coordenadores se encontrassem em outros espaços na dinâmica institucional, no grupo algo diferente acontecia. O enquadre era dado pelo lugar – a sala de TO –, pelo horário, pelos encontros de uma hora duas vezes por semana e pelos participantes. A construção de um enquadre dado pelo horário, espaço e participantes visava possibilitar a constituição de um grupo ali onde inicialmente tínhamos apenas um agrupamento de pessoas. Essa ideia, no início bastante abstrata, foi se concretizando à medida que os encontros se sucediam e o grupo de fato se constituía.

O primeiro sinal dessa constituição apareceu na referência que os componentes do grupo passaram a fazer a uma sensação de pertença, dizendo: "Nós somos de tal grupo". Depois, a referência aos outros componentes também foi ficando forte: cada ausência era sentida e marcada, assim como novas entradas. Quando acontecia de alguém ser internado, o grupo se organizava para ir visitá-lo ou mandar uma carta. É claro que essas generalizações não levam em conta as diferentes maneiras como isso ia se dando para cada um, o que tentaremos que apareça no relato.

Por fim, o grupo deveria poder desempenhar o que Winnicott (1983) chama de *função ambiental*, que envolve a continência, o acolhimento, o manejo (nomeação, intervenção, propostas) e a apresentação de objetos, objetos esses que são índice de um mundo compartilhado e podem ser transformados para habitar o espaço transicional, aquela região onde a questão "Você criou isso ou veio do exterior?" não pode ser formulada.

CONTAR UMA HISTÓRIA

O RELATO DE UM processo grupal é uma empreitada bastante difícil devido ao grande número de acontecimentos que se dão em várias dimensões. Há o processo grupal, que pode aparecer na sucessão de sessões e diz respeito às trocas que vão se dando e se modificando no interior do grupo. Outra dimensão seria aquela das histórias individuais e das transformações que vão acontecendo com cada um, que, além de componente do grupo, participa de uma variedade de outras atividades na instituição e tem sua trajetória singular na família, na comunidade e na vida. Além disso, é preciso considerar a forma como essas duas dimensões da experiência se entrecruzam, formando uma rede, e como ocorrem as trocas entre o grupo e a instituição nos quais está inserto. Movimentos no espaço e no tempo; horizontalidade, verticalidade e transversalidade. Como nos diz

Guattari (1976), estar num grupo é estar comprometido em um processo coletivo, em razão de um problema particular e por um período provisório.

A narrativa que aqui construímos é um recorte da multiplicidade de acontecimentos que tiveram lugar nessa experiência e, como toda narrativa, pressupõe a transformação do vivido, sempre múltiplo e prenhe de possibilidades, numa organização que faça sentido e possa ser compreendida. Para construí-la, buscamos trazer os pontos de fulguração que ficaram marcados na memória do narrador que viveu a experiência. Então vamos à *nossa* história.

OS PERSONAGENS

NOSSO GRUPO FOI SE formando a partir de indicações de usuários feitas pela equipe ou pelo terapeuta de referência, e a coordenação seria assumida por uma dupla de profissionais[2]. Apresentaremos brevemente os integrantes que participaram por mais tempo desse grupo, que, após dois anos de atendimento, foi finalizado. O grupo funcionava com sete a oito participantes em média, mas nem todos compareciam sempre. Alguns eram mais constantes e outros faltavam mais, mesmo que nós os convidássemos a participar no horário do grupo ou telefonássemos para frisar que sua ausência fora sentida. As faltas eram entendidas por nós como afirmação de que aquele era um lugar de referência que podia ser buscado quando sentissem necessidade e desejo.

Toninho era um jovem animado e conversador. Pouco tempo antes, tinha começado a se sentir mal no ônibus ou na rua porque lhe parecia que todos olhavam para ele, passando a não

---

2. A coordenação desse grupo era feita pelo psicólogo Arnaldo Alves da Mota e pela terapeuta ocupacional Elizabeth Araújo Lima.

sair mais de casa e sendo internado pela família. Após a internação psiquiátrica, foi encaminhado ao Caps e dizia que ia para fazer amigos e se divertir.

Toninho era muito ligado a Armando, outro jovem, que havia iniciado os estudos universitários para seguir os passos do pai na profissão. Após seis meses frequentando a faculdade, teve uma crise intensa, desorganizou-se e não conseguiu mais ir às aulas. Seu discurso preso parecia rodar em círculos e era recheado de nomes de pessoas ricas e famosas e episódios históricos repetidos à exaustão. Talvez por isso estivesse sempre abrindo as portas que encontrava pela frente, como se procurasse uma saída. Armando tinha dificuldade de se cuidar: estava sempre sujo, com mordidas de pulgas, com os sapatos trocados, e sua família não sabia como ajudá-lo.

Teodoro, outro participante, também andava sujo, mas por outras razões. Vivia pelas ruas, não tomava banho e nunca trocava de roupa. Tinha sido encaminhado ao Caps para evitar uma internação. Não podemos, no entanto, dizer que não soubesse se cuidar, visto que sempre conseguia um lugar para dormir ou comer. Parecia que estava num momento em que o limite corporal se desfazia e ele tinha de recobrir-se com roupas ou figuras que recortava no grupo e colava sobre sua roupa ou pele.

Dona Lourdes tinha uma longa história de internações em hospitais psiquiátricos. No grupo frequentemente ocupava uma posição de cuidar. Tinha uma profissão, mas há muitos anos não trabalhava e se perguntava por que adoecia nos empregos, já que considerava que o trabalho lhe fazia bem.

Margarida era uma moça órfã que vivia com sua irmã mais nova. Bastante desconfiada, quase não falava no grupo, preferia ouvir. Seu olhar era forte, assustado e assustador; olhava-nos como se quisesse ver no mais profundo de nós mesmos, para saber se podia confiar.

Donizeti havia sido travesti e, segundo ele, "saiu dessa vida" por causa de um grande amor. Quando o romance acabou, desorganizou-se. Não sabíamos se esse episódio era concomitante com a descoberta de ser portador do vírus HIV. No grupo era muito afetivo e não raras vezes cuidava dos outros; todos pareciam gostar muito dele e se divertiam com suas brincadeiras e seu jeito engraçado.

Eduardo era um jovem que, apesar de seu porte grande, parecia um menino, sempre perto da mãe, com quem morava. Não saía de casa sozinho porque tinha medo de se perder. Seu olhar era disperso e suas expressões faciais pareciam caretas estereotipadas. No início de nossos encontros falava pouco, não fazia atividades, ia porque nós o chamávamos.

O COMEÇO DA HISTÓRIA: ESTABELECENDO VÍNCULOS

No primeiro encontro, pedimos que cada um contasse por que ia ao Caps. Alguns iam para se divertir; outros, para curar-se; muitos não sabiam por que iam. Armando disse que ia para buscar paz e tranquilidade e todos concordaram com ele. Colocamos que talvez naquele grupo pudéssemos nos divertir, nos tratar e, quem sabe, encontrar um pouco de paz e tranquilidade, entender por que estávamos ali. Se não houvesse razão ou quando não houvesse mais motivo, poderíamos ir embora. Nossa intenção era criar um espaço onde talvez coubesse tudo isso, fazendo coisas todos juntos, com alguém ou sozinho.

Mostramos o armário com materiais variados para que eles escolhessem o que fazer. Donizeti quis fazer uma almofada em forma de coração e os outros resolveram desenhar. Armando fazia um desenho atrás do outro, sem parar; seus desenhos eram detalhados e bem-feitos, mas repetitivos: carros, símbolo de times de futebol, dinheiro, cifrão... Ao final do grupo, cada um apresentou o que tinha feito e todos gostaram muito do trabalho de Toninho, que, no entanto, estava insatisfeito, pois dizia não desenhar como Armando. Dias depois, Toninho chegou a rasgar um desenho seu por não conseguir fazer como imaginava: "Queria já saber tudo, como Armando".

Por algumas sessões continuaram cada um com o seu desenho. Toninho tentava rabiscar na folha de Armando e perguntava: "Cadê o grupo?" Trazia, talvez, uma força grupalizante que se opunha à proposta individual de cada um dos demais. Nesse período, quando faziam qualquer solicitação, os participantes dirigiam-se aos coordenadores do grupo. Cabia-nos tentar abrir espaço, nas falas a nós dirigidas, para a entrada de outros e propor atividades mais conjuntas a partir do que eles traziam – propostas que nem sempre eram aceitas.

Teodoro, que havia entrado recentemente no Caps, ficava sempre olhando revistas e escolhendo figuras ou palavras que recortava e colava em sua roupa ou em seu corpo. Muitas vezes essas figuras eram depois coladas em diferentes lugares da casa, como se ele estivesse transformando aquele lugar num espaço seu, marcando território. Parecia-nos que Teodoro estava às voltas com a construção de uma *pele*, ou membrana protetora, que possibilitasse habitar seu corpo e transitar pelo mundo sem o risco de ser desconfigurado. As roupas que não podia tirar, as figuras que colocava no corpo tinham a função de propiciar essa construção. Tornar o mundo familiar e conhecido, marcando os espaços como próprios, é também uma forma de *controlar* o excesso de estranhamentos produzidos no contato com aquilo que é desconhecido.

Teo estava assim, como um poeta, buscando criar "o mundo externo, descobrindo o familiar no não familiar" (Millner, 1991, p. 94). Lourdes não entendia assim a forma como Teo se relacionava com o próprio corpo; costumava alertar a ele e a Armando sobre os perigos da falta de higiene e a importância do banho. Certa vez, trouxe uma roupa para Teo, que aceitou agradecido. Trocou sua roupa antiga por essa, com a qual ficou por mais um período. Parece importante que ele tenha podido aceitar essa nova roupa, como se dissesse que o grupo poderia participar da construção de sua *pele*.

Nesse sentido, Winnicott (1983) fala-nos da importância da constituição de um ambiente facilitador, que se adapte às necessidades do sujeito e, ao mesmo tempo, seja transformado por ele. Habitar um ambiente com essas qualidades é condição para que o sujeito possa existir como processo. No grupo, esse ambiente construía-se no interstício das relações entre terapeutas e sujeitos, dos participantes do grupo entre si, na arrumação da sala, na organização das atividades.

Aos poucos o grupo foi ficando mais movimentado; todos falavam ao mesmo tempo ou se deslocavam pela sala. Os participantes começavam a se apropriar do espaço. No dia em que Armando chegou repetindo frases de políticos que ouvira no horário eleitoral, surgiu uma brincadeira em que cada um era um candidato, fazia sua campanha e apresentava propostas. É fundamental que um espaço de jogo e brincadeira possa ser criado num grupo. Winnicott (1975) nos diz que a psicoterapia acontece num espaço no qual terapeuta e paciente brincam juntos. Quando o brincar não é possível, o trabalho clínico é justamente o de trazer aquele que é incapaz de brincar para um estado no qual essa capacidade possa ser encontrada.

Assim, nossa principal aposta nesse grupo era na constituição de uma área intermediária de experimentação. Quando conseguimos constituir um espaço transicional, possibilitamos a emergência do jogo compartilhado, que pode abrir caminho para experiências culturais e uma existência em que dentro e fora não estejam enclausurados, mas possam comunicar-se. Brincar é poder suportar a precariedade do interjogo entre uma subjetividade e sua exterioridade.

A partir daquela primeira brincadeira, em várias sessões havia outros momentos como esse nos quais o grupo todo participava, além de momentos em que cada um desenvolvia a sua atividade, mas as trocas iam se tornando mais frequentes. Fora do grupo, na instituição já circulavam insígnias: "Nós que somos deste grupo..." Antes do horário, alguns procuravam os outros para ir aos encontros. Também acontecia de saírem do Caps no horário do grupo para que não fossem achados ou irem ao banheiro e não voltarem mais, exercitando movimentos singulares no coletivo.

Formavam-se também subgrupos dentro do grupo. Armando e Toninho gostavam de brincar e fazer atividades juntos. Toninho tentava seguir os movimentos de Armando, a quem atribuía muitos conhecimentos e uma situação econômica mais favorável que a dele. Numa sessão na qual Armando chegou falando de sua casa, "que estava uma sujeira", propusemos a todos que desenhassem os seus respectivos lares. Armando e Toninho aproveitaram a oportunidade para contar um ao outro sobre seu espaço doméstico e seu cotidiano.

Essa foi a primeira proposta da qual Eduardo participou, talvez porque eu tenha me sentado ao seu lado, demonstrando um interesse genuíno pela sua casa. Ele começou seu desenho com apenas uma linha de contorno que se fechava em si mesma, delimitando um dentro e um fora. Mas tanto o dentro quanto o fora eram grandes espaços vazios, sem nenhuma passagem ou comunicação entre eles. Então fui com ele procurando preencher esses espaços; perguntava pelos cômodos da casa, pelos móveis, pelos lugares ("Onde você dorme?"), pelas aberturas (portas e janelas). Parecia que tentávamos, juntos, construir para ele uma morada. Para poder estar no mundo e se orientar pelos espaços, é preciso habitar essa primeira casa que é o corpo.

Winnicott (1990) nos diz que o aparecimento de um diagrama como esse, com uma membrana limitadora separando um interior e um exterior, pode sugerir uma primeira organização de self, que está tentando se diferenciar do mundo externo. Seguindo essa hipótese, podemos pensar que Eduardo tentava organizar-se e diferenciar-se do exterior, mas habitava uma interioridade esvaziada e enclausurada, sem espaços de comunicação e passagem.

Em outra sessão, Donizeti convidou Eduardo, que ficava sempre quieto e isolado, para fazerem um desenho juntos numa grande folha. Enquanto desenhavam, conversavam também.

Donizeti dizia que, embora namorasse homens, era um homem como Eduardo, mas este dizia não saber se era um homem ou uma criança. A partir da diferença que Donizeti marcava, de ser homem e ter namorado, Eduardo podia falar da sua, ser ao mesmo tempo homem e criança. Naquele grupo, o espaço interno de Eduardo não parecia mais estar vazio; passava a ser habitado por concepções de feminino e masculino, adulto e criança, saúde e doença, e por experiências que podiam ser compartilhadas. Ao final de um dos encontros, Armando apertou a mão de Eduardo para se despedir e este comentou, parecendo estranhar: "As pessoas aqui vêm falar comigo, me beijam, me abraçam, acho que gostam de mim".

O grupo agora tinha dinâmica e movimento próprios: os participantes comunicavam-se e faziam intervenções nas histórias uns dos outros. No dia em que Lourdes dizia que queria morrer pois não via sentido na vida, Eduardo retrucou: "Não é um sentido para a vida você se encontrar, saber quem você é?"

FAZENDO JUNTO, COMO CUIDAR DO QUE SE FAZ?

O GRUPO ENTROU ENTÃO numa fase em que as propostas de atividades grupais (Benetton, 1991) tinham aceitação imediata. Um dos trabalhos, um mural feito com colagens de figuras, foi proposto no dia em que Donizeti chegou bastante triste ao encontro. Tinha se inscrito num grupo de portadores do vírus HIV e, ao entrar na sala, pegou uma revista para ler sem falar com ninguém, atitude que todos estranharam. A partir das perguntas dos colegas sobre o que estava acontecendo, começou a falar, centralizando o movimento grupal.

A colagem parecia estar sendo feita para Donizeti. Armando colou uma propaganda de *Xuxa contra o baixo-astral*; Margarida, a figura de uma mãe com uma criança no colo; Lourdes recortou uma floresta em que estava escrito: "O que é bom sempre volta".

Eduardo, que ficou um tempo no canto, sem participar, quando o trabalho estava sendo finalizado, colou um tabuleiro de xadrez e disse que pensava em Donizeti quando estava em casa.

Ao terminarem, guardaram cuidadosamente o trabalho, decidindo não expô-lo. Consideravam que estava muito bonito, mas que as pessoas externas ao grupo não iriam entender. Em muitos momentos, os trabalhos foram guardados com a alegação de que alguém poderia estragá-los ou destruí-los. Parecia que estava sendo criado um código de comunicação que pertencia àquele grupo e para eles era muito importante. Era necessário um cuidado especial com as produções, que estavam, assim, sendo valorizadas. A nós cabia receber e guardar o que era feito ali, cuidando de tudo. Só mais tarde os trabalhos produzidos no grupo começaram a ser expostos na instituição, quando apareceu o desejo de compartilhamento com um coletivo maior.

SAIR JUNTO, IR PARA FORA SEM SE PERDER

O MOVIMENTO DO GRUPO passou a ser também para fora da sala. Certa vez, conversávamos sobre brincadeiras de criança, enquanto e Margarida propôs que fôssemos jogar bola no jardim. Em outro momento, Teo estava muito inquieto e andava em volta da mesa de atividades; aquilo agitava o grupo e ninguém conseguia se concentrar. Toninho levantou-se e começou a andar atrás de Teo, imitando-o; os outros entraram na dança e começaram a criar um movimento ritmado em volta da mesa. Aos poucos, a fila transformou-se num trem que saiu da sala e deu uma volta pelo Caps.

Nessa época, Eduardo começou a falar do seu medo de se perder e Toninho, do seu medo de impregnar na rua. Disse que, às vezes, quando estava indo para o Caps, isso acontecia no ônibus e ele se sentia muito mal.

Fizemos, então, um passeio na avenida Paulista. Na volta, pedimos que Eduardo nos mostrasse o caminho. Foi uma experiência interessante e difícil. Armando disse que tinha medo por causa da grande quantidade de carros e pessoas; Margarida falou que não tinha gostado porque várias pessoas ficaram olhando para ela e que isso acontecia sempre, mas ela não ligava; Toninho gostou de não ter impregnado e propôs que fôssemos um dia com Eduardo até sua casa para que ele aprendesse o caminho e pudesse ir aos encontros sozinho. Este pediu a palavra, interrompendo os outros, e disse que as coisas estavam saindo de dentro dele, que tinha medo de que a força também saísse e ele se perdesse mais.

Intrigante essa questão que aparecia nas falas de Eduardo, entre se encontrar e se perder. Ao responder a Lourdes, disse que talvez se encontrar fosse um sentido para a vida; depois falou do medo de se perder na rua e de se perder mais ainda quando *as coisas começavam a sair de dentro* dele. Por isso, mantinha-se fechado em seu mundo, sem contato com outros. Além da mãe, a quem não é preciso falar porque "ela o conhece muito bem e sabe tudo dele", Eduardo não tinha a quem expor seu interior, que permanecia fechado. Ao propormos que experimentasse encontrar outros, a ameaça era de uma perda total do contorno. Talvez estivesse deixando de ser aquele Eduardo que não falava com ninguém, que não tinha amigos, que só andava com a mãe; talvez estivesse, como Teo, trocando a pele, mas só se tira uma quando se tem outra para pôr.

"SOMOS UM GRUPO!"

CHEGADO O FINAL DO ano, houve uma interrupção do grupo. Ao retomarmos, no início do ano seguinte, a dinâmica era outra; todo o processo anterior tinha sido no sentido da constituição de um grupo. Agora, questões mobilizadoras começavam a aparecer, bem como brigas e movimentos transferenciais mais claros. Os participantes começavam a referir que pensavam e sonhavam uns com os outros; as faltas passaram a ser mais raras e o grupo tinha agora um número maior de pessoas a cada encontro.

Intercalávamos sessões só de conversa, com atividades em sala e passeios programados pelo grupo. Fomos ao cinema, à casa de Eduardo, ao Planetário. Nesse último passeio aconteceu um fato marcante que nomeou essa nova fase do grupo. Tínhamos conseguido entradas gratuitas para o Planetário num horário em que turmas de escola faziam visitas. No meio de vários grupos de crianças uniformizadas com seus professores, nosso grupo se diferenciava. Uma das crianças que estavam próximas, dirigiu-se a Toninho e perguntou: "Nós somos de tal escola... E vocês, quem são?", ao que ele respondeu: "Nós somos um grupo". Se Clarice Lispector (1994) está certa em dizer que "pertencer é viver", podemos pensar que esse sentimento de pertencimento pode instaurar uma experiência existencializante, uma sensação de estar vivo, fazer parte de um coletivo, ser ao mesmo tempo esse coletivo e se diferenciar dele.

Assim, com o grupo constituído, a sensação de pertencimento assegurada, temas difíceis e doloridos começaram a aparecer e poder ser compartilhados. Toninho permitiu-se *impregnar* no grupo e finalmente pudemos saber de que era constituído seu terror. Quando sua *impregnação* acontecia, ele ficava com os olhos voltados para o alto e não conseguia direcioná-los voluntariamente. Certa vez, quando questionado por Margarida sobre o que acontecia quando ficava *impregnado*, disse: "É horrível, parece que vou morrer... minha pupila se dissolve e eu perco o contato com o mundo". Essa situação não parecia ter ligação com a medicação, já que, em uma das vezes em que isso aconteceu, Toninho não tomava remédio havia um mês. No grupo, a *impregnação* aos poucos foi sendo contida ao realizar atividades ou falar sobre o assunto.

Podemos pensar a sensação de Toninho como uma experiência de *colapso*. Winnicott (1983) nos diz que em alguns casos de psicose verificamos um "colapso das defesas", que coloca o sujeito num estado de caos. A palavra que Toninho utiliza é bastante significativa: "A experiência", diz ele, "é de dissolução". Ao perder o contato com o mundo, perde-se também um sentimento de existência e uma experiência de si.

É interessante pensar que, para Toninho, essa dissolução se dá na pupila, nos olhos, que são *a janela da alma*, por onde o mundo nos chega de imediato. Ali podem se dar a passagem e o encontro entre interioridade e exterioridade, a abertura para o fora de si mesmo. Mas, se a morada não está bem construída, as portas e janelas podem ser arrebentadas por uma invasão de forma avassaladora. Nesses momentos, o que passou a ser fundamental foi reassegurar nossa presença como consistência do mundo à sua volta e construir esse mundo com ele, no sentido de ajudá-lo a recompor sua morada, seu corpo, uma superfície mínima que pudesse circunscrever sua experiência. "Para controlar o que está fora, há que se fazer coisas, não simplesmente pensar ou desejar, e fazer coisas toma tempo" (Winnicott, 1975, p. 63).

Margarida também tinha episódios de impregnação e frequentemente perguntava ao grupo sobre as experiências de cada um com a medicação e os efeitos colaterais. Estava muito desconfiada dos médicos e aceitava a medicação com bastante resistência. Em um dos encontros começou a chorar, dizendo que as coisas aconteciam sem que ela entendesse o porquê, que a estávamos dopando sem explicar o que ela tinha e que não tomaria mais o remédio. Todos passaram a falar de suas experiências com remédios, e Toninho deu seu depoimento: disse que já tivera várias impregnações, e nessas situações sentir que estava para morrer, porém gostava do seu médico e confiava nele. "Acho que minha doença não tem cura, mas estou aí com os remédios, apostando uma corrida contra ela; sou eu ou ela!" Terrível modo de estar no mundo! Mas Toninho podia suportar a ideia de que o *mal-estar* não tem cura e apostar na vida.

Teorias sobre a doença também começaram a aparecer e ser confrontadas. Em um encontro Lourdes e Eduardo fizeram um trabalho em argila juntos. Lourdes fez um jardim e encheu de brinquedos, enquanto falava de sua infância triste. Eduardo colocou uma cobra no jardim e disse: "Eu entendo o seu problema: sua mãe te abandonou e você ficou traumatizada. O meu problema é diferente, tenho defeitos nas células". Vemos que Eduardo tem um saber sobre o seu problema e o sofrimento de Lourdes, um saber construído no encontro com ela.

A morte foi outro assunto que começou a poder ser tratado. Apareceu pela primeira vez num dia em que o grupo estava completo, com oito pessoas falando ao mesmo tempo, instaurando uma vivência de desorganização e caos. Margarida, então, perguntou: "Será que eu vou morrer? Todos morrem?" Todos se sentiram afetados pela questão e passaram a falar de suas crenças: reencarnação? Outra vida? Donizeti parecia ser o mais implicado e dizia não querer morrer porque estava em dívida com Deus e também porque gostava de suas coisas. Armando disse que tinha muito medo da morte porque ela era escura. Todos falavam ao mesmo tempo e pareciam angustiados. Em meio ao escuro, ao medo e ao caos, Lourdes trouxe papel e tintas coloridas para a mesa e aos poucos todos passaram a mexer com o material.

Parecia termos vivido ali, juntos, a possibilidade de, do informe e do caos, produzir algo vivo e intenso, criar. Os trabalhos ficaram realmente muito interessantes. Apresentavam uma utilização das tintas que chamava a atenção pela quantidade em excesso e pela intensidade das cores. Eram trabalhos fortes e de grande impacto.

O assunto retornou muitas vezes, principalmente porque estava muito presente para Donizeti, que chegou a escrever um testamento em uma das sessões. Armando, então, disse: "Eu quero fazer muitas coisas antes de morrer". Quando questionado sobre o que gostaria de fazer, não conseguiu responder de imediato. Algum tempo depois, completou a ideia: "Antes de morrer, eu quero ser feliz".

AFINIDADES ELETIVAS, TRANSPORTE AMOROSO

Os investimentos afetivos em relação aos coordenadores ou entre os componentes do grupo começaram a ficar mais evidentes. Eram frequentes os relatos de sonhos em que componentes do grupo apareciam, deixando entrever que cada um se fazia presente no mundo imaginativo dos outros. As escolhas de parceiros para trabalhar também indicavam movimentos de aproximação e afastamentos, e havia investimentos diferentes em relação aos coordenadores. Margarida tinha um vínculo diferenciado com um dos coordenadores do grupo; era para ele que dirigia suas perguntas frequentes e foi também a partir da relação de confiança que estabeleceu com ele que passou a aceitar a medicação.

O grupo passou a se perguntar se só poderia haver uma pessoa importante para cada um – o médico, a mãe, o terapeuta – ou se o amor poderia se ampliar e deslizar para várias pessoas. Essa questão foi colocada por Eduardo quando se irritou por Lourdes dizer que se preocupava com ele. "Quem se preocupa comigo é minha terapeuta e eu venho ao grupo por causa dela." Na sessão seguinte, no entanto, ele perguntou a Lourdes por que ela estava triste, demonstrando que também podia se preocupar com alguém do grupo.

Lourdes frequentemente assumia um papel maternal em relação a Teo e Armando. Orientava-os sobre a higiene e fazia presentes para eles. Outra forma de ligação amorosa acontecia muitas vezes entre Teo e vários componentes do grupo. Costumava cuidar, dar conselhos ou fazer interpretações precisas, demonstrando alcançar acontecimentos e afetos que não tinham sido explicitados e diziam respeito tanto aos componentes do grupo quanto aos terapeutas. Guattari (1992, p. 105) refere-se a essa capacidade que alguns psicóticos teriam de "ler, fluentemente, de algum modo, o inconsciente de seu interlocutor com facilidade". Para ele, essas pessoas teriam uma aptidão para transversalizar, atravessar estratos e transpor os muros.

A transferência, esse transporte amoroso, em alguns momentos ganhava uma intensidade que tornava difícil manter-se como suporte desses investimentos. Como quando, numa discussão sobre a existência de Deus, Eduardo afirmou, apontando para mim: "Deus não existe! Já tentei falar com ele, chamei-o, gritei, mas ele não respondeu. Para mim, Deus é ela, que me curou". Não sabemos o que o rapaz entendia por estar curado, mas devia ser bastante significativo para ele vir ao Caps e encontrar pessoas com as quais se relacionar. De qualquer forma, o trabalho estava apenas começando nesse momento em que se configurou essa transferência maciça.

Outras vezes a dificuldade de suportar a intensidade era vivida por aquele que a investia afetivamente. Certo dia em que o terapeuta não estava no grupo, Toninho não quis participar: "Não posso ficar *sozinho* na sala com uma mulher". Também não conversava em minha presença sobre sua sexualidade; esses assuntos eram compartilhados com o terapeuta e os outros homens do grupo.

Em relação aos investimentos afetivos, nosso trabalho era no sentido de desimpedir as passagens que estivessem interditadas e desfazer cristalizações para que o afeto pudesse circular, deslocar-se; forjar o novo ali onde o sujeito afeta e é afetado, possibilitando-lhe ocupar vários lugares: ouvir e ser ouvido, cuidar e ser cuidado.

ABRIR O CÍRCULO, DEIXAR ENTRAR, TALVEZ SAIR, SE SEPARAR... NOVOS RUMOS

DEPOIS DE UM TEMPO em que o espaço e as relações estavam intensamente investidos, o grupo pôde iniciar um processo de abertura, quando cada um começou a fazer projetos sobre o porvir. Que novos caminhos poderiam agora se abrir, quais os desejos, por onde queriam seguir? Os movimentos em direção ao

GRUPOS E TERAPIA OCUPACIONAL:
FORMAÇÃO, PESQUISA E AÇÕES

exterior faziam parte de um processo de singularização em que cada um, apoiado na sustentação que o grupo pôde dar, ensaiava passos e fazia planos.

Assim, o grupo foi aos poucos sendo desinvestido, dando lugar a outros projetos e a outras relações e coletivos. Mas nem todos os participantes estavam no momento de abrir-se para uma nova experiência. Com o movimento de desinvestimento naquele espaço grupal por grande parte dos participantes, Eduardo não conseguiu investir em nenhum novo projeto e voltou-se para espaço e relações já conhecidos. Na mesma época em que o grupo estava se abrindo para outras possibilidades, sua mãe se aposentou e passou a ficar o dia todo em casa, e ele quis ficar com ela para fazer-lhe companhia. Simplesmente deixou de ir aos encontros. Nossas tentativas de trazê-lo de volta por meio de contatos telefônicos ou visitas domiciliares não surtiram efeito. Pensamos que talvez fosse o momento de criar um atendimento individual para ele e propusemos esse trabalho.

No grupo vivemos, então, um momento de finalização e despedida, resgatando o processo que havíamos percorrido juntos, ajudando a construir projetos a ser desenvolvidos dali para a frente.

Toninho, ainda no grupo, iniciou um movimento em busca de trabalho. Primeiro, empregou-se como faxineiro numa firma e depois passou a integrar a equipe de produção e comercialização de alimentos do projeto "Trabalho", ligado à Associação Franco Basaglia. Lourdes iniciou um atendimento psicoterápico, vindo visitar o Caps vez ou outra. Margarida foi internada por um período, ficou sem moradia em outro, passou a morar com um namorado e, depois, foi morar na casa de familiares. Nessas idas e vindas, o vínculo com o Caps era desfeito e refeito, mas foi se fortalecendo. Armando foi acompanhado mais de perto por um acompanhante terapêutico ao mesmo tempo que tentávamos contatos com a família. Teo iniciou um acompanhamento terapêutico e redirecionou todos os esforços para retomar os contatos com os filhos e reorganizar um local de moradia. Donizeti resolveu viajar para outro país. Ligava frequentemente para o Caps e pudemos intermediar seu contato com o Serviço de Saúde Mental local, onde procurou um novo suporte e uma nova referência.

Tendo funcionado como espaço de continência, onde cada um arriscou estabelecer relações e se experimentar em novas situações, o grupo pôde, ao fim de um período, ir sendo desinvestido, mais por uns e menos por outros.

ALGUMAS LINHAS PARA CONCLUIR

Ao longo do processo fomos percebendo que o dispositivo grupal, mais que triangular relações, permitiu a formação de uma trama, um verdadeiro tecido relacional. Várias linhas foram se construindo, relações inesperadas surgiram, interferências, trocas; os componentes do grupo muitas vezes faziam colocações uns para os outros e intervenções precisas. A imagem é mesmo da fabricação de uma rede, um tecido, uma trama.

Outro aspecto interessante, que acontecia com frequência, eram a percepção de situações similares e a busca conjunta de soluções. Trocas de informações a respeito da medicação, dos conflitos familiares, de sentimentos de solidão apontam para uma descoberta: "Isso acontece com mais alguém e não só comigo". Além disso, no grupo, o delírio ou qualquer outra manifestação criativa podia ser compartilhado e alcançar uma expressão coletiva.

As atividades presentes como ferramentas desse dispositivo trouxeram ainda outras variáveis. A mais importante foi a introdução de diferentes materiais de expressão – corpo, tinta, barro, cores, som –, planos que estavam fora da linguagem, mas tão fortemente presentes na psicose que puderam ganhar trânsito e criar mundos. Eram comuns a troca de objetos produzidos, a ajuda mútua, os ensinamentos de como se faz uma atividade etc.

Muitas vezes, quando alguém queria fazer alguma coisa e nós (os coordenadores) não sabíamos como, outro componente do grupo ensinava. Quando ninguém sabia, a tarefa era pesquisar. Havia dessa forma uma quebra de idealização da figura do coordenador, que muitas vezes podia aprender com os outros. Os participantes puderam ocupar diferentes papéis – aprendiz e instrutor, *escutador* e escutado – e experimentar um tipo especial de relação que o fazer junto promove, "um identificar-se pela ação ou por seus objetivos em comum" (Maximino, 1997).

Além disso, nesse grupo de TO, os participantes foram afetados e transformados pelo confronto com as diferenças. Esse confronto pôde se dar no encontro com o outro, que, em sua alteridade, se recusava a ser incorporado a um mundo privado, imaginarizado e delirante; era o encontro com aquilo que estranhamente não se adequava à construção do mundo feita *a priori* e questionava essa construção.

O trabalho com os materiais e a resistência que eles impunham à realização de um projeto inicialmente imaginado também eram experiências de confronto. Ao se porem a fazer coisas no mundo real, os participantes saíam da posição de imaginar seu mundo e colocavam-se diante da possibilidade e da dificuldade de criar um mundo que podia ser compartilhado. Assim, de um primeiro momento de estranhamento, a produção de objetos e do próprio grupo pôde instaurar uma experiência de solidez e disponibilidade que proporcionou o estabelecimento de um ambiente confiável.

A realização de atividades e a produção de objetos também permitiram que os participantes, ao nomear seus produtos, nomeassem a si próprios como produtores. Houve momentos no grupo em que o trabalho foi coletivo, mas houve também situações em que cada um realizava uma atividade, em que diferentes estilos, saberes, histórias puderam ser confrontados. A diferença aqui estava a serviço de uma diferenciação; o encontro com ela possibilitava que se fossem reconhecendo algumas marcas e características como próprias, no sentido da construção de uma experiência de si.

Contudo, se uma experiência grupal pressupõe o intercruzamento do singular e do coletivo, essas duas dimensões nem sempre estão em harmonia e consonância. De qualquer forma, o grupo pôde sustentar encontros e experimentações e depois abrir portas e caminhos a ser trilhados, ramificando-se em várias direções.

Como nos ensina Winnicott (1983, p. 81), "o ambiente favorável torna possível o progresso continuado dos processos de maturação. Mas o ambiente não faz a criança. Na melhor das hipóteses possibilita à criança concretizar seu potencial". O que cada um se tornará, os caminhos que trilhará estão fora do controle de qualquer um – seja pai, mãe ou terapeuta – e dizem respeito ao devir da vida em cada corpo.

O difícil deste trabalho é que a abertura para o novo traz sempre em seu bojo possibilidades tanto de vida quanto de mortificação. Nada está garantido quando se caminha em direção ao que ainda não é conhecido. Não é por pouca coisa que alguns sujeitos se fixam, em algum momento, numa existência estagnada. Essa rigidez está a serviço de proteger o sujeito de experiências avassaladoras para as quais ainda não há ferramentas suficientes.

Quando nos propomos a trabalhar no sentido de maleabilizar um pouco essa couraça protetora, temos de pensar o que isso significa: a que estamos propondo que esses sujeitos se exponham? À vida? Sim. Winnicott (1975) nos ensina que a ausência de doença pode ser saúde, mas não é vida. Nós, como terapeutas, temos de nos perguntar sobre "o que versa a vida". E vida é risco. Só quem está vivo pode morrer.

REFERÊNCIAS BIBLIOGRÁFICAS

BENETTON, M. J. *Trilhas associativas: ampliando recursos na clínica da psicose*. São Paulo: Lemos, 1991.

GUATTARI, F. *Psicoanálisis y transversalidad: crítica psicoanalítica de las instituciones*. Buenos Aires: Siglo XXI, 1976.

GRUPOS E TERAPIA OCUPACIONAL:
FORMAÇÃO, PESQUISA E AÇÕES

_____. *Caosmose: um novo paradigma estético*. Rio de Janeiro: Editora 34, 1992.

LIMA, E. M. F. A. *Clínica e criação: um estudo sobre o lugar das atividades nas práticas em saúde mental*. Tese de Mestrado em Psicologia Clínica, Pontifícia Universidade Católica de São Paulo, SP, 1997. Disponível em: <http://www.pucsp.br/nucleodesubjetividade/Textos/beth/clinica.pdf>. Acesso em: 17 out. 2014.

LISPECTOR, C. "Pertencer". In: LISPECTOR, C. *A descoberta do mundo*. Rio de Janeiro: Francisco Alves, 1994.

MAXIMINO, V. S. *A constituição de grupos de atividade com pacientes psicóticos*. Tese de Doutorado em Saúde Mental, Faculdade de Ciências Médicas da Unicamp, Campinas (SP), 1997.

MILLNER, M. *A loucura suprimida do homem são*. Rio de Janeiro: Imago, 1991.

WINNICOTT, D. W. *O brincar e a realidade*. Rio de Janeiro: Imago, 1975.

_____. *O ambiente e os processos de maturação*. Porto Alegre: Artes Médicas, 1983.

_____. *A natureza humana*. Rio de Janeiro: Imago, 1990.

10 Grupo de terapia ocupacional: ancoragem para pessoas internadas em hospital geral

Priscilla Feres Spinola
Thaís Valente
Solange Tedesco

Tentaremos olhar um grupo que vai sendo construído, produzido
a cada instante. Grupo que vai sendo tecido e se tecendo.
Pessoas constituindo um grupo e o grupo que
vai sendo constituído internamente,
forjando uma representação de grupalidade.
E neste processo de tecedura do grupo, nesta trama,
qual seria o lugar do terapeuta?
Às vezes tecelão que tenta dar alguns nós, introduzir
outras cores, às vezes um pedaço de fio.
O setting *sendo o próprio tear, aquilo que suporta, que*
estrutura a trama, dá as margens.
Mas o sentido do terapêutico (o que se deseja),
é que se forje a possibilidade destes fios serem desejantes por si mesmos,
como uma trama encantada que se faça a si
mesma, com combinações inusitadas.
Neste sentido, o grupo não é preparação de nada,
não é laboratório no sentido do faz de conta,
é nele mesmo ato, real, social, produtivo, atual.
Nem simples repetição de um passado, nem role-playing
que só tem sentido se referido a uma ação futura.

(Maximino, 1995)

O LUGAR DE PARTIDA

O DESEJO DE APRESENTAR este texto parte da discussão do grupo de terapia ocupacional como instrumento para ampliação dos processos de avaliação, diagnóstico e intervenção com o paciente clínico internado no hospital geral em programas de Interconsulta em Saúde Mental. Enfoca a compreensão do dispositivo grupal como espaço privilegiado para o aprendizado e a formação do terapeuta ocupacional, ao possibilitar a descrição de seus procedimentos para reflexão e uma possível articulação teórico-clínica.

Compartilhamos aqui os fragmentos de um processo de formação por meio da prática supervisionada dos atendimentos em terapia ocupacional, com o foco em saúde mental no hospital geral.

LOCALIZANDO A FORMAÇÃO

A ESPECIALIZAÇÃO EM TERAPIA Ocupacional em Saúde Mental fez parte do programa de especializações do Departamento de Psiquiatria e Psicologia Médica da Universidade Federal de São Paulo – EPM, desenvolvendo um programa de formação multiprofissional por meio de eixos teórico-práticos integrados e específicos para médicos residentes, psicólogos, terapeutas ocupacionais e assistentes sociais. A estrutura contava, no período dessa experiência, com um programa de dois anos, no qual os especializandos e residentes das áreas citadas participavam de uma prática supervisionada em diferentes programas e setores do Departamento de Psiquiatria. Funcionava com a premissa de uma formação interdisciplinar e múltipla, fundamental para a base do trabalho nos equipamentos de saúde mental. O programa integrado tinha a proposta de oferecer uma experiência de trabalho participativo mediante uma equipe multidisciplinar visando expor os profissionais às mais diversas vivências de assistência em saúde mental em diferentes níveis de complexidade.

INTERCONSULTA EM SAÚDE MENTAL

O Serviço de Interconsulta em Saúde Mental da Unifesp--EPM/HSP contava com duas diferentes entradas da equipe de saúde mental no hospital geral: uma pela qual recebíamos um chamado pela equipe de referência do paciente para realizar sua avaliação e acompanhamento, e outra por programas denominados "ligação em saúde mental". Tais programas tinham como foco principal do trabalho desenvolver e promover ações mais generalizadas a determinadas clínicas e equipes específicas, no sentido de propiciar o melhor bem-estar aos pacientes durante o processo de adoecimento e tratamento.

O Serviço de Interconsulta passou a incluir os procedimentos de terapia ocupacional em junho de 2002. Estruturou-se um núcleo de atenção assistencial em terapia ocupacional oferecendo suporte ao programa de Interconsulta em Saúde Mental. No programa de ligação, a terapia ocupacional desenvolvia ações que incluíam, além da função de capacitação das equipes, a promoção de intervenções e diagnósticos que avaliavam as condições e os impactos vivenciados pelos pacientes diante de diversos fatores: diagnóstico, prognóstico; indicação e tolerância ao tratamento, aos procedimentos e à hospitalização; sua história de vida; características pessoais; sua adaptação ativa à situação; a informação e satisfação do familiar; e a relação equipe-médico--paciente. Essa atuação dava-se tanto por meio da proposta de grupos semanais como de atendimentos individuais nos casos em que eram avaliados maiores dificuldades e impactos com a condição da hospitalização, adoecimento ou situações conflituosas ou de difícil manejo e estressores psicossociais.

Nesse projeto, a ausência de um modelo prévio para as ações da terapia ocupacional sinalizou a importância do entendimento deste como um lócus privilegiado de estudo e observação. Desenhamos as intervenções grupais, especificamente o grupo de terapia ocupacional, entendendo que a diversidade oferecida

GRUPOS E TERAPIA OCUPACIONAL:
FORMAÇÃO, PESQUISA E AÇÕES

pelos diferentes dispositivos utilizados nessa modalidade tem por objetivo a visibilidade do *fazer a* e *fazer per si*, construção de um eixo ordenador, suporte para a situação de ruptura ou fissura provocada pela doença e hospitalização e a possibilidade de uma ressignificação da história particular e subjetiva vivida por cada um no acontecimento.

O ato grupal pode potencializar e validar as intervenções terapêuticas por meio de uma oferta de experiências que podem ser utilizadas pelos pacientes para expressão, vivência e significação de conteúdos que podem, mediante todos esses recursos, ser validados pelo contexto terapêutico, transformando assim a experiência da hospitalização em uma estratégia de promoção da saúde.

O CENÁRIO

AS ESTRATÉGIAS GRUPAIS PERMITEM-NOS desde um olhar mais voltado para um contexto específico de cada sujeito até o diagnóstico das situações e dinâmicas de cada enfermaria em si. Sendo assim, é interessante observar como cada enfermaria é um próprio hospital dentro de outro maior, com sua disposição física, sua equipe em particular, as demandas às quais atende, suas regras e tradições na configuração dos leitos e no lidar com cada problema, dificuldade e com o próprio sofrimento; além da forma como recebe e solicita as interconsultas e nossa presença.

No estágio da interconsulta, as especializandas do primeiro ano da formação passam o período de oito meses vinculadas ao programa de ligação, sendo os grupos de terapia ocupacional e atendimentos individuais os principais procedimentos utilizados. Os profissionais no Serviço de Ligação permanecem fixos em determinadas enfermarias com projetos e propostas longitudinais (Tedesco *et al.*, 2003). Os grupos ocorrem semanalmente nas enfermarias da hematologia, doenças infectoparasitárias, ginecologia e obstetrícia, clínica médica masculina e clínica médica feminina, sendo realizados em coterapias com duas terapeutas ocupacionais. Têm a duração de uma hora e meia e são abertos à participação de todos os pacientes e da equipe de enfermagem.

Nesses grupos, o olhar está voltado para o processo de avaliação em interconsulta, sendo este composto por diagnósticos que se complementam. Citero (2003) aponta que o processo diagnóstico em interconsulta articula simultânea e progressivamente quatro níveis diagnósticos:

1 diagnóstico do pedido;
2 diagnóstico situacional;
3 diagnóstico psicodinâmico do paciente;
4 diagnóstico psiquiátrico do paciente.

O pedido de interconsulta é feito por algum membro da equipe de saúde do hospital por meio do *pager* do serviço, sendo manifestada, nesse pedido, a necessidade de avaliação. Cabe ao interconsultor, além de explicitar o pedido manifesto, explorar o conteúdo latente que mesmo ainda não entendido ou percebido pelo solicitante da equipe está na composição desse pedido e interferindo no campo de atenção. Entre eles, o do pedido da interconsulta, o situacional, o psicodinâmico do paciente e, por fim, o psiquiátrico desse mesmo paciente.

Em geral, os diagnósticos mais usados no grupo são o situacional e o psicodinâmico do paciente. O primeiro é definido como a impressão do todo, que enfoca a relação do paciente com o ambiente, demais pacientes, familiares e equipe. O diagnóstico psicodinâmico busca avaliar sua atitude diante do adoecimento e da internação, as relações que ele estabelece, seus mecanismos para lidar com essas situações, entre outros aspectos (Citero, 2003).

Além disso, realizamos o diagnóstico de contexto, instrumento específico do terapeuta ocupacional que complementa essa compreensão do campo oferecendo outros dados quanto à histó-

GRUPOS E TERAPIA OCUPACIONAL:
FORMAÇÃO, PESQUISA E AÇÕES

ria de vida do paciente; a suas condições socioemocionais; à forma como lida com suas necessidades; à organização de seu cotidiano, tanto atualmente quanto no passado e/ou no futuro; à sua relação e a dinâmicas no fazer, à sua atitude ante o tratamento, a hospitalização e a gravidade do quadro; entre outros fatores (Tedesco *et al.*, 2003). O diagnóstico é realizado durante todo o processo, sendo cada nova situação possibilitadora de reavaliações, novas percepções e articulações facilitadoras para a compreensão de outras necessidades trazidas pelos pacientes/familiares/ equipe na relação dinâmica que se estabelece no hospital.

Portanto, temos como foco, a partir da realização desses diagnósticos,

construir uma nova articulação do sujeito no meio hospitalar, possibilitando uma atitude mais participativa/desejante do paciente. A terapia ocupacional objetiva a diminuição da situação de estresse e funciona como elemento integrador, tanto para o paciente e seus familiares, bem como para a equipe de saúde. Esta avaliação contextual se apresenta como um recurso capaz de analisar, orientar e conduzir intervenções e ações introdutórias e promotoras de mudanças em contextos desfavoráveis para todos os agentes envolvidos no processo (paciente, equipe, familiar, o interconsultor, etc.). (Tedesco *et al.*, *ibidem*, p. 151-52)

ESTUDANDO A PROBLEMÁTICA APRESENTADA...

... a doença... serve para nos lembrar de que temos corpo,
de que podemos morrer. O sentimento de uma pessoa que, de repente,
vê-se gravemente enferma, é de que, a partir de seu próprio corpo,
deixou de ser dona de si.
[...] Não é a morte, e sim o morrer que se teme,
com o medo da dor, do desfiguramento, da multilação,
da falta de ar, além do medo do isolamento e do abandono.
(Botega, 2002)

Diante do objetivo do trabalho, faz-se necessário contextualizar a população atendida pelas enfermarias, com reflexões que alguns autores nos trazem acerca do adoecer e da hospitalização, como vivência de "[...] quebra de uma linha de continuidade da vida, das funções desempenhadas no dia a dia, de certa previsibilidade que guardamos sobre o dia de amanhã. O impacto da doença imobiliza e congela a existência e, em consequência, sua relação com o mundo" (Botega, *ibidem*, p. 47). O autor caracteriza essas vivências como a de um "luto normal: passado o impacto da doença e da hospitalização, espera-se que a pessoa vá retomando a esperança e o comando de sua vida (ainda que isso possa ocorrer apenas na esfera mental, controlando o pessimismo e as emoções), mas nem sempre é isso que acontece" (*ibidem*). Pois "a maneira de a pessoa reagir a essa situação depende de muitos fatores: de sua personalidade, de sua história, de suas crenças, de seu estado emocional, do apoio que possa receber e aceitar do tempo" (*Ibidem*, p. 43-44).

Além disso, é preciso não perder de vista fatores de dimensões maiores que interferem diretamente nesse contexto, como os que Spink (1992, p. 6) nos aponta ao falar da organização social em que a instituição hospitalar passa a existir, pensando que há "um ato de renúncia" do próprio sujeito e de sua família, quando "assinam o termo de compromisso dando ao médico, à equipe ou à instituição hospitalar, autoridade sobre seu corpo".

Acrescente-se a esses mecanismos uma consequente despersonalização e perda de identidade do sujeito, resultante também da dissociação entre o doente e sua doença, na medida em que o tratamento pauta seu olhar "no órgão doente e não no indivíduo doente", deixando "para um segundo plano as noções de desconforto, dor e sofrimento psíquico. Ou seja, tudo aquilo que integra a experiência que o doente tem da sua doença. Assim, não é à toa que o paciente constrói sua experiência hospitalar como uma ruptura biográfica" (Spink, *ibidem*, p.). Cita, ainda, os reflexos do sofrimento do adoecer na organização do trabalho dos profissionais que assistem a essa população, que, para "dar conta de suas tarefas", acabam por distanciar-se e negar essas questões (Spink, *ibidem*, p. 6-7).

A partir da discussão que esses autores propõem, é possível compreender que essa ruptura e desarticulação do sujeito com as experiências vividas se dão por diferentes vias. Pensando nesses fenômenos é que se faz necessário compreender como isso vem se problematizando no campo de atuação, ampliando, para tanto, nossas possibilidades de observação, avaliação e intervenção.

OS GRUPOS

PENSAREMOS OS PROCEDIMENTOS DA terapia ocupacional com base no referencial relacional, tendo como instrumento as atividades, um dos termos da relação triádica (terapeuta-sujeito--atividades), e compreendendo que o olhar da terapia ocupacional está voltado para a organização ou desorganização dos fazeres cotidianos do sujeito, pensando nesses fazeres sempre permeados e significados pelo contexto e pela história social dele (Takatori, 2003).

Nesse sentido, a proposta de criar um espaço para a realização de atividades tem como foco possibilitar a aproximação do sujeito com seu cotidiano, com sua história, com o outro e consigo mesmo, a fim de integrar aquilo que se *faz*, *pensa* e *sente*, mesmo imerso e submetido na rotina hospitalar. É por meio das atividades e da experiência de cada um que se torna possível a articulação desses aspectos, colocando o sujeito em uma posição central dentro desse contexto e, portanto, estimulando e valorizando suas ações.

Como nos diz Villares (1998, p. 187),

> ao fazer determinada atividade, o paciente aprende com a sua consecução, depara-se com limitações e possibilidades dos materiais e processos, desenvolve ou utiliza habilidades específicas, enfim, vivencia na ação diversas situações que podem ser transpostas para as atividades do espaço externo à terapia.

O desafio da TO é "proporcionar consistentemente uma referência pela qual o paciente possa transformar um espaço estagnado, patológico, em um espaço de crescimento criativo, enquanto 'ajeita' vivências desestruturadas e encontra maneiras de combinar o conhecido com o desconhecido".

O grupo de terapia ocupacional, além de instrumentalizar para uma compreensão do sujeito e suas vivências singulares, facilita as interações por meio do compartilhar do tempo, do espaço e de um fazer, gerando diferentes formas de encontros, com múltiplos entrecruzamentos e conexões ante a multiplicidade de universos subjetivos e singulares na formação de uma experiência compartilhada e coletiva. Possibilita, assim, o reconhecer-se por meio não só de sua própria experiência como pela do outro (Samea, 2002).

> As limitações e perdas impostas pela doença e pelo tratamento provocam no sujeito a necessidade de construir um novo modo de se organizar em suas ações cotidianas, o que na maioria das situações necessita da ajuda de um profissional especializado em avaliar e compreender a experiência cotidiana da doença e em buscar junto com o paciente a mudança e o favorecimento para um novo modo de viver, de se relacionar e de se organizar frente às suas necessidades. (Morais *et al.*, 2005, p. 31)

Dentro do grupo de terapia ocupacional, torna-se efetiva essa observação do sujeito na relação com os demais pacientes, com a equipe e com a família na sua dinâmica de realização de atividades e de suas reações diante dos procedimentos clínicos, assim como podem ser trazidas por cada participante a experiência da hospitalização, as dificuldades na adaptação à sua nova e presente condição, seja pela ruptura vivida com a internação, pela vivência do adoecimento, pela comunicação de uma notícia trágica e/ou mesmo por uma sequela de difícil adaptação.

APRESENTANDO OS GRUPOS...

ASSIM QUE CHEGAMOS à enfermaria, portando nossas maletas com materiais, conversamos com a equipe de enfermagem e obtemos uma breve descrição das condições de cada paciente, quais podem sair do leito, quem está chegando ou saindo de alta, quem será submetido a algum procedimento, se há alguém que, segundo a equipe, precisaria de uma atenção mais individualizada, entre outros fatores. Atentas a essas informações, damos continuidade à proposta. Em cada quarto que entramos, é feito o convite de nos reunirmos para *fazer algo juntos*. Durante essa passagem pelos quartos, é avaliado qual seria o melhor espaço para o grupo ocorrer, levando em consideração aqueles que não podem sair do leito, os que estão em isolamento, o próprio espaço e o desejo ou a oferta que alguém faz para que utilizemos seu espaço.

Desde nossa chegada na enfermaria até o início do grupo propriamente dito, já iniciamos uma avaliação no campo e, do mesmo modo, começamos a interferir nele. A forma como somos recebidas, o primeiro contato que estabelecemos com a equipe de enfermagem, os pedidos de avaliação de um ou outro paciente ou até mesmo o silêncio e o pouco contato visual compõem-se como fatores que nos fornecem dados para melhor compreensão e configuração do diagnóstico situacional desse campo. Ademais, por meio dos pacientes que geralmente nos indicam e das demandas que nos trazem, torna-se possível não somente avaliar como também exercitar com a equipe da enfermaria um olhar mais voltado para as vivências, que, embora com algumas características próprias ao adoecer e à hospitalização, apresentam-se de forma singular na experiência de cada sujeito.

Além disso, é válido pontuar que, diferentemente da função do interconsultor, que recebe um chamado para avaliar determinado paciente, vamos para vivenciar um recorte de espaço e tempo na enfermaria, ao lado dos pacientes e da equipe, acabando essa convivência por sugerir demandas latentes, muitas vezes não percebidas ou apontadas pelas equipes de enfermagem ou médica. Entramos no campo e o vivenciamos, compartilhando experiências no mesmo campo relacional que nos é apresentado, criando caminhos possíveis de intervenção, tanto no próprio grupo como em um enquadre mais individualizado e/ou nos encaminhamentos possíveis.

A partir disso, cabe dizer que o grupo busca convidar e acolher todos para avaliar a rotina hospitalar, marcada pela espera de tomar remédios, de exames e procedimentos, da visita dos médicos, do banho, "não existindo, assim, um sujeito que vive este tempo, mas um tempo que anuncia atividades de sobrevivência e cuidados clínicos, incorporados ao seu dia a dia" (Mastropietro *et al.*, 2005, p. 19), o que fica mais evidente com a fala de Botega (2002, p. 44), ao dizer que a hospitalização "é um tempo de suspensão; difícil ligá-lo à vida passada ou conectá-lo ao futuro. As preocupações mais imediatas passam a girar em torno do estado corporal e da passagem das horas".

Sendo assim, o grupo busca propor uma experiência em que o sujeito possa de fato viver esse tempo que é proposto de forma autônoma, tendo possibilidade de escolhas, tornando-se agente na construção de uma narrativa que integre esse tempo de suspensão como um presente vivido, de acordo com a proposta de um fazer que o conecte com seu passado e a possibilidade de um futuro. Enfim, que se crie uma relação com o tempo diferente daquela vivida na internação.

A seguir, serão apresentados o diagnóstico situacional de duas enfermarias selecionadas para explicitar o processo de terapia ocupacional e exibidas três vinhetas clínicas. Vale ressaltar que a construção do papel profissional está intimamente associada à natureza de inserção institucional e ao referencial teórico que organiza a prática e norteia as ações do terapeuta ocupacional na sua função de interconsultor em saúde mental.

RUMO AOS DIAGNÓSTICOS SITUACIONAIS DAS ENFERMARIAS

ENFERMARIA DE HEMATOLOGIA

Ao pensar na enfermaria da hematologia, é preciso considerar alguns aspectos que particularizam a entrada dos grupos de terapia ocupacional nesse contexto. Na hematologia, foi possível acompanhar os pacientes de um modo mais processual, pois o período de internação é geralmente longo. A equipe apresentava-se com intensa dificuldade de entrar em contato com o sofrimento que permeava o local, chegando em alguns momentos a pedir nossa ajuda e, em outros, resistir à nossa entrada. Outro fator que interfere diretamente nesse campo relacional é o tratamento invasivo a que os pacientes são submetidos, além de uma constante confrontação com a morte. Muitas vezes, os grupos aconteciam com número reduzido de integrantes, pois mesmo havendo interesse em participar a questão da baixa imunidade e/ou das plaquetas impedia não só que os pacientes estivessem em grupo, como também que realizassem qualquer movimento. Essa condição clínica apresentava-se de forma muito mais intensa do que nas outras enfermarias.

No grupo encontrávamos uma participação bastante heterogênea em relação ao gênero, à idade e à origem. Ao mesmo tempo, constatávamos uma homogeneidade no aspecto das marcas e perdas trazidas pelo adoecimento, pelo tratamento e pela longa internação, considerando sempre que, mesmo com esses aspectos em comum, cada paciente tem uma vivência singular desse processo.

Era possível acompanhar em cada grupo algumas marcas que a doença e os cuidados destinados a ela deixavam no corpo. Isso era visível em toda dinâmica de grupo, dando a ele a característica de experiências que giravam em torno do adoecer, do tratamento e das perdas vivenciadas. A cada grupo vivia-se um luto diferente: a perda do cabelo, as manchas pelo corpo, os aspectos clínicos que restringiam o sujeito ao leito e até mesmo à morte de um deles.

É um tratamento que nos faz pensar no que é evolução e melhora e, principalmente, na perda de identidade de cada um. As marcas da quimioterapia eram geralmente comuns em todos. Cada um podia reconhecer no outro alguns aspectos muito semelhantes, não só na angústia de receber o diagnóstico e submeter-se ao tratamento, mas também nessas perdas, que para cada um se davam de uma forma, mas no corpo os tornavam muito próximos.

ENFERMARIA DA CLÍNICA MÉDICA FEMININA

A enfermaria da clínica médica feminina tem em grande parte pacientes em processo de investigação diagnóstica, situação que traz grande angústia e ansiedade para a maioria das pacientes. Sua equipe mostra-se muito próxima dos pacientes e disposta a compreender nosso trabalho, sendo bastante acessível para trocas de informações e, em nosso estágio, mostrando-se mais receptiva, chegando até a participar do grupo. Todavia, o número reduzido de profissionais dificultava essa participação. Durante o grupo e depois dele, mostram-se interessadas em ver os trabalhos feitos pelas pacientes, valorizando-os e interagindo com elas a partir de suas narrativas criadas no grupo e das atividades.

Em geral, as internações podem durar desde algumas semanas até meses. Sendo assim, esse grupo tem uma constituição e um processo relacionados também a essa característica. Chegávamos para fazer o grupo, que variava no número de seus participantes, mas com uma média de mais ou menos oito pessoas, entre pacientes e acompanhantes.

ILUSTRANDO COM RECORTES CLÍNICOS
DE UM ACOMPANHAMENTO INDIVIDUAL PARA O GRUPO

Vinha acompanhando L., 13 anos de idade, desde sua estada na UTI. A paciente permanecia com poucos movimentos de membros superiores preservados e perda dos restantes, dependente na maioria de suas atividades, com uso de sonda para alimentar-se e traqueostomia. Após alguma evolução, foi encaminhada para a enfermaria clínica médica feminina. Todavia, por estar em isolamento de contato, não podia participar dos grupos de terapia ocupacional. L. mostrava intensa vontade de fazer as coisas independentemente, o que pôde ser auxiliado com algumas adaptações. Vinha evoluindo com grande autonomia usando outras formas de comunicação que foi criando ante sua nova condição, de modo muito saudável.

Alguns grupos após sua chegada, duas pacientes que dividiam o mesmo quarto – S., de 20 anos; e R., de 51 anos – trazem para o grupo o pedido que havia sido feito pela equipe médica: que uma mudasse para o quarto de uma senhora que estava inconsciente-sedada, com traqueostomia e em estado grave, e outra para o quarto de L., pois a equipe avaliava ser necessário L. estar com alguém que pudesse auxiliá-la, já que não falava e pouco se movimentava, não conseguindo chamar a enfermagem sozinha.

Trazem a situação com grande sofrimento e indignação e R. diz: "Eu não posso ficar perto dela. Se ficar perto dela, eu morro! Já tenho problemas demais na minha vida, meu marido bebe e eu estou doente". Ao mesmo tempo, passam a demonstrar sentimentos muito ambivalentes, pois se negavam a estar com L., mas necessitavam falar dela, questionando dados a seu respeito: idade, doença, o que estava na "garganta" dela, por que não se mexia, se sofria muito, se tinha dor, e sua família... [sic]

Vai ficando claro que L. representava para elas uma imagem concreta do adoecimento, da fragilidade e impotência. Passamos então a confrontar essa personagem de horror, à qual emprestavam a figura de L., mas que na verdade deixava expostos seus próprios medos, angústias e fantasias, relacionados ao adoecer de cada uma, que puderam ser trazidos para o grupo, acolhidos e compartilhados para então dar lugar ao possível e suportável.

Justamente nessa época, L. é liberada para participar dos grupos, podendo se apresentar como alguém com desejos, possibilidades, que vinha se readaptando de modo muito saudável à sua nova condição. Passou a fazer suas atividades de forma autônoma, assim como as demais, e trouxe para o grupo grande potência. Despertou nas demais carinho e admiração.

CONSTRUINDO UM TEMPO POSSÍVEL

T., internada na enfermaria da hematologia, sempre demonstrou interesse e desejo de participar dos grupos. Era ela que anunciava o dia do grupo na enfermaria, passando nos quartos de outros pacientes para juntos aguardar nossa chegada. No grupo, T. interagia com os demais, circulava nas conversas, experiências e produções.

Nos momentos de piora de seu quadro, T. retirava da parede a foto das filhas e guardava o que havia produzido dentro do criado-mudo. Diante desse contexto e da importância que o grupo tinha para ela, avaliamos a necessidade de as terapeutas se dividirem, permanecendo uma em seu quarto e a outra com o restante dos pacientes. Era possível que, em uma relação mais dual, T. associasse esse fato com o desânimo de permanecer tanto tempo internada, sem grandes perspectivas, e com a saudade que sentia de suas filhas, a quem ela mesma pedia que não a visitassem, pois temia que elas a encontrassem naquele estado. Também trazia nas conversas muito medo e revolta diante de alguns cuidados e procedimentos realizados pela equipe. Ficava extremamente angustiada e pedia-nos sigilo, para que isso não tivesse nenhuma repercussão, já que eles eram responsáveis por sua vida e se soubessem de sua "queixa" poderiam puni-la, chegando a verbalizar uma vez a fantasia de que a matassem.

Todavia, antes de T. conseguir dividir esses sentimentos em relação à equipe, houve um processo durante os grupos. Quando outros pacientes se queixavam da equipe, em particular F., ela automaticamente se colocava no lugar de quem deveria defender a equipe e de certa forma demonstrava pouca tolerância em ouvir a dificuldade ou o receio dos outros. Aos poucos foi possível pontuar que as experiências que eles compartilhavam eram muito próximas, estando talvez a dificuldade de ouvi-los em entrar em contato com suas próprias questões. T. conseguia perceber que muitas de suas "queixas" eram, na verdade, perguntas necessárias para que pudesse compreender melhor o que acontecia com seu corpo e, assim, sentir-se mais tranquila e participativa no seu tratamento. Por outro lado, T. tendia a sempre colocar-se como grata por cada coisa que a equipe fazia, quase como se estivessem fazendo um favor a ela. Portanto, era necessário ajudá-la a perceber que ela poderia trazer suas críticas, validá-las como cabíveis e pertinentes diante do momento vivido na enfermaria.

Era interessante ver que em sua dinâmica de realização de atividades apareciam esses momentos de conflitos que ela vivia. T. produzia bastante, geralmente presenteando as filhas com suas criações. Quando começa a destinar suas peças a ela mesma, passa a mostrar uma necessidade de dar conta de finalizá-las no momento do grupo. Percebíamos que esse desejo estava relacionado ao controle que T. tentava assumir do tempo, controle que no grupo era possível. Pois na maioria de suas vivências esse tempo estava submetido a um controle externo, não só quanto ao tratamento e procedimentos, mas também na relação com a morte, que poderia chegar a qualquer momento, e estar vivo na próxima semana não era uma certeza. No grupo ela pôde exercer esse controle ao escolher o que e como fazer, em que tempo e para quem fazer; percebíamos que para ela era terapêutico poder exercer esse controle, em que era possível sair do lugar de espera para o de quem constrói esse tempo. Nesse sentido, passa a escolher materiais menores, atenta às etapas necessárias, e envolve-se bastante nas atividades.

Quando T. não conseguia participar do grupo, por estar em isolamento de contato, levávamos os materiais até ela, demarcando sua presença no grupo e proporcionando-lhe a vivência de um fazer compartilhado; o grupo ia perguntando dela no quarto ao lado, e ela perguntando do restante do grupo. As terapeutas e as atividades intermediavam essas relações, demarcando que, apesar de estarem em quartos separados, se constituíam como um único grupo. T. escolhia as peças de bijuteria, as cores, idealizava seu projeto e, apesar de não tocá-lo, ia me dizendo "Agora vou colocar uma pedra branca para intercalar com a rosa", como se estivesse fazendo por meio de minhas próprias mãos.

DO GRUPO RUMO AOS ATENDIMENTOS INDIVIDUAIS...

E A EVOLUÇÃO DE UM PROCESSO

Chegamos para realizar o grupo e a enfermaria da clínica médica feminina apresentava-se num verdadeiro caos: duas pacientes em quartos diferentes chorando alto, pessoas com dores e um óbito ocorrido há pouco, sem que as demais pacientes tivessem ainda se dado conta, com a maca de ferro adentrando a enfermaria. A primeira sensação: sair correndo dali. Entretanto, a supervisora acolhe, insiste e sustenta o início do grupo. Após passarmos de quarto em quarto para convidar as pessoas, avaliamos a necessidade de realizar o grupo no quarto de uma das pacientes que chorava, S., a qual havia sofrido uma amputação recente da perna. A princípio, pensei: "As pessoas só irão se desorganizar mais juntas".

Assim que as pessoas se acomodaram, já disponibilizamos os materiais, sem mesmo fazer as apresentações pessoais, pois o grupo precisava que, naquele momento, as relações pudessem ser sustentadas e mediadas pelas atividades. A outra mulher que chorava, L., aceita, após muita insistência, participar do grupo, somente como "observadora" [sic], pois, pela hipertensão e pelos medicamentos, estava com a visão "embaçada" [sic]. Chegou bastante apática, cabisbaixa e sem energia. Todavia, ao ver uma das peças de gesso, esboça pequeno interesse, perguntando para que ela servia. Questiono-a se gostaria que eu a pintasse para ela. Ela aceita. Incentivo-a na escolha da cor da peça, entretanto com certa resistência de sua parte. Passo a pintá-la, estimulando-a a circular no grupo pelas escolhas e peças das demais pacientes.

Nesse momento, apesar de S. também ter decidido não pegar material algum, já não chorava, pois as demais pacientes, depois de já estarem com suas peças, se apresentaram umas às outras, acolhendo seu sofrimento, por meio da intervenção realizada não só pelas atividades como pela relação com as terapeutas. Em paralelo a esses desenrolares, a porta do quarto em que estávamos havia sido fechada e o corpo, retirado, sem que qualquer uma delas tivesse se dado conta do óbito. Avaliamos que, pela fragilidade na qual encontramos as pacientes, seria um cuidado terapêutico preservá-las de mais essa tragédia.

Ao me ver pintando, L. vai me indicando aonde ir com o pincel e, sem perceber, pega-o de minha mão e passa a pintar sozinha. Sua postura havia mudado, tronco ereto e muita concentração. Até esse momento, era a terapeuta mediando a relação com o material. Depois de pintar a peça, um gatinho de gesso, passa a olhar novamente para o seu redor, pedindo meu auxílio para os detalhes no rosto. Não conseguia parar de pintar, cada vez criava mais um detalhe, chegou a pintar até seus pelos. Paralelo a isso, a senhora do leito ao lado, M., conta que a peça de L. a fez lembrar de seus três gatos, contando de sua casa e família. L. passa a contar de si também, que teve um gato, de sua profissão – chef de cozinha da embaixada francesa etc. O grupo se surpreende e começa a fazer algumas perguntas sobre comidas francesas a L. Foi um momento em que o grupo como um todo já sustentava mais o contato, podendo assim afastar-se um pouco mais das atividades para realizar trocas para além delas e, posteriormente, poder revisitar o sofrimento que vivenciavam, de forma tão intensa, quando chegamos.

L. começa a contar que estava no sexto mês de gestação, que sentiu dor nas costas [sic], sendo levada ao Hospital São Paulo por uma amiga, de onde não saiu mais. Entrou em trabalho de parto e seu bebê, uma menina, foi levado para Unidade de Terapia

Intensiva (UTI) da Neonatal, em estado delicado. Passa a contar da dificuldade de compreender tudo que havia acontecido de forma tão abrupta: "Meu bebê tinha de nascer em outubro no Hospital Sírio Libanês, não era para eu parar de trabalhar agora, não consigo entender!" Confessa-se muito triste e, em seguida, diz que daria aquele gatinho a seu bebê. Passamos a conversar sobre as atividades serem uma forma de manter-se próxima de sua filha, mesmo estando longe dela. A partir desse grupo, passa a ser acompanhada individualmente também.

Durante os demais grupos, demonstra crescente envolvimento com as atividades e com as outras pacientes. Em geral, enquanto trabalhava, mantinha-se mais calada e concentrada; entretanto, iam surgindo no grupo indícios do interesse de L. pelos contatos com as demais pacientes, que a princípio se dava por meio das atividades umas das outras, pois aquelas que já conheciam as técnicas de outros grupos ora ensinavam, ora eram ensinadas pelas demais. Mediante essa interação surgiam situações de maior aproximação com as histórias de cada uma. As demais pacientes e a equipe iam valorizando suas produções, o que a auxiliava a pensar na pós-internação e a significar suas atividades para delimitar um tempo que, apesar de marcado pela espera de melhora de seu estado clínico e de seu bebê, poderia ser vivido de modo saudável e suportável. Isso acontecia na companhia das demais. Por meio da criação de identificações, narrativas e uma rotina que as aproximavam, mas também as diferenciavam, formavam redes de sustentação para além do *setting*, expandindo-se para outros momentos de encontros, que não os do grupo.

CONSIDERAÇÕES FINAIS

A partir das discussões realizadas neste trabalho, é possível caracterizar o grupo como espaço potencial para a realização do processo diagnóstico em interconsulta, na medida em que nos facilita ter uma compreensão de todo esse campo relacional, dando-nos abertura ainda para intervenções. Além disso, é um procedimento flexível, que sugere também um *setting* que se adapte aos diferentes contextos vivenciados em cada enfermaria.

Oferece uma abertura para que as relações se recriem e renovem, pois o paciente pode ser visto como alguém com desejos, com habilidades, vivenciando e apresentando-se à equipe e aos demais em outros papéis sociais que não somente o de paciente. Permite, assim, outro tipo de aproximação, principalmente entre os pacientes e os profissionais, possibilitando ao sujeito a criação de novas articulações no meio hospitalar.

Fica claro que, apesar de o grupo ser aberto para a equipe, dificilmente esta participa, o que não inviabiliza o trabalho com ela, já que acaba tendo alguma participação, seja quando entra e interrompe para procedimentos seja para ver o que os pacientes estão fazendo. Ademais, essa participação pode ser facilitada ao final do grupo quando os pacientes saem com um produto final e criam a circulação não apenas dos materiais, como também das experiências vividas. Leva-se em conta ainda o valor da constância dos grupos, que possibilitava demarcar um tempo e um espaço, sendo estes frequentemente referidos como um momento muito aguardado tanto pelos pacientes quanto pela equipe.

Além disso, esses grupos possibilitam trocas interpessoais, facilitando vivências do fazer compartilhado, no conhecer e reconhecer o outro e nos processos de identificação que podem ocorrer para além da experiência do adoecimento e da hospitalização. Desencadeados pelo fazer e pelas narrativas que o permeiam, pelo reconhecimento do produto final, criam um tipo especial de relação em que se permite diminuir a vivência do isolamento, a qual pode ser comum nas internações. Portanto, possibilitam a experimentação de novas formas de estar junto, de trocas de vivências, experiências e sentimentos.

Há ainda a possibilidade de ampliação do repertório de atividades, de desenvolvimento de novos interesses, habilidades e potencialidades, expandindo-se para além da vivência hospitalar, tanto para vivências passadas, por meio do resgate que a relação com as atividades, com o grupo e com o terapeuta permite, como para projetos futuros, partindo-se, para isso, da construção de experiências de tempo e espaço no presente, o qual quase sempre se apresenta como uma marca de impossibilidades e rupturas.

Esse foi, para nós, um estágio de vivências muito intensas e por vezes sofridas. Deparamos com questões de várias instâncias, que nos remetiam ao que concebemos como vida, morte, sofrimento, desamparo: o que é ser forte, fraco, ter coragem, querer viver, se despedir da vida aos 19, 28, 40, 55 anos? O que é ser terapeuta nessas condições, para o que eu olho, como chegar com uma maleta com materiais e propor atividades a alguém gemendo de dor, com muita falta de ar ou até morrendo? O que é *setting*? Como se aproximar da equipe?

Todavia, quando estávamos no grupo, parece que tudo acontecia, tudo podia acontecer ali. As histórias surgiram de estímulos diversos e passavam a ser divididas e compartilhadas, associadas a outras e a novas histórias, e nós podíamos ter o privilégio, não só de ouvir, mas também de partilhar e existir nessas novas narrativas. Muitas vezes essas narrativas traziam situações de perdas, muitas tristezas e grande impotência. Contudo, a beleza é que, a partir desses momentos, as pessoas já não estavam tão sozinhas.

REFERÊNCIAS BIBLIOGRÁFICAS

BENETTON, M. J. *Trilhas associativas: ampliando subsídios metodológicos à clínica da terapia ocupacional.* 3. ed. Campinas: Arte Brasil, 2006.

BOTEGA, N. J. "Reação à doença e à hospitalização". In: BOTEGA, N. J. (org.). *Prática psiquiátrica no hospital geral: interconsulta e emergência.* Porto Alegre: Artes Médicas, 2002.

GRUPOS E TERAPIA OCUPACIONAL:
FORMAÇÃO, PESQUISA E AÇÕES

CITERO, V. de A. "Diagnóstico em interconsulta em saúde mental". In: DE MARCO, M. A. (org.). *A face humana da medicina: do modelo biomédico ao modelo biopsicossocial.* São Paulo: Casa do Psicólogo, 2003.

MASTROPIETRO, A. P. *et al.* "Intervenções do terapeuta ocupacional em um caso de terminalidade: associações finais". *Revista CETO,* ano 9, n. 9, São Paulo, 2005, p. 18-28.

MAXIMINO, V. S. "A constituição de grupos de atividades com pacientes graves". *Revista CETO,* v. 1, São Paulo, 1995, p. 27-31.

MORAIS, L. V. de *et al.* "Relato de experiência: grupo de terapia ocupacional durante hemodiálise". *Revista CETO,* ano 9, n. 9, São Paulo, 2005, p. 29-35.

SAMEA, M. *Terapia ocupacional e grupos: em busca de espaços de subjetivação.* Tese de Mestrado em Psicologia. Instituto de Psicologia, Universidade de São Paulo, São Paulo, 2002.

SPINK, M. J. P. "A construção social do paciente internado: uma análise psicossocial". *Revista de Psicologia do HC,* v. 2, n. 2, 1992, p. 4-8.

TAKATORI, M. *O brincar no cotidiano da criança com deficiência física: reflexões sobre a clínica da terapia ocupacional.* São Paulo: Atheneu, 2003.

TEDESCO, S. *et al.* "A terapia ocupacional para o doente clínico: ampliação do cuidado com a saúde mental". In: DE MARCO, M. A. (org.). *A face humana da medicina: do modelo biomédico ao modelo biopsicossocial.* São Paulo: Casa do Psicólogo, 2003.

VILLARES, C. C. "Terapia ocupacional na esquizofrenia". In: SHIRAKAWA, I. *et al. O desafio da esquizofrenia.* São Paulo: Lemos, 1998. p. 183-96.

11 Relato de experiência de um grupo de culinária em Caps[1]

Maria Inês Britto Brunello
Cristina Freire Weffort

APRESENTAÇÃO

ESTE TEXTO PROPÕE-SE A descrever cenas de um processo de constituição do grupo de culinária em um Centro de Atenção Psicossocial (Caps), localizado no município de São Paulo, contribuindo com a prática de terapeutas ocupacionais e outros profissionais que trabalham com o dispositivo grupal. Acompanhar esse processo propiciou-nos ampliar reflexões sobre: a importância das práticas grupais como potencializadoras de criação e trocas afetivas; a dinâmica grupal que se processa no fazer junto uma tarefa; o uso de atividades como provocadoras de novos acontecimentos; e o valor de uma coordenação acolhedora e facilitadora da interação entre os participantes.

Mediante levantamento bibliográfico não sistematizado realizado em periódicos de terapia ocupacional, constatou-se que muitos autores apontam em seus textos o uso de grupos em diferentes contextos institucionais, indicando a importância desse dispositivo em sua prática profissional e analisando o complexo processo que se cria ao fazer juntos uma atividade. Assim, justifica-se a relevância da descrição desse grupo de culinária, contando, por meio do encadeamento de fatos, como foram se constituindo as interações entre os participantes a partir da realização de uma atividade coletiva.

---

1. Texto extraído de trabalho de conclusão de curso.

Procuramos fazer recortes do todo que envolveu esse processo, focando a descrição na análise do acontecer grupal, na constituição de redes afetivas entre os integrantes e os terapeutas, no papel dos coordenadores e na realização da atividade como propiciadora de novas vivências, não deixando de apontar que o grupo afetou o momento institucional e foi por ele afetado. Um grupo nunca se constitui isolado de seu contexto sócio-histórico e cultural.

Os acontecimentos foram analisados com base nas concepções sobre grupos operativos de E. Pichon-Rivière, nas contribuições trazidas pelos trabalhos de D. W. Winnicott e em trabalhos de terapeutas ocupacionais que se debruçaram no aprofundamento desse tema, como Samea e Maximino.

Baseamos nossa compreensão de grupo como uma caixa de ressonância de afetos, na qual as singularidades de cada integrante são vividas dentro de uma trama grupal, passando a fazer parte de uma rede vincular. Em todo grupo, como refere Pichon--Rivière (2000), os indivíduos estão unidos por um objetivo comum, compartilhando o mesmo espaço e tempo, articulados por mútua representação interna, o que possibilita a cada integrante assumir e delegar papéis. Nessa dinâmica, a tarefa (atividade) torna-se uma facilitadora da constituição da trama vincular.

O vínculo, como condição básica para que os sujeitos interatuem por meio do interjogo de papéis, cria expectativas e condutas em relação ao outro assimiladas desde o nascimento. A partir dessa articulação entre indivíduos, significativos um ao outro, a comunicação grupal se torna possível (Brunello, 2002).

A tarefa do grupo pode ser entendida, então, como um movimento rumo à apreensão do real, enfrentamento com novas situações, mudanças e transformações. Mas esta só pode ocorrer em ambiente confiável, acolhedor, pois a ameaça provoca mecanismos de resistência, manifestados por meio da indisponibilidade para a aprendizagem do novo, reprodução do conhecido (estereotipias) e impossibilidade para agir criativamente na realidade. O grupo tende, assim, a permanecer na pré-tarefa.

APRESENTANDO O CONTEXTO

NESTE MOMENTO, PASSAMOS A descrever o grupo de culinária, coordenado por estagiárias de graduação em Terapia Ocupacional e supervisionado por uma terapeuta ocupacional que trabalhava no Caps, serviço no qual este trabalho foi desenvolvido. Teve a duração de cinco meses (período de realização do estágio), acordada com a instituição e os participantes do grupo. A participação dos integrantes era livre e espontânea (chegavam a frequentar entre dez e 20 pessoas), o que caracterizava o grupo como aberto. Porém, durante o processo, mais ou menos dez participantes tiveram presença constante. Era realizado duas vezes por semana, com uma hora e meia de duração.

Os Caps foram criados com base nos princípios da desinstitucionalização psiquiátrica e revisão da lógica excludente que fundamentava os modelos de atendimentos tradicionais às pessoas com sofrimento psíquico superando os modos de pensar reducionistas e as diferentes formas invalidantes de tutela. Essa proposta buscou romper com ciclos de exclusão e, consequentemente, com a ampliação de poder contratual e de novas redes de trocas e possibilidades de vida nos territórios e da autonomia do exercício das funções dos indivíduos marcados pelo isolamento institucional (Nicácio e Campos 2004; Mângia, 2004).

A equipe do serviço em que essa experiência foi realizada era composta por médicos psiquiatras, terapeutas ocupacionais, enfermeiros, psicólogos, assistentes sociais, auxiliares de enfermagem, porteiros, copeiros, faxineiros e estudantes/estagiários de graduação em Terapia Ocupacional. Prestava assistência aos usuários por meio de atendimentos individuais, grupais, oficinas de atividades, visitas e atendimentos domiciliares e ações comunitárias enfocando a inserção dos sujeitos no circuito social.

Optamos por descrever algumas cenas ocorridas no grupo que consideramos representativas de momentos importantes vivenciados por todos, uma vez que descrevê-lo na íntegra significaria escrever um tratado sobre ele, pois a multiplicidade de fatos que compõe a trajetória de qualquer grupo é imensa.

CENA 1 – INÍCIO DO GRUPO: DETERMINAÇÃO DA PROPOSTA E ENFRENTAMENTO COM O NOVO

A PROPOSTA DE REALIZAR um grupo de culinária partiu do interesse de alguns usuários da instituição em aprender a cozinhar e conhecer diferentes receitas. A atividade só ganha sentido quando vem impregnada pelo desejo e prazer, pelo sentimento de envolvimento e pertencimento. Por isso, ouvir a demanda vinda de cada sujeito foi fundamental para que o grupo se constituísse e desencadeasse o processo de realização da tarefa coletiva, marcado por histórias pessoais.

Foi proposta uma primeira reunião aberta a todos os interessados, na qual buscamos traçar os objetivos, o horário, o local e outros acordos necessários para viabilizar a atividade. Nesse encontro, depois de um acolhimento cuidadoso por parte das coordenadoras, os integrantes foram apresentando suas ideias, o que contribuiu para facilitar o reconhecimento de cada integrante e diminuir as ansiedades comuns a toda nova proposta que se inicia. Segundo Samea (2002), o enfrentamento com uma situação de mudança pode gerar a emergência dos medos básicos que consistem no temor à perda dos vínculos anteriores e no ataque da nova situação, configurando uma atitude de resistência à mudança, que se manifesta pelo estereótipo e pela indisponibilidade do sujeito para a aprendizagem.

Os assuntos abordaram, principalmente, questões sobre o interesse de cada um em estar nessa atividade, o que fazer e qual destino dar aos pratos realizados, quais as receitas conhecidas de cada participante, como se organizar para apresentar à direção da instituição a proposta e solicitar recursos para a compra dos ingredientes.

Um dos usuários sugere realizarmos pratos com a finalidade de gerar renda para eles próprios. Porém, o grupo não concorda, deixando claro que se sentia mais confortável e seguro preparando comidas que seriam consumidas por eles mesmos.

Nessa reunião fica evidente para todos que a tarefa explícita do grupo consistiria em realizar receitas diferentes que seriam oferecidas a todos os funcionários e técnicos do Caps. Fazer junto uma atividade, com pessoas significativamente afetivas, era o que motivava as pessoas a se agrupar. Essa configuração confirmava a existência do grupo.

Nos encontros que se sucederam, algumas decisões foram sendo tomadas coletivamente: selecionar as receitas sugeridas, fazer a lista de ingredientes e elaborar o pedido de verba à direção da instituição para a compra dos materiais necessários à execução dos pratos.

Durante essas reuniões, novas e importantes questões eram trazidas pelos usuários, como a preocupação com a qualidade dos produtos, o sentimento de incapacidade em realizar adequadamente a atividade e os preconceitos da sociedade em relação às pessoas com sofrimento psíquico, o que explicitava a insegurança de se apresentar ao mundo e, efetivamente, participar das trocas sociais.

Ante a indagação inicial feita por um dos integrantes "Mas quem vai querer comer comida feita por louco?", uma das usuárias dá a solução: "Produzindo um produto digno de ser aceito". Certamente, os medos sentidos pelos participantes não foram aliviados por essa afirmação, pois as complexas vivências de desvalorização e desvalidação de cada um reapareceram no grupo, colocando-o em risco de paralisação na pré-tarefa. Segundo Pichon-Rivière (2000), pré-tarefa é o momento em que o grupo depara com uma nova tarefa, intensificando os medos básicos (perda e ataque), que podem dificultar a operatividade grupal e gerar resistência às mudanças.

Em vários momentos desses primeiros encontros, muitos permaneceram em silêncio, e os poucos que se colocaram diziam

GRUPOS E TERAPIA OCUPACIONAL:
FORMAÇÃO, PESQUISA E AÇÕES

que quem sabia e poderia decidir eram os terapeutas, indicando que o grupo se mantinha ainda dependente das orientações da coordenação. Segundo Mello Filho (1995), os grupos apresentam, em fases iniciais, uma intensa dependência em relação ao terapeuta, considerando-o onisciente de todo o saber e salvador do caos grupal gerado pela ansiedade dos participantes diante do novo. A tomada de decisões exigia de todos um movimento para o qual não estavam habituados. Assim, esperávamos o tempo de cada um para emitir sua opinião, fazer sugestões, dando oportunidade de voz a todos, a partir de suas singularidades.

Além dessas questões, tivemos de lidar inicialmente com alguns atravessamentos institucionais que, se não fossem explicitados, poderiam funcionar como obstáculos para a execução da tarefa: indefinição de local e horário para realização da atividade devido à dificuldade na liberação da cozinha do Caps; tempo insuficiente para execução da tarefa; interposição dos horários do grupo com outras atividades da instituição; falta de recursos financeiros para a compra dos materiais; pouca comunicação entre os profissionais da equipe técnica da instituição e os coordenadores do grupo. Esses assuntos foram discutidos entre os participantes, buscando soluções conjuntas e implicando a resolução dos problemas no sentido de todos se perceberem responsáveis também pelo acontecer grupal. Novos acordos foram feitos com a equipe da instituição, evitando mal-entendidos e ruídos na comunicação que poderiam dificultar a realização da tarefa.

Iniciamos a proposta elencando algumas receitas já conhecidas pelas pessoas do grupo. Muitas trocas foram possíveis nesses momentos, compartilhando as diferentes formas de fazer a comida, os costumes familiares referentes à alimentação, quem faz a comida no dia a dia e o que gostam ou não de comer. Cada um trouxe para o grupo o seu repertório e suas histórias pessoais, seus valores e concepções de vida, percebendo-se a identificação de cada um com suas escolhas, seu jeito de agir e produzir. O fazer atividades nos grupos de terapia ocupacional tem importante papel de conexão entre sujeitos, histórias pessoais e conhecimentos adquiridos na vivência com seu grupo social, criando na interação entre indivíduos significados coletivos e articulando redes de pertencimento e sustentação.

Para nós, coordenadores, passava uma sensação de afeto, receptividade e expectativa sobre a realização da tarefa. O grupo começa a ganhar confiança em se expor ou arriscar, oscilando ainda com momentos nos quais alguns participantes se sentiam pouco confortáveis diante dos outros. Isso podia ser observado quando, por exemplo, um usuário falava ao grupo que o que faziam era perda de tempo e nada mudaria a condição de vida deles, talvez numa tentativa de sabotar a tarefa. Essa atitude, que poderia ser entendida como uma forma de ameaça à coesão grupal, põe em risco o movimento do grupo em experimentar o novo e sair da cristalização. Porém, esse rapaz apresentava-se também como porta-voz dos medos que permeavam o grupo desde seu início e das dúvidas sobre as possibilidades e potencialidades de cada um. Essa situação pôde ser revista pela releitura de dois outros usuários, que explicitaram acreditar nas capacidades e nos conhecimentos do grupo para realizar a proposta. Nesse momento, eles assumem o papel de liderança. Como diz Samea (2002, p. 63), "[...] ao longo da vida aprendemos a desempenhar diversos papéis, em diferentes circunstâncias. Neste desempenho, junto com os demais, vamos aprendendo e internalizando distintas formas de funcionar em grupo". Assim, na medida em que a articulação entre os sujeitos do grupo foi se estabelecendo, os vínculos se fortalecendo, passaram a assumir e delegar papéis uns aos outros e a se comunicar de modo mais espontâneo e criativo.

CENA 2 – APRENDER PELA EXPERIÊNCIA, PONDO A MÃO NA MASSA

Depois de vários encontros, os objetivos da proposta foram esclarecidos, decidindo-se os encaminhamentos para que a tarefa se concretizasse. Como estratégia inicial para a realização da atividade, o grupo dividiu-se em três comissões com diferentes funções: 1) listar receitas, ingredientes e materiais necessários; 2) fazer planilha de gastos com materiais de consumo ou permanentes e organizar pedido de verba à direção do Caps; 3) realizar pesquisa sobre preferências alimentares na instituição e nas ruas da região com o objetivo de ampliar o repertório de ideias de receitas e conhecer o gosto da população sobre certas comidas. Essas saídas enriqueceram o grupo, pois eles traziam comentários sobre cheiros de comida que sentiam na rua, o que se oferecia para comer e quais eram os estabelecimentos próprios para essa atividade.

Os participantes dividiram-se entre as comissões, segundo critérios pessoais como proximidade e vínculo, interesse pelo assunto ou conveniência pela disposição em que estavam sentados. Concomitantemente a esse trabalho, um participante propôs executar a primeira experimentação das receitas. Entendemos esse movimento como uma busca por realizações concretas (pôr a mão na massa), em que poderiam constatar se seriam ou não capazes de tal empreendimento.

Durante a semana, vários integrantes procuraram os coordenadores para conversar sobre as receitas em outros horários e espaços do *setting* grupal, movimento que indicava envolvimento e comprometimento com a realização da tarefa e maior integração do grupo. Várias receitas foram sugeridas, decidindo-se por uma torta salgada e outra doce, em quantidade suficiente para os frequentadores do Caps.

No dia do preparo das tortas, percebemos que os integrantes do grupo esperavam um movimento nosso para iniciar a atividade. Havia, ainda, certa insegurança grupal quanto à execução da proposta e alguns participantes apresentaram pouca familiaridade com a cozinha. Acolhemos o grupo, conversamos, brincamos com situações imaginadas do que poderia acontecer, lidando com as fantasias que os ameaçavam ao fazer a atividade.

Poder falar sobre suas dificuldades era fundamental. Nesses momentos, os coordenadores precisaram proporcionar o *holding* para que o grupo não se paralisasse e se sentisse confiante para lidar com os obstáculos decorrentes do envolvimento com novas situações. Assim, a partir do diálogo e do acolhimento do grupo para a troca de ideias e abertura para diferentes propostas, foi possível observar uma participação mais ativa e colaborativa de todos os integrantes.

Alguns usuários assumiram papéis protagonistas nessa primeira experimentação, mostrando-se muito envolvidos e tomando iniciativas. Mesmo com alguns não concordando com a maneira como a atividade estava sendo realizada, a maior parte contribuiu para que o grupo funcionasse de forma cooperativa, dividindo-se nas tarefas necessárias. Lembrando-se das palavras de Pichon-Rivière (2000), um grupo em permanente diálogo e intercâmbio de saberes e modo de agir no mundo configura-se como um lugar ideal para a aprendizagem da apropriação instrumental da realidade. Segundo o autor, aprendizagem é o processo de apreensão de novas interações e conhecimentos e a possibilidade de desempenho de diversos papéis sociais. Sendo assim, o que se internaliza no processo de apropriação da realidade são funções que, em relação, configuram-se em papéis.

Realizar essa atividade permitiu lidar com situações do real, com o vivido e sentido, além de possibilitar aos usuários perceber suas potencialidades e limites, gerando, segundo Winnicott (1975), um espaço potencial de criação e expressão por meio da preparação de comidas em grupo, aberta à aprendizagem. Além disso, cada um pôde exercitar seu lugar da fala, do silêncio, optar entre as diferentes ações necessárias para a execução da tarefa. Portanto, mesmo com um objetivo comum (fazer comida), cada participante apresentou-se de forma singular e colocou-se no grupo de acordo com sua subjetividade. Vale lembrar das palavras de Pichon-Rivière (2000) quando diz que, quanto mais heterogêneo é um grupo, mais criativo e espontâneo ele será. O grupo começava a se apresentar como um lugar de possibilidades de construção e criação de outras formas de estar com o outro.

Após essa primeira experiência, na qual todos da instituição aprovaram as tortas, avaliamos o andamento das tarefas de cada comissão, transcorridos dois meses de trabalho do grupo.

A comissão que ficou responsável pelo levantamento das preferências das pessoas que circulavam pela região do Caps tinha elaborado um questionário. Animada e cheia de expectativas, a comissão conta a todos o resultado da pesquisa, sendo eleita a comida nordestina a preferida. Contagiados pelo clima do grupo, propuseram novas ideias. Percebemos naquele momento que cada um era afetado pelos sentimentos de confiança e ânimo dos outros, favorecendo o enfrentamento com novas experimentações e abrindo-se para pensar em possíveis projetos de vida. Maximino (1998) refere-se a esse afetamento quando designa o grupo como uma "caixa de ressonância".

Várias outras receitas foram feitas e o grupo se sentia confiante diante da tarefa e do grupo.

CENA 3 – NOVOS DESAFIOS: ARRISCANDO-SE EM ESPAÇOS FORA DA INSTITUIÇÃO

Paralelamente aos acontecimentos do grupo, a equipe técnica da instituição sugeriu aos coordenadores a venda de alguns produtos confeccionados por eles na Copa da Inclusão, evento esportivo realizado entre serviços de saúde mental da cidade de São Paulo. Levamos a proposta para o grupo, pois reconhecemos que seria uma oportunidade para os participantes experimentarem novos desafios, uma vez que este já se constituía como um lugar de proteção e acolhimento, o que facilitava a disponibilidade para inovações.

Porém, diante do exposto, alguns indivíduos não concordaram com a ideia, colocando vários empecilhos para a realização da tarefa, enquanto outros se mantiveram em silêncio. Um usuário propôs que fizéssemos uma receita para "vender de mentirinha, sem sair do Caps". Nesse momento, a verbalização e expressão de seus medos, dificuldades e fantasias encontraram ressonância no grupo. Percebemos que esse participante pôde assumir o papel de porta-voz do medo de se expor para além da instituição, de se responsabilizar pela sua própria produção, de não corresponder às expectativas sociais. Parecia que a área de conforto tinha sido desestabilizada.

Novamente, a escuta do que cada um tinha a dizer foi importante. E nessa conversa o grupo mostra a sua coesão e disponibilidade para arriscar quando propõe fazer um bolo de chocolate para que fosse experimentado, primeiramente, pelos profissionais do Caps e, se fosse aprovado, levado para a Copa da Inclusão.

A divisão dos ingredientes foi rápida e todos se prontificaram a trazer também algo de casa. Na semana seguinte, a tarefa foi realizada, sem grandes contratempos, e a receita foi aprovada. Esse movimento de envolvimento, dedicação e cooperação com a proposta foi percebido como novo pelo grupo, diferentemente de momentos anteriores em que se observavam certo caos e dificuldade de iniciar a tarefa, permanecendo, muitas vezes, paralisados na pré-tarefa. Segundo Mello Filho (1995), o grupo repete o desenvolvimento de vida de cada ser humano. Inicialmente, apresenta-se não integrado, inseguro, com as partes não relacionadas umas às outras. Depois, sustentado por uma coordenação acolhedora e atenta, pode vivenciar sentimentos de unidade e segurança e evoluir para uma integração, reconhecimento do outro como fundamental para sua existência e coragem para produzir.

Porém, quando chegou a hora de definir quem estaria presente no evento, o grupo ficou em silêncio, e os que se pronunciaram disseram não querer ir, mas comprometeram-se a realizar a tarefa em conjunto. Mais uma vez, abrimos o diálogo para o grupo, procurando ajudá-lo a entender os motivos da resistência, dos medos em assumir uma nova responsabilidade. Respeitamos as diferentes posições de cada um estar no grupo e compreendemos que esse movimento não comprometia a coesão grupal. No final, três usuários prontificaram-se a trabalhar no dia.

Fugindo às nossas expectativas, compareceu apenas uma das integrantes do grupo na Copa da Inclusão. Questionamos se o trabalho realizado nesses meses com o grupo estava contribuindo, realmente, para a autonomia e o enfrentamento para a vida social. Acreditamos que essas são reflexões que devem estar constantemente sendo provocadas no trabalho de todo profissional que se dispõe a lidar com sujeitos que têm comprometido o seu estar e participar do mundo de forma autônoma. Essa única integrante assumiu a tarefa com decisão e segurança, realizando o trabalho mesmo sem a companhia dos colegas.

Interessante notar que nos encontros seguintes essa usuária mostrou-se mais dinâmica nas atividades. Entendemos que ela pôde estabelecer uma relação de confiança consigo mesma e com os outros e modificar seu papel no grupo. O sucesso da experiência vivenciado no evento e relatado por ela entusiasmou o grupo a continuar seu percurso. Com o dinheiro conseguido com a venda, propuseram usá-lo para incrementar novas receitas. E, quanto ao bolo que sobrou do evento, comemoramos os aniversários do mês, ressaltando as relações afetivas que circulavam entre os integrantes do grupo.

Novas receitas foram sendo experimentadas nas semanas que se sucederam.

CENA 4 – MAIS UM DESAFIO, MAIS UM SALTO EM DIREÇÃO À AUTONOMIA

PERCEBENDO A NOVA FORMA do grupo de se relacionar com a tarefa, os coordenadores e seus integrantes, apresentamos outra proposta feita pela instituição: participar de um coquetel de formatura de alunos do curso de saúde mental realizado no Caps, oferecendo alguns quitutes feitos pelo grupo, a fim de divulgar o trabalho realizado por todos.

Novamente levamos essa discussão para o grupo, para que cada integrante se posicionasse nessa proposta. E mais uma vez ela não foi recebida com entusiasmo por eles, pois o medo à exposição de suas produções ainda era evidente. As pessoas ainda aparentavam, às vezes, fragilidade, intercalando momentos de independência e dependência da coordenação. Os sujeitos explicitavam verbalmente que o fato de ser uma festa com pessoas desconhecidas trazia certo incômodo, medo de não atingirem as expectativas, de falharem em um lugar público, de terem suas dificuldades e erros expostos ao social.

O momento de concretização de uma atividade gera, muitas vezes, medos que podem cristalizar todo o processo de criação, sendo a função do coordenador/terapeuta trabalhar os possíveis impedimentos para a realização daquilo que é proposto no grupo, favorecendo espaços de continência, confiança e criação de novos fazeres. Entretanto, o grupo pôde ultrapassar esse momento ao se permitir escolher duas receitas – uma de torta de banana e outra de frango – e concretizá-las. Fica evidente, nesse momento, a potência do fazer a atividade, colocar a mão na massa, com tudo que esse processo envolve: criação, trocas, experimentação e produção de sentidos. O grupo pôde suplantar a paralisia da pré-tarefa por meio da superação dos medos ali predominantes, possibilitando um salto operativo.

Assim, no dia combinado, separamos os ingredientes nas mesas e começamos a preparação das tortas. Nos primeiros encontros do grupo, a presença dos coordenadores parecia indispensável. Já dessa vez, o grupo trabalhava coletivamente e com determinação.

Havia, nesse momento do processo grupal, a possibilidade de expressão das preferências e das particularidades na forma de fazer de cada participante. O grupo foi capaz de acolher as diferenças de ritmos, de intensidades de trabalho, preferências alimentares, formas de expressão, gostos, afinidades e desavenças. Quase todos foram à formatura, assumindo e desempenhando suas funções com responsabilidade e autonomia. Ficaram satisfeitos com os resultados atingidos e com o retorno dado pelos participantes do evento. O fazer de cada sujeito ganha um novo sentido, não só dentro da instituição, mas também em outros espaços sociais. Notamos que saíram fortalecidos com a vivência.

ENCERRANDO UM PROCESSO

APÓS O EVENTO, o grupo reuniu-se mais duas vezes para o encerramento da atividade de culinária, tendo em vista que as estagiárias que acompanhavam o grupo estariam encerrando seu estágio na instituição (já haviam transcorrido cinco meses desde a formação do grupo). Foi necessário lidar com os sentimentos provenientes de qualquer processo que se finaliza.

Fizemos uma avaliação e retomada de todo o percurso do grupo, em que puderam falar e ouvir dos sucessos, medos, ganhos e mudanças que o estar comprometido e envolvido em uma atividade significativa pode gerar. Ficou o desejo (fundamental para toda possível ação) de continuar esse grupo. Uma proposta de continuação da atividade seria levada à equipe da instituição.

No último encontro, os participantes do grupo organizam uma festa de despedida com bolos feitos por eles e muita música.

REFLEXÕES FINAIS

NO PROCESSO DE CONSTITUIÇÃO desse grupo, foi possível identificar mudanças importantes na dinâmica das interações entre os indivíduos, na forma e no comprometimento com a realização das tarefas propostas, na experimentação de diferentes maneiras de se relacionar com o novo e inusitado e na ampliação da percepção dos próprios potenciais.

O grupo deu saltos qualitativos em relação à independência e autonomia, e ao sentimento de pertencer e ser responsável pela própria produção e manutenção.

Ficou evidente a função dos grupos nas intervenções clínicas que se propõem a romper com as estereotipias que dificultam o processo de aprendizagem e comunicação, gerando movimentos criativos de apreensão da realidade.

Identificamos a importância da atividade (culinária) como facilitadora do surgimento de um espaço potencial de criação, favorecendo a observação de novas e diferentes capacidades e potencialidades. Para Maximino (1995), o fazer junto permite desenvolver um campo potencial de criação, de trocas de informações e experiências, espaços de reflexão e de processos identificatórios. A possibilidade de o grupo funcionar em clima de liberdade favoreceu o desenvolvimento da criatividade, a quebra da rigidez e das inibições, a experimentação de novos fazeres e a percepção da heterogeneidade dentro do coletivo grupal.

Além disso, retomando as ideias de Andaló (2001), a coordenação exercida contribuiu com o estabelecimento do clima grupal, que, por sua vez, facilitou o alcance dos objetivos, a coesão, cooperação e segurança, desempenhando papel de interlocutores e facilitadores de vínculos entre os participantes e do fazer criativo grupal.

Concluindo, essa experiência confirmou que cada um dos integrantes pôde mostrar e assumir suas próprias competências, saberes e sabores, e todo grupo provoca, como nos fala Maximino (1995, p. 30), "vivências de força extraordinária". Esperamos que a percepção da potência do fazer junto tenha ficado presente em todos os participantes.

REFERÊNCIAS BIBLIOGRÁFICAS

ANDALÓ, C. S. A. "O papel do coordenador de grupos". *Revista de Psicologia da USP*, v. 12, n. 1, 2001, p. 135-52.

BRUNELLO, M. I. B. "Terapia ocupacional e grupos: uma análise da dinâmica de papéis em um grupo de atividade". *Revista de Terapia Ocupacional da Universidade de São Paulo*, v. 13, n. 1, jan-abr. 2002, p. 9-14.

MÂNGIA, E. F. "Cuidar em liberdade e promover a cidadania". *Revista de Terapia Ocupacional da Universidade de São Paulo*, v. 15, n. 2, 2004, p. 42-89.

MAXIMINO, V. S. "A constituição de grupos de atividade com pacientes graves". *Revista Centro de Estudos de Terapia Ocupacional da Universidade de São Paulo*, v. 11, n. 1, 1995, p. 27-32.

_____. "A organização psicótica e a constituição do grupo de atividades – ou por que usar grupos como recurso terapêutico nas psicoses". *Revista de Terapia Ocupacional da Universidade de São Paulo*, v. 9, n. 2, maio--ago. 1998, p. 49-54.

MELLO FILHO, J. *O ser e o viver*. Porto Alegre: Artes Médicas, 1995.

NICÁCIO, F.; CAMPOS, G. W. S. "A complexidade da atenção às situações de crise – contribuições da desinstitucionalização para a invenção de práticas inovadoras em saúde mental". *Revista de Terapia Ocupacional da Universidade de São Paulo*, v. 15, n. 2, 2004, p. 42-89.

PICHON-RIVIÈRE, E. *O processo grupal*. 6. ed. São Paulo: Martins Fontes, 2000.

SAMEA, M. *Terapia ocupacional e grupos: em busca de espaços de subjetivação*. Dissertação de Mestrado em Psicologia. Instituto Psicologia da Universidade de São Paulo, São Paulo, 2002.

WINNICOTT, D. W. *O brincar e a realidade*. Rio de Janeiro: Imago, 1975.

12 Grupos de terapia ocupacional em saúde mental: novas reflexões
Sonia Maria Leonardi Ferrari

Neste capítulo será abordado especificamente o trabalho com grupos de terapia ocupacional desenvolvido no Hospital Dia do Instituto A Casa, instituição que se dedica há 35 anos ao tratamento de psicóticos e neuróticos graves. O trabalho desenvolvido nessa instituição está referenciado à psicanálise como teoria utilizada para a compreensão da subjetividade e ao trabalho com grupos como dispositivo terapêutico de escolha para o desenvolvimento dessa clínica (Ferrari, 2006).

A escolha do dispositivo grupal na clínica das psicoses está embasada no entendimento que temos da potência terapêutica desse espaço, na necessidade da oferta de situações nas quais os pacientes possam vivenciar uma multiplicação de fenômenos e vivências e na maior oferta transferencial que os grupos propiciam. A costura entre todos os elementos dessa oferta grupal institucional tem por objetivos a reorganização do psiquismo, a construção de um eixo ordenador, que falta em nossos pacientes, e a ressignificação da história particular e subjetiva vivida por cada um (Ferrari, 2006). Essa oferta está ancorada na organização grupal da instituição e na junção que propomos da referência psicanalítica e da clínica grupal que para nós está atravessada e incorpora o interesse pelo sociopolítico-cultural.

As principais referências teóricas que justificam o trabalho com grupos de terapia ocupacional nessa clínica específica estão em Maximino (1995, 2001) e Ballarin (2003), que em suas pesquisas sustentadas na prática clínica já descreveram e constataram a relevância da utilização dos grupos de terapia ocupacional na área da saúde mental. Maximino (2001) propõe o entendimento do grupo de terapia ocupacional como caixa de ressonância e como espaço potencial para a realização de atividades, enquanto Ballarin (2003) o descreve como um rico e significativo recurso terapêutico no tratamento de pacientes.

Benetton (1994, 2006), em seu processo ativo de construção dos principais pressupostos e conceitos constituintes do Método Terapia Ocupacional Dinâmica (MTOD), propõe que os grupos possam ser utilizados como quarto termo, ampliando assim a dinâmica da relação triádica. O MTOD construído pelo Ceto e desenvolvido mediante a observação e investigação na clínica tem como seu núcleo central a dinâmica da relação triádica. A autora entende o quarto termo como "o termo que circula pelo que é aberto no *setting* da terapia ocupacional, como familiares, amigos, professores, patrões, membros da equipe terapêutica, etc.". E acrescenta: "O quarto termo se define por caracterizar o social" (Benetton, 2006, p. 113). O grande desafio proposto por ela é como pesquisarmos os grupos de terapia ocupacional partindo de nossa própria metodologia para identificarmos quando e se este é utilizado como quarto termo.

No Ceto, como coautora desse método, compreendo que, apesar de nossas pesquisas, nem todos os conceitos podem ser aplicados na prática clínica. Isso depende tanto da formação do terapeuta ocupacional como da ideologia da instituição.

No Hospital Dia do Instituto A Casa, consideramos os grupos independentemente de sua especificidade, quer sejam grupos de terapia ocupacional, de psicoterapia, grupos abertos ou expressivos como dispositivos terapêuticos de excelência para o tratamento de nossos pacientes. Dessa forma, o projeto institucional está organizado por meio da nossa proposta teórico-clínica, já descrita em outros artigos (Ferrari, 2006, 2012).

Atualmente a totalidade dos pacientes que frequentam o Hospital Dia é subdividida em cinco grupos acompanhados por equipes que são referência para esses pacientes tanto nos grupos de terapia ocupacional como nos grupos de psicoterapia e no atendimento familiar. Nessa perspectiva, os primeiros, com sua especificidade de funcionamento, ao lado dos grupos de psicoterapia, constituem os espaços grupais privilegiados tanto para a verticalização dos processos terapêuticos de cada paciente como para a intensificação dos processos grupais.

Portanto, os grupos de terapia ocupacional que realizamos na Casa têm uma singularidade relacionada à experimentação e construção que fizemos ao longo desses 35 anos. A nosso ver, as experiências vividas nesses grupos estão entrelaçadas com os outros grupos e espaços da clínica que desenvolvemos no Hospital Dia e se relacionam à grupalidade da instituição como um todo. Referendados em nossos pressupostos teórico-clínicos, os grupos de terapia ocupacional na Casa fazem parte de uma proposta clínico-institucional (Ferrari, 2006).

Os conceitos de dinâmica da relação triádica e de *setting* do MTOD norteiam nossa prática clínica, sendo o conceito de quarto termo a base para denominarmos os vários desdobramentos das diferentes relações triádicas construídas no âmbito do próprio grupo de terapia ocupacional que se ampliam para o social (cursos, oficinas, acompanhamento terapêutico, outros grupos).

O *setting* da terapia ocupacional, já descrito por Benetton (2006) como *setting* aberto, estendido ao social e promotor da realização de atividades, é entendido por nós como o local onde oferecemos outro cotidiano, um espaço de fazer, de criar, de produzir, de construir e de reconstruir histórias. Acreditamos que um cotidiano construído no *setting* pode permitir a realização de desejos, fantasias, o suprimento de necessidades e a construção de realidades alternativas. Lembrando que o conceito de *setting* da terapia ocupacional referenciado no MTOD deve ser entendido em sua dimensão subjetiva, pois não se trata só do

GRUPOS E TERAPIA OCUPACIONAL:
FORMAÇÃO, PESQUISA E AÇÕES

lugar do atendimento, da sala de terapia ocupacional, com seus materiais, atividades, a terapeuta, o grupo, uma vez que podemos levá-lo para qualquer lugar, desde que exista no mínimo uma relação triádica.

Esse entendimento sobre o *setting* da terapia ocupacional, somado à própria configuração física das salas da terapia ocupacional da Casa, já promove uma particularidade no funcionamento dos grupos de terapia ocupacional que permitem uma peculiar circulação. Ocorrem em salas com grandes portas de vidro, que se abrem para um pátio interno – espaço livre de circulação do Hospital Dia – onde colocamos mesas e cadeiras próximas a cada sala para que os fumantes não precisem se afastar do grupo para fumar, ou então para os que necessitem, por algum motivo técnico, realizar suas atividades ao ar livre. De uma sala de terapia ocupacional podem se ver as outras duas onde ao mesmo tempo acontecem outros grupos de terapia ocupacional. Pacientes e terapeutas por vezes circulam entre os grupos à procura de um material específico, à busca de um café, curiosos ou instigados por um cheirinho bom de bolo saindo do forno. Vão e voltam para seus grupos de referência, a menos que por uma indicação clínica a equipe entenda que naquele momento para aquele paciente em particular é importante acolhê-lo em sua necessidade de circulação pelos diferentes grupos. Assim acontece com L., que por vezes precisa sair de seu grupo de origem por não conseguir suportar algum acontecimento que o deixa muito ansioso, procurando outros locais de ancoragem. Nessa busca normalmente vai ao encontro de outro grupo de terapia ocupacional no qual vão se constituindo outras referências, utilizando dessa forma esse novo grupo como quarto termo.

Em outros artigos (Ferrari, 1997, 2006), já descrevemos os principais objetivos dos grupos de terapia ocupacional nessa clínica específica. Tendo como alvo a construção de cotidianos possíveis, entendemos que a proposta do estabelecimento da dinâmica da relação triádica, acrescida do acontecer grupal, intensifica e amplia as possibilidades de comunicação e a expressão dos conflitos inconscientes, proporcionando a concretização e vivência de cenas e imagens, a experimentação de novas formas de se relacionar com o fazer, criar, captar o mundo, trocar, relacionar-se com a sua própria produção e com os outros. Partimos do pressuposto de que o constante trânsito que se estabelece entre mundo externo e mundo interno nos fornece um dispositivo privilegiado para que parágrafos constituintes da história subjetiva de cada um possam ser escritos nos grupos de terapia ocupacional. Para tal, utilizamo-nos das duas dinâmicas de funcionamento grupal observadas por Benetton (2006), grupo de atividades e atividade grupal, e usamos essas duas abordagens a partir da leitura que fazemos dos diferentes momentos do grupo, atendendo, cada uma a seu modo, às diferentes necessidades desses pacientes.

Também já descrevemos (Ferrari, 2006) que a constituição de um grupo de terapia ocupacional não é lá uma tarefa muito fácil. Apesar da dificuldade inerente à própria problemática psíquica de estar com o outro, interessar-se pelo outro, convidamos nossos pacientes para fazer alguma atividade, experiência muitas vezes quase que impossível para alguns devido à sua desorganização interna. Daí a importância da formação do terapeuta ocupacional que nessa função de coordenador de grupos deverá imprimir, sustentar e fomentar as várias relações triádicas que deverão ser estabelecidas nesse espaço grupal. Para isso, são necessários muito investimento do terapeuta, muita implicação, muito ativismo.

Inspirada na postura da terapeuta ativa descrita por Benetton (2006), trago aqui alguns exemplos sobre as vicissitudes de coordenar um grupo de terapia ocupacional que circunstancialmente ocorre pelas manhãs. Os ritmos matinais de cada um, muito peculiares, fazem que alguns tenham de ser acordados, enquanto outros chegam antes do horário e já querem fazer suas atividades.

Alguns vão chegando ao longo do horário do grupo, enquanto outros ligam durante o encontro para avisar que já estão vindo, mas, querendo já estar presentes, tentam adiantar suas questões. Outros "chegam chegando": não percebem que o grupo já começou nem o que estão fazendo, querem ser ouvidos, interrompem o grupo e precisam ser situados pelos outros integrantes, enquanto outro chegando ao final do grupo pergunta se ainda dá tempo de participar.

Além disso, as demandas de atividades se multiplicam: dá para estudar inglês num grupo de terapia ocupacional? É possível vender cosméticos num grupo de terapia ocupacional? Dá para estudar ou aprender a tocar violão num grupo de terapia ocupacional? E para ouvir *rock* num grupo de terapia ocupacional? Dá para preparar uma receita de família num grupo de terapia ocupacional? É possível fazer o orçamento das contas do mês? E aprender a usar o computador? Dá só para conversar hoje? E um jogo de pôquer, ou Perfil? Dá para ir à feira comer um pastel? E um piquenique no parque? Dá para transformar o grupo de terapia ocupacional numa academia de ginástica? A princípio, dá para tudo isso e até para desenhar, pintar, costurar, modelar, esculpir, tecer, com todas essas atividades às vezes acontecendo ao mesmo tempo numa única sessão de grupo de terapia ocupacional.

Esse é o cotidiano de uma terapeuta nessa função e ação de coordenar grupos de terapia ocupacional. A questão é: como coordenar e intervir nessa multiplicidade de acontecimentos que ocorrem num típico grupo de terapia ocupacional? Que raciocínio clínico está por trás de nossas intervenções? Quando aceitamos ou não essas diferentes propostas de atividades, quando intensificamos os processos de cada paciente no grupo sustentados nas relações triádicas e quando introduzimos atividades grupais? Quando indicamos atividades, quando agenciamos associações entre os diferentes integrantes do grupo, quando aceitamos o não fazer?

O lugar da coordenação de um grupo de terapia ocupacional é, portanto, bastante complexo. Exige do terapeuta que exerce essa função uma série de qualificações. Segundo Benetton (2006), a principal qualidade do terapeuta ocupacional está no olhar que vai à busca de informações, elos e ligações e afere os resultados a partir da repercussão da experiência vivida na terapia ocupacional no cotidiano do sujeito. Quando se trata dessa função num grupo, esse olhar precisa necessariamente se ampliar. O terapeuta deve desenvolver a capacidade de observação e memorização daquilo que acontece num processo de realização de atividades de um paciente no grupo de forma a poder conectá-lo a um discurso verbal, a um produto final, a outros processos de realização de atividades deste ou de outro paciente ou a um processo grupal, e, por fim, a ligação de todos esses dados para construir ou reconstruir histórias. Além disso, o terapeuta na função de coordenador de grupos de terapia ocupacional deve desenvolver a capacidade de imaginar diferentes desenhos de intervenção que permitam a um paciente trilhar um caminho próprio no grupo, lidando com os efeitos que isso pode provocar nos outros integrantes, ou o momento de intensificar vivências que são lidas e entendidas como acontecimentos do grupo como um todo.

Para finalizar, trago alguns recortes da clínica, nos quais esses aspectos serão exemplificados.[1]

Para Lúcia, os grupos de terapia ocupacional foram lugares privilegiados para que pudéssemos imprimir alguma organização possível. No início, suas atividades eram bem desorganizadas, fazia alguns desenhos-rabiscos repetitivos, dizendo que eram "abstratos lindos". Com muita dificuldade de se identificar com os pacientes, sempre dizia que estava lá para ajudá-los, queria ser médica ou terapeuta e logo iria para a faculdade e trabalhar. Sua percepção do grupo, sempre muito prejudicada, impossibilitava-a de tolerar um pequeno tempo de espera

---

1. Nomes fictícios.

para que fosse atendida em suas necessidades para executar alguma atividade ou então para ter de falar exaustivamente sobre suas questões para os terapeutas. Essas questões, normalmente relativas à sua sexualidade, foram de início trabalhadas por meio da leitura de livros infantis que demonstravam de "onde vinham os bebês", assunto que desconhecia. Apesar de essas dúvidas não se esgotarem, foi aos poucos evidenciando interesse por algumas atividades com certa estruturação. Resolve vender cosméticos na Casa, e nos grupos de terapia ocupacional começa a ensaiar esse lugar de vendedora. Muitas dificuldades aparecem: como vender, como saber o que está oferecendo, como controlar os pedidos, como receber os pagamentos. Nosso desafio era lidar com esses buracos que apareciam, quais remendos eram possíveis e como responder às faltas que apareciam nos processos de execução dessa atividade e lidar com elas de uma forma diferente do que a mãe agiu a vida toda, fazendo por ela. A sustentação dessa experiência no grupo, com todas as dificuldades e impossibilidades que apareceram, permitiu que ela ousasse um desdobramento em seu cotidiano. Resolve se matricular num supletivo (apesar de formalmente ter completado o segundo grau técnico e arriscado frequentar por pouco tempo algum curso superior, logo interrompido por sua problemática), passa pelas provas seletivas e constata que seu conhecimento só lhe permitiu entrar na quinta série. Daí a nova fase de atividades nos grupos de terapia ocupacional, que agora eram utilizados para estudar as diferentes matérias. Nesse momento, suas relações triádicas ampliam-se para vários terapeutas do grupo que circulam nessa função de ajudá-la a estudar. Mais dificuldades vão aparecendo, relacionadas ao não conseguir entender o que estava escrito nas apostilas, não dar conta de organizar seu material de estudo. Há muita sustentação dos terapeutas, que nesse momento se estende para uma nova paciente do grupo, que por ter uma formação em psicopedagogia se oferece para ajudá-la nos estudos.

Paciente essa que tem muitas dificuldades de estabelecer relações e, a partir dessa demanda, exercita com Lúcia esse cuidado, construindo um lugar para si no grupo. Essa necessidade de organização aparente fica bastante visível para todos os integrantes do grupo que hoje circulam no exercício dessa função de ajudá-la em vários aspectos: avisam quando ela está falando demais, ou tentando se "grudar" em algum terapeuta, dão palpites em suas atividades, sugerem que preencha o fundo de seus desenhos, que exercite fazer cópias – afinal, seus desenhos não são lá muito bons, apostam que ela pode fazer melhor.

Já para Pedro, participar de grupos sempre foi muito difícil, pois em contato com os outros sentia uma série de sensações corporais que o invadiam, deixando-o muito assustado, habitado por pensamentos persecutórios, precisando se afastar de todos para se acalmar. Porém, nos grupos de terapia ocupacional essa situação começa a se modificar. Muito habilidoso, foi utilizando os grupos para realizar uma série de atividades, sempre muito bem-feitas: desenhos, mosaicos, origamis, pirogravuras. Muito exigente com os resultados, dificilmente dizia gostar, precisando sempre de um particular investimento dos terapeutas para que pudesse vir aos grupos, sustentar e terminar essas atividades. A partir disso, conta que gostava de jogos de desafio ou de cartas e passa a realizar essas atividades nos grupos, às vezes permitindo que algum outro paciente se juntasse a ele e ao terapeuta que o acompanhava nessa atividade. Essas pequenas mas significativas mudanças fizeram que ele resolvesse voltar a estudar, pois havia interrompido seus estudos quando entrou em crise. Escolhe um supletivo a distância e termina o segundo grau sem grandes dificuldades, fazendo até as provas presenciais. Hoje, os grupos de terapia ocupacional para ele têm um lugar muito especial: pouco falta (às vezes se atrasa, pois não consegue acordar) e dedica-se a se relacionar com os outros integrantes. Propõe jogos, aceita convites para participar de jogos que não conhece, conversa, mesmo que ainda timidamente, com seus colegas e arrisca se divertir.

Finalizo agora com um exemplo de como o projeto de um paciente pode se transformar numa atividade grupal. Para Carlos, costumamos dizer que os grupos de terapia ocupacional têm "mil usos": o lugar do ensaio da paquera, de muitos escritos, alguns desenhos, cartas dirigidas aos integrantes do grupo e também de algumas concretizações. Por muitas vezes dizia que seu sonho era ser banqueiro em Nova York, morar lá para comer muitos hambúrgueres. A insistente manifestação de seu desejo fez que o grupo como um todo se organizasse para a viabilização possível de alguns desses projetos. Aceitam jogar Banco Imobiliário, deixando-o sempre na posição de banqueiro, ou então o ajudam a organizar sua festa de aniversário, que aconteceu no próprio grupo: resolvem transformar o grupo de terapia ocupacional numa lanchonete de Nova York. Procuram receitas, compram os ingredientes, fazem *cheeseburgers* para todos, com muita batata frita e refrigerante, com direito a fundo musical do Iron Maiden, e enfeitam a sala com bandeirinhas do Corinthians... Afinal, ele é corintiano roxo.

Esses são apenas alguns exemplos da potência dos grupos de terapia ocupacional. Esse entendimento construído ao longo de todos esses anos de minha prática clínica desenvolvida no Instituto A Casa foi sustentado em muito estudo sobre as teorias e técnicas de grupo e, sobretudo, sobre a especificidade da terapia ocupacional. Os estudos e aprofundamentos no MTOD trouxeram a mim a possibilidade do entendimento da relação triádica, de como compreendê-la e utilizá-la com suas múltiplas dinâmicas e de sua aplicabilidade nos diferentes contextos terapêuticos.

No início de minha prática clínica, sem esse conhecimento, referenciava os grupos de terapia ocupacional nos aportes da psicodinâmica. Nesse tempo, como as atividades ainda não eram perfeitamente entendidas e utilizadas como terceiro termo da relação triádica, eram então usadas primordialmente como mediadoras da relação terapeuta-paciente e empregadas apenas como um recurso para que o paciente pudesse expressar seu mundo interno e seus conflitos intrapsíquicos.

Assim, a especificidade da terapia ocupacional ficava pouco definida e muitas vezes confundia-se com outras práticas terapêuticas que também se utilizavam das atividades. Fomos constatando com o tempo, e nos aprofundamentos dos estudos no MTOD, que essa proposta não levava em conta as concretudes do mundo externo de nossos pacientes e que era necessário poder pensar também em como construir ou reconstruir cotidianos possíveis para esses sujeitos que viviam um dia a dia interrompido, cortado ou estrangulado pela dor, pelo sofrimento físico, psíquico e social, pela solidão e pela ausência de sentido.

Meu caminho trilhado, enriquecido com os aportes do MTOD e a compreensão das atividades como instrumento integrante da relação triádica, permite-me utilizar e entender hoje os grupos de terapia ocupacional como um dispositivo terapêutico de excelência que pode se tornar cada vez mais criativo, potente, passível de ampliações em seus usos e de aprofundamentos nas teorizações que sustentam a clínica da terapia ocupacional.

REFERÊNCIAS BIBLIOGRÁFICAS

BALLARIN, M. L. S. "Algumas reflexões sobre grupos de atividades em terapia ocupacional". In: PÁDUA,

BENETTON, M. J. *A terapia ocupacional como instrumento nas ações de saúde mental*. Dissertação de Doutorado em Saúde Mental. Unicamp, Campinas, 1994.

_____. *Trilhas associativas: ampliando subsídios metodológicos à clínica da terapia ocupacional*. 3. ed. Campinas: Arte Brasil, 2006.

FERRARI, S. M. L. "Terapia ocupacional: a clínica numa instituição em saúde mental". *Cadernos de Terapia Ocupacional da UFSCar*, São Carlos, v. 14, n. 2, 2006.

_____. "Saúde mental: acompanhamentos terapêuticos, reabilitação psicossocial e clínica". *Revista CETO*, ano 13, n. 13, 2012.

MAXIMINO, V. S. *Grupo de atividades com pacientes psicóticos.* São José dos Campos: Ed. da Univap, 2001.

_____. "A constituição de grupos de atividade com pacientes graves". *Revista CETO*, v. 1, n. 1, 1995.

13 Contornos e Relevos: adolescência e saúde mental

Barbara Cristina Mello
Priscilla de Oliveira Luz
Letícia Cohen

O GRUPO CONTORNOS E RELEVOS surgiu em janeiro de 2012, a partir da aproximação da terapeuta ocupacional (TO) aos adolescentes que estavam no espaço denominado *convivência*. Esse espaço é oferecido como potencializador de aproximações entre os usuários, tendo também a função de estimular o fazer junto e as relações interpessoais. Essa aproximação ocorreu durante uma grande discussão, desencadeada após a apresentação de um filme que abordava as questões de limites, contornos, camadas e relevos.

Os jovens começaram a discutir sobre a necessidade de ter novas vivências e de estas poderem acontecer em espaço diferenciado do espaço coletivo da convivência, principalmente porque tinham interesses diferentes das crianças com as quais dividiam o local. Após três semanas consecutivas de encontros, um dos jovens nomeia essa reunião de "grupo" e, a partir disso, todos começam a perceber a necessidade de criar um nome e uma identidade para ele.

O primeiro encontro com o grupo ocorreu numa quinta-feira pela manhã. Era um daqueles dias com cara de sem graça, tempo nublado e muita criança correndo. Dia em que os adolescentes ficariam amontoados em uma das salas como de costume. Nesse dia, a sala "invadida" por eles foi a sala de vídeo. Uma sala de cor laranja, cheia de pufes coloridos e colchonetes azuis estendidos no chão. A TO bateu na porta pedindo passagem e estadia ao lado deles. Num primeiro momento, disseram que ela poderia

Grupos e terapia ocupacional:
formação, pesquisa e ações

entrar. Havia garotos em situação de cuidados intensivos, e pelo menos três deles haviam passado por uma situação de crise poucos dias antes. Dentro desse contexto, a proposta foi assistir ao filme *As viagens de Gulliver*. Durante sua exibição, não houve uma piscada ou uma fuga sequer e, ao final dele, foi aberto um espaço para discussão, com o intuito de verificar se compreenderam a proposta do filme e qual sentido dariam à discussão geral.

Essa discussão gerou tantos elementos que grande parte da conversa girou em torno das escolhas pessoais, dos projetos de vida e de quais aprendizados poderiam ser identificados ao longo de suas vidas. A TO remete esses aprendizados como camadas sobrepostas umas às outras que criavam relevos de histórias e, no entendimento desses adolescentes, seriam camadas de aprendizados, memórias criadas pelo contato com aquilo que seria novo a cada um deles, mas realmente era guardado em seus corpos.

Na semana seguinte, a proposta foi uma brincadeira com bexigas d'água, e nesse encontro os adolescentes chamaram o técnico de farmácia que sempre os acompanhava nas atividades. Por ser um rapaz jovem, com alta disponibilidade para o contato e a descoberta de novas atividades, propõe-se a estar com os garotos e topa de imediato as propostas.

A preparação das bexigas para a atividade desse dia foi bastante interessante, pois todos se organizaram com baldes, sacos de bexigas fornecidos pela equipe e trocas de roupas que poderiam ser molhadas.

Logo que todos se trocaram, dirigiram-se à torneira próxima à escada de passagem de todos os sujeitos que circulam no Caps, e assim foram chamando a atenção de todos para ser vistos em sua brincadeira. Não permitiram a entrada das crianças, delimitando espaços bem diferenciados entre os adolescentes que formariam o grupo e as crianças da *convivência*. Acreditamos ser de grande importância essa delimitação, pois um exercício dessa singularidade permitia àqueles garotos, naquele instante, uma diferenciação e uma não invasão de outros desejos que não fossem os deles.

Com as bexigas cheias, todos ficaram a postos, de frente uns para os outros em círculo no gramado. Iniciaram uma contagem regressiva e gritaram o "Já!". A partir daí, voaram bexigas para todos os lados. Foram cinco minutos de farra, muita risada e corre-corre, e não desanimaram pela falta das bexigas. Quando estas acabaram, os baldes começaram a se encher de água e um pega-pega com balde começou a surgir como continuidade da brincadeira.

Após mais dez minutos dessa correria, um dos garotos, sem querer, eleva seu balde com agilidade e força, atingindo uma usuária. Ela, branquinha de tudo, logo ficou com a pele bastante avermelhada e um edema surge. Todos os garotos e a equipe abandonam os baldes e correram para acudi-la, substituindo as brincadeiras, os corre-corres e os pega-pegas pelo cuidado com o outro.

Depois disso, sentamos novamente na sala laranja e voltamos a conversar reunidos. Uns diziam que nunca tinham dado tanta risada; outros, que nunca haviam brincado tanto. Outros identificaram que, "mesmo tendo brincado disso quando crianças, às vezes era bom ser criança em corpo de adolescente".

Após combinarmos a data do próximo encontro, surge a possibilidade de irmos todos juntos comprar um tecido de quatro metros de comprimento para "caber todo mundo no mesmo lugar". Entendemos que esse "caber" não se iguala à homogeneidade, mas à identificação de um papel no mundo, o de "ser adolescente" e estar em grupo decidindo pelas atividades que poderiam acontecer e, ainda, participando ativamente de sua construção.

Os adolescentes, então, "expulsam as crianças da sala de vídeo" para poder combinar a saída. Esse movimento também indica uma demarcação de território, em que o contorno do ambiente é necessário para haver combinados, negociações e resoluções de problemas.

Durante a saída, um dos adolescentes começa a xingar motoristas de carro e vai se jogando à frente dos veículos que subiam

GRUPOS E TERAPIA OCUPACIONAL:
FORMAÇÃO, PESQUISA E AÇÕES

a rua em direção contrária à nossa. Essa situação foi se tornando tensa para os demais adolescentes, gerando incômodos e falas entre os pequenos pares que se dividiram para descer a ladeira que daria acesso a uma das avenidas em que a loja de tecidos estava situada.

A atividade facilitada pela TO e pelo técnico de farmácia vai acontecendo, enquanto os próprios adolescentes dão devolutivas a esse garoto, identificado por eles mesmos como "ele tá querendo chamar a atenção e a gente não vai deixar de sair na rua porque quer se aparecer e causar". O adolescente é chamado de canto pela equipe técnica, que em uma conversa mais individualizada aponta seus comportamentos. Este tenta reorganizar-se em um primeiro momento, mas, assim que chegamos à loja, vai em direção à avenida e tenta enfrentar novamente os carros (Winnicott, 2005).

Novamente, ocorre um ar de tensão, surgem olhares atentos, amedrontados e receosos. Os próprios adolescentes reúnem-se e pontuam ao garoto que já estava ficando difícil sua presença. Um dos garotos, identificado aqui como o porta-voz deles, diz ao adolescente: "Cale a sua boca e se enxergue! Eu não quero perder a oportunidade de estar com meus amigos na rua se você não sabe estar nela!" Essa fala promove uma organização geral do grupo, incluindo a do colega "inadequado", que se volta aos adolescentes e negocia sua continuidade, de forma diferente, sem se colocar em risco e trazer tensão ao grupo. Aqui, já identificamos que um grupo é formado, pois conseguem pensar em regras e em uma identidade própria, que dá contorno e é contornado (Maximino, 1998).

O grupo consegue retornar ao Caps e, durante o percurso, discutem a proposta de continuar a atividade com o tecido. A ideia central era "fazer caber todo mundo no mesmo lugar", e em meio às diferenças e aos desejos de cada um todos vão se ajeitando no gramado, deitando sobre o tecido com canetões para ser contornados.

Após esse contorno inicial, conseguem se revisitar identificando-se no tecido, olhando para suas formas, suas posturas assumidas na hora do contorno e em seus tamanhos. Eles pedem para que as bexigas retornem ao espaço. Agora, elas eram recheadas com tinta para tecido, para que pudessem pintar seus contornos. Dessa vez, o grupo se organiza cuidadosamente com as bexigas, as tintas e os baldes.

Com todas as bexigas cheias de tinta e água, todos voltaram para junto do tecido. Crianças tentam invadir o espaço para pegar bexigas e, mais uma vez, os adolescentes barram a entrada delas, nomeando a intervenção da seguinte forma: "Este é o nosso grupo, vão atrás do de vocês!"

Aqui, pela primeira vez, os usuários que vinham se encontrando semana a semana nomeiam essa reunião/encontros de grupo, e as tintas se espalham pintando os contornos no paredão onde o tecido havia sido estendido, criando uma nova camada para a história do grupo *Contornos e Relevos*, agora em um contorno concreto que tinha como função a representação de cada um dos adolescentes participantes (Maximino, 1995, 1998). A partir dessas identificações e nomeações, o grupo passa a se reunir semanalmente, durante uma hora e meia, e as propostas ligadas aos *Contornos e Relevos* começam a tomar forma.

Durante todos esses meses de intervenção, materiais foram produzidos pelos participantes, contando também com a entrada de outros profissionais que auxiliaram na sustentação e continuidade do trabalho, propiciando potencialização das criações dos adolescentes para que as atividades pudessem ocorrer, e, ainda, na repercussão de cada assunto/atividade abordado no *setting* (Maximino, 1995).

Observamos também que muitos assuntos ou projetos iniciados no espaço grupal puderam ultrapassar os limites desse *setting*. Nesse sentido, os profissionais puderam auxiliá-los em outras construções: na escola, em casa, na comunidade ou mesmo no próprio Caps (Brasil, 2004, 2005). Um exemplo disso é quando a cuidadora de uma das adolescentes do grupo chega contando uma cena que ocorreu em sua casa. Nessa cena, a garota fala para uma de suas irmãs que "a camisinha não serve para limpar sapatos, mas para prevenir a gravidez", após um aprendizado ocorrido em grupo. Essa fala surge de um desdobramento de uma intervenção em que foram trabalhados a sexualidade e o entendimento de sexo seguro, temática essa sugerida por eles mesmos quando falávamos de relacionamentos e relações. Essa adolescente tinha a fantasia de que, ao completar 16 anos, iria engravidar, assim como a sua irmã, que engravidou com a mesma idade. Como a família dizia ter grandes dificuldades de abordar o assunto com a garota, quando questionada sobre esse tema, respondia que a função da camisinha era a de "limpar sapatos". Sabemos que essa informação chega dessa maneira à garota, pois era a única forma que a família conseguia falar sobre o tema. Porém, ao ser discutido em grupo, um novo aprendizado ocorre. Nesse caso, o próprio grupo auxilia na desconstrução da fantasia da gravidez e consequente construção do significado da função do uso real do preservativo. Assim, as novas temáticas ou propostas que se constituem nesse grupo contribuem significativamente para cada *nova camada* criada.

DESDOBRAMENTOS DA CLÍNICA: OS CONTORNOS, AS HISTÓRIAS PESSOAIS, A IDENTIFICAÇÃO DO TERAPEUTA SUFICIENTEMENTE BOM E AS CONSTRUÇÕES DE PROJETOS – DO FAZER, DA COTIDIANIDADE E DA VIDA

> *[...] e o que é contorno? Acho que eu não tenho contorno! Não consigo ver isso em mim!*

Essa fala, de um dos integrantes do grupo, é um dos exemplos ligados ao sofrimento psíquico que vai redirecionando todo o manejo necessário e entendimento da proposta clínica do grupo

Contornos e Relevos. Uma dessas propostas refere-se ao entendimento do conceito do "terapeuta suficientemente bom" proposto por Winnicott. Para ele, o terapeuta suficientemente bom é aquele que possibilita, a partir do processo terapêutico e da construção do *setting* um espaço potencializado que favorece novas construções mediante tarefas básicas disponibilizadas nessa relação terapeuta-paciente, sendo elas o *holding* (sustentação), o *handling* (manipulação) e a apresentação de objeto (Winnicott, 2005).

Essas tarefas básicas desempenhadas pelo terapeuta podem favorecer outros três desdobramentos ao paciente, que são conhecidos na teoria winnicottiana como *personalização, integração e realidade de mundo* – que auxiliam o viver criativo por meio da relação psique-soma e de suas relações com o diverso mundo dos objetos (Winnicott, *ibidem*, p. 27). Neste texto não iremos aprofundar o conteúdo de cada conceito, mas destacamos que as tarefas do terapeuta são as mesmas esperadas durante o desenvolvimento da função materna e que, quando há falhas na relação mãe-bebê porque a mãe não foi "suficientemente boa" ou porque sua função foi interrompida por algum outro motivo, uma relação reparadora pode vir a ser experimentada durante a relação terapêutica. Essa relação não sobrepõe às experiências anteriormente vividas pelo sujeito, mas tem a oportunidade, agora na relação terapêutica, de (re)experimentá-las, criando a possibilidade de viver a continuidade da construção do fortalecimento do ego (Winnicott, *ibidem*, p. 28).

A relação terapêutica favorece a cada encontro novas construções, e materiais de trabalho surgem da relação estabelecida com esses jovens, o que, durante a oferta do *holding*, do *handling* e da apresentação de objeto, aparece por meio da linguagem como uma nova percepção de si.

A possibilidade de verificação dessas construções também pode ser constatada quando uma jovem consegue, na relação com os outros, perceber-se de modos diferentes, identificando no mundo certos incômodos. Ela tenta entender seu processo de adoecimento e, ao mesmo tempo, vai reconhecendo sua condição, ou melhor, seu modo de ver as coisas e de viver.

Durante diversas conversas e intervenções com essa adolescente, que chegou ao Caps com um quadro depressivo associado ao autismo, ela consegue perceber que na escola é identificada como a "deficiente intelectual" e ainda, não sabendo que é autista – porque até então não tinha conseguido escutar sua condição e perceber em si seu modo de funcionamento –, começa a reconhecer que sempre teve algumas dificuldades, como, por exemplo, de dizer o que pensa, os sentimentos e as sensações vividos, de possuir baixa tolerância a frustrações e ter dificuldades de estar em grupos. Em dado momento da conversa, surge uma percepção inicial:

> [...] por que atrás da diretora tem um cartaz que diz que eu sou deficiente mental? O que é ser isso? Eu acho que não sou assim!

Acreditamos que essa fala só pôde surgir devido ao sentimento de confiança construído com a equipe e, a partir daí, outras percepções, falas e elaborações vão surgindo, seja na conversa individualizada ou em grupo, quando os demais adolescentes começam a apontar seus questionamentos repetitivos, sua brusca mudança de assunto com o grupo, seus interesses infantis e, ainda, sua dificuldade de estar com os demais.

Aqui, o grupo e a equipe puderam oferecer diferentes *holdings*, para que as elaborações e percepções dessa adolescente acontecessem, além do reconhecimento de seu processo de amadurecimento psíquico e do seu lugar no mundo. A partir dos demais encontros, consegue construir o que é ser autista – seja por suas falas repetitivas, por suas dificuldades na socialização e, ainda, por sua comunicação descontextualizada com o mundo (Winnicott, 2005).

> Se eu consigo entender que não sou deficiente mental, então o que é que eu sou?

Essa foi uma construção bastante singular e auxiliou essa garota no entendimento de que quando era criança suas dificuldades eram maiores, e hoje, como adolescente, não deixando de ser mais ou menos autista (como alguns gostam de tratar e aqui nós não validamos essa definição), consegue perceber que atualmente é possível falar sobre os seus desejos, suas limitações e possibilidades, ou seja, sua subjetividade é construída a partir de seu modo de estar no mundo; sendo assim, há maneiras muito peculiares de viver e construir seus projetos pessoais.

Outra situação refere-se a um adolescente participante do grupo *Contornos e Relevos* que apresenta quadro de deficiência intelectual e histórico de depressão, com discurso recorrente de morte e dificuldade de se perceber funcionalmente no mundo e no cotidiano. A partir da sua participação no grupo e das trocas que ocorrem entre os adolescentes e os terapeutas, ele começa a estabelecer outras maneiras de relacionar-se com o mundo e consigo, identificando-se como agente de transformações em si e nos outros, despertando para possibilidades de controle da sua própria vida. Ele, que iniciou sua participação no grupo com grande dificuldade, permanecendo de cabeça baixa e em silêncio nas primeiras seções, consegue, a partir do posicionamento dos outros adolescentes que o solicitam e se disponibilizam para a troca, perceber que pode assumir papéis e funções nesse grupo e na própria vida.

Às vezes, dependendo dos conteúdos trabalhados, esse jovem consegue posicionar-se e compreender melhor o que vem sendo construído, embora, em outras vezes, por ser demais para sua construção psique-soma, solicita:

[...] Já acabou? Já acabou? Um, dois, três e acabou!

O grupo, para esse adolescente, caracteriza-se como um espaço para a construção da sua identidade, espaço potente de entendimento e conhecimento de si, dos seus desejos, limites, expectativas

e dificuldades, características que são compartilhadas e vivenciadas no encontro com os demais participantes, em que os próprios
contornos se estabelecem a partir do contorno do outro.

Aqui, a relação com o terapeuta "suficientemente bom"
permite-lhe dizer, a seu modo, o quanto é possível ser construído durante os encontros, e, se não tivéssemos o entendimento
dos processos da relação psique-soma e realidade de mundo,
pouca escuta ocorreria quando ele solicita pelo término do período de encontro e desenvolvimento da atividade do grupo
(Winnicott, 2005).

Acreditamos ainda que esses materiais (falas, percepções, elaborações) acontecem e surgem a partir dos encontros que fornecem um sentido espaçotemporal e de uma nova possibilidade de
estabelecer uma relação de confiança com a equipe que sustenta
o exercício grupal e as demais funções exercidas por cada participante. Identificamos que esses materiais só podem ser produzidos porque a equipe envolvida, sendo cada integrante com sua
formação, referencial teórico e percurso profissional, pôde e
pode, acolher a esses adolescentes por meio da escuta, do fazer e
do relacionar com o outro, seja escutando, falando ou se colocando em seu lugar.

Um questionamento que nos permeia sempre é: como
acompanhar adolescentes em um espaço de grupo permitindo
que existam o ouvir, o conversar e o identificar-se a partir dos
atravessamentos que ocorrem a todo instante sem que haja uma
cisão ou um abandono de si? Para superar esse desafio, pensamos sempre na tessitura desse grupo, que é formado por adolescentes com diferentes históricos – seja de internação
psiquiátrica, fase aguda de mania, estados depressivos ou quais-
quer outros sintomas que diminuem o sujeito ou o afastam de
si –, bem como por aqueles que já não estão em fase aguda da
doença, mas ainda necessitam, como os demais, de um espaço
que os auxilie na elaboração daquilo que é vivido e vivenciado,
mesmo em período de sofrimento ou fragilidade psíquica. Esse

complexo emaranhado sustenta os atravessamentos que aparecem durante as intervenções.

Como o grupo é entendido segundo o posicionamento de uma constante construção, em determinado encontro propusemos a elaboração deste texto, com as participações advindo de suas histórias pessoais, de suas falas e construções em grupo. Nesse momento, um dos garotos levanta a mão e diz:

> *Que notícia boa, agora eu vou ficar rico mesmo e não vou precisar nunca mais trabalhar!*

A equipe sugere um contorno que vai ao encontro do que estava acontecendo e auxilia no resgate da história de constituição e, ainda, na construção de novas histórias. Cada integrante do grupo foi convocado a identificar-se em seus processos e contribuir com suas narrativas sobre aquilo que havíamos trabalhado arduamente nos encontros. Com essa sugestão, eles começaram a pensar em todo o processo de participação no grupo, em suas vidas, seus projetos, em como se colocavam dentro e fora de suas famílias e grupos sociais de circulação. Durante esse resgate do vivido, foi possível localizar no tempo algumas das camadas conquistadas ao longo do trabalho grupal. Daí surgem falas, lembranças de si e da existência do outro, daqueles que já haviam saído por alta, dos que não conseguiram continuar a participar, daqueles que entraram depois e ainda permaneciam como participantes da atividade grupal etc. Identificação de objetos e do ambiente que só puderam ser conquistados por meio da apresentação dos próprios objetos, das regras construídas ou estabelecidas por eles ou pela equipe e de muitas atividades desenvolvidas, todas construídas e percebidas pelos próprios adolescentes como dispositivo terapêutico, possibilitando uma construção contínua dos *Contornos e dos Relevos* em si.

GRUPOS E TERAPIA OCUPACIONAL:
FORMAÇÃO, PESQUISA E AÇÕES

CONSIDERAÇÕES FINAIS, OU MELHOR, DO PROCESSO EM VIDA

[...] tipo assim, não consigo ver nada, acho que não fiz nada, posso apagar tudo?

TODO TRABALHO REALIZADO COM grupos, independentemente de sua população ou demanda, sempre parte do encontro. É importante destacar que não é necessário ter material ou proposta prévios, o grupo é feito e refeito a todo instante. Depende apenas de alguns direcionamentos e de uma sustentação contínua, seja dos terapeutas envolvidos ou dos usuários que partilham desse trabalho.

Nos encontros, diversas atividades foram se constituindo, porém, sempre guiadas pelos desejos e pela linguagem estabelecida pelos próprios integrantes do grupo. Em muitos momentos, a ação necessitou de orientações para alcançar os adolescentes e reverberar durante o encontro e a semana.

Ressaltamos que todo o trabalho só ocorreu porque as terapeutas puderam vivenciar um lugar atento e cuidadoso, que possibilitava entradas, saídas e engendramentos dos adolescentes, favorecendo a constituição grupal a partir do encontro, evidenciada pela disponibilidade, pela confiança e pelo *setting* estabelecido.

As construções de projetos de vida, do fazer e do cotidiano só foram sendo evidenciadas quando um encontro e uma atividade eram desenvolvidos. Muitas vezes assistimos a vídeos, sentamos para conversar ou sentir se a "unha do pé estava encravada", mas sempre a linguagem, gestual, verbal ou corporal, era levada em consideração e guiava a continuidade das aproximações, potencializando o caminhar do grupo.

Em muitos momentos, a equipe de profissionais necessitou apresentar possibilidades de atividades ou de experimentações, mas a partir da apresentação observávamos os desdobramentos possíveis. As atividades puderam resgatar de forma lúdica as possibilidades de relações, sejam elas entre os participantes, na família ou nos espaços sociais em que estavam insertos, desdobrando-se em novas escolhas para suas vidas.

[...] o que você acha de a gente sair mais? Ver mais filme como antigamente e conversar deles?

Às vezes, alguém reclamava do outro ou de suas manias. De qualquer forma, identificávamos que seus mundos eram recheados e ampliados, conseguíamos evidenciar aproximações possíveis a partir das conversas ou das atividades desenvolvidas.

Para a dinâmica desse grupo, a equipe, em sua atenção constante, pôde passear e reexperimentar algumas atividades e conversas, tornando possível a esses adolescentes o despertar do desejo de novas vivências e experiências, principalmente quando conseguem identificar aquilo que se move ou se recria, podendo ser dito, explicitado.

Para nós, a construção dos projetos de vida cabe a cada sujeito, tendo o terapeuta e o grupo como mediadores e sustentadores dessa construção, tornando-a possível. O balizador desse entendimento está no fato de que não podemos decidir ou fazer pelo outro, mas ajudar a construir *com* esse outro e, *a partir* de seus desejos, alcançar novas configurações para seu cotidiano.

REFERÊNCIAS BIBLIOGRÁFICAS

BRASIL. *Caminhos para uma política de saúde mental infantojuvenil.* Brasília: Ministério da Saúde, 2004.

_____. *Marco legal: saúde, um direito de adolescentes.* Brasília: Ministério da Saúde, 2005. Disponível em: <http://portal.saude.gov.br/portal/arquivos/pdf/marco_legal.pdf>. Acesso em: 21 out. 2014.

MAXIMINO, V. S. "A constituição de grupos de atividade com pacientes graves". *Revista do Centro de Estudos em Terapia Ocupacional*, v. 1, n. 1, 1995.

_____. "A organização psicótica e a constituição do grupo de atividades – Ou por que usar grupos como recurso terapêutico nas psicoses". *Revista de Terapia Ocupacional da Universidade de São Paulo*, v. 9, n. 2, maio- -ago. 1998, p. 49-54.

WINNICOTT, D. W. *A família e o desenvolvimento individual*. São Paulo: Martins Fontes, 2005.

14 Brincar em grupo: uma proposta de intervenção na clínica da terapia ocupacional com crianças

Andrea Perosa Saigh Jurdi

Maria Inês Britto Brunello

O CONVITE PARA COMPOR este livro e contribuir para a discussão do trabalho com grupos de crianças no campo da terapia ocupacional levou-nos a relembrar cenas vividas com crianças e adolescentes. Nas escolas, em brinquedotecas de associações de bairro ou unidades básicas de saúde, nos centros de convivência, nas instituições de acolhimento ou espaços terapêuticos, as cenas de grupos ecoavam. Múltiplas e singulares, cada uma delas apontava para questões específicas, mas, acima de tudo, para a potência do grupo como dispositivo de intervenção na atenção a crianças.

A característica de um dispositivo é sua capacidade de irrupção naquilo que se encontra bloqueado para criar. É o teor de liberdade de se desfazer dos códigos que procuram a tudo padronizar: "O dispositivo tensiona, movimenta, desloca para outro lugar, provoca outros agenciamentos. Ele é feito de conexões e ao mesmo tempo produz outras" (Barros, 1997, p. 189). Essas conexões, produzidas constantemente, criam um vasto campo de confrontos e interrogações.

Assim, o dispositivo grupal, quando acionado, dispara movimentos inesperados, deslocando afetos e falas cristalizados do lugar naturalizado a que estavam remetidos. Como diz Barros (1997), propicia não só a experiência, mas também o modo de experimentar que passa pela superfície dos encontros.

Como afirma Maximino (1997), o grupo é uma potência de transformação e criação que acontece no encontro com o outro, no qual as singularidades de cada indivíduo são vividas dentro de uma trama grupal. Nesse processo cada integrante torna-se significativo ao outro, passando a fazer parte de uma rede vincular. O vínculo é a condição básica para que os indivíduos interajam por meio do interjogo de papéis que, segundo Pichon-Rivière (2000), se dá quando um sujeito se torna significativo para o outro, configurando uma estrutura de relação interpessoal.

O grupo é a ponte entre o indivíduo e a sociedade e a possibilidade de experimentar algo com os outros e encontrar diferentes maneiras de ser, construindo novos modos de subjetivação e existência. Bleichman (1995) descreve o dispositivo grupal como algo que proporciona aos indivíduos, por um lado, um continente, um lugar de projeção e de expressão, e, por outro, um enquadre figurativo, uma armação simbólica dos sistemas de relação com o semelhante. O grupo não é uma unidade isolada.

O encontro com o outro deve ser compreendido como o encontro com o coletivo, com a diversidade. E é essa mistura, o encontro entre pessoa e outros que fazem que os agenciamentos se multipliquem, produzam singularizações.

> [...] experimentar ouvir o outro irradia uma experimentação de ouvir outros modos de existencialização, outros contextos de produção de subjetividade, outras línguas, outros afetos, outros modos de experimentar. Impõe, além disso, um deslocamento de espaço de vivência das angústias, fundamentalmente experimentadas como individuais. (Barros, 1997, p. 189)

O uso de grupos na prática da terapia ocupacional vem se ampliando cada vez mais em diferentes contextos e problemáticas, fundamentando as observações e intervenções grupais dessa prática segundo diferentes campos do saber.

Ballarin (2007) define o grupo de terapia ocupacional como aquele em que os participantes se reúnem na presença do profissional, num mesmo horário e local, com o objetivo de realizar uma atividade juntos. Com base nesse princípio, a autora refere que no contexto grupal há a oportunidade de os participantes se relacionarem e experimentarem outras formas de vivenciar situações relacionadas ao fazer compartilhado e, a partir da ação, ganhar novos sentidos e significados.

A partir dessas considerações, norteamos nossa prática na ideia de que é no fazer junto, crianças e terapeuta, que está a potência de toda transformação. E o adulto tem aí a responsabilidade de criar circunstâncias que permitam que a potencialidade de cada integrante possa emergir e sentimentos possam circular.

Além disso, não perdemos de vista que toda criança é sujeito da história, contextualizada na sua cultura e em seu grupo social. Para Benjamin (1984), a ideia de infância encontra-se no centro de sua concepção de memória histórica e deve ser tratada de forma coletiva: compreender a criança é fundamental para compreender a época em que se vive. Ao compreendê-la como criadora de cultura, desnaturaliza-a e estabelece uma relação crítica com a tradição.

Por isso é que ao terapeuta ocupacional é atribuído o papel de favorecer a organização do coletivo a partir das práticas do cotidiano compreendidas na articulação entre a realidade subjetiva e a compartilhada, constituídas no contexto social e cultural. Assim, contempla-se em cada sujeito a sua história e território, família e ambiente.

> Esse é o eixo em torno do qual a terapia ocupacional deve ser pensada: é nele (cotidiano) que o sujeito e o coletivo se encontram; é nele que se procura resgatar a possibilidade da construção da ação humana por meio da organização e da manifestação do coletivo. É nele que se desenvolvem modos de subjetivação singulares. (Galheigo, 2003, p. 34)

Como diz Huguet (1995), é importante que o terapeuta tenha em mente o encontro do enquadre grupal com a vida na sua

complexidade, pois todo grupo é um encontro sociopolítico-
-cultural de cada uma das crianças e do terapeuta com o mundo.
Portanto, quando optamos por trabalhar com crianças por meio
de grupos, sejam eles terapêuticos ou não, optamos por oferecer
à criança um olhar e uma escuta específicos, entendidos dentro
de seu contexto histórico subjetivo, social e cultural.

Assim, no trabalho de formação de grupos com crianças, partimos do pressuposto de que o ambiente tem um papel fundamental. Na teoria do amadurecimento proposta por D.W.
Winnicott (1990), o ser humano é um ser de relação que constrói
sua identidade psicossomática a partir do ambiente em que vi-
vencia suas experiências. Para Araujo (2007), o conceito de ambiente definido por Winnicott é concebido como facilitador de
várias tendências individuais herdadas. No início absoluto e depois relativamente importante, pode enfraquecer e até interrom-
per o amadurecimento dos recursos do bebê, se não for
suficientemente bom.

Para um ambiente suficientemente bom, é preciso que se de-
finam suas qualidades: a primeira diz respeito à adaptabilidade,
ou seja, o ambiente vive um processo dinâmico de se adaptar,
desadaptar e readaptar às necessidades mutáveis da criança. A
segunda característica é sua qualidade humana, pois se não hou-
ver a presença do aspecto humano as tendências herdadas podem até permitir o amadurecimento, mas não que ele alcance a
plenitude pessoal (Araujo, 2007).

Nessa perspectiva, o terapeuta que trabalha com grupos deve
saber que um ambiente responsável é o que cuida do indivíduo e
do grupo e tem o papel de acolher e sustentar o encontro humano. Nesse ambiente humano, as relações devem ser estabelecidas
com base na confiabilidade, na fidedignidade e na constância das
ações, oferecendo às crianças uma provisão ambiental que per-
mita o brincar espontâneo e criativo.

CONSTITUINDO GRUPOS TERAPÊUTICOS – A EXPERIÊNCIA DO ESPAÇO LÚDICO TERAPÊUTICO (ELT)

A experiência clínica do Espaço Lúdico Terapêutico assumiu características peculiares por estar dentro da universidade propiciando articulações entre ensino, assistência e pesquisa. Configurou-se como um espaço de atenção a crianças com deficiência intelectual e transtornos globais do desenvolvimento.

A proposta do ELT foi elaborar estratégias em que a criança pudesse fazer presença no mundo, isto é, pudesse adquirir poder de expressão de forma a provocar sua maior circulação nos espaços sociais, gerando campos de um viver mais criativo, tanto para elas como para suas famílias. Era preciso pensar em um lugar que acolhesse a solidão de determinadas crianças e adolescentes, lugar dito de reconstrução de pontes com o desejo, com o outro, com o fazer, com o mundo (Brunello, 2001).

Essa experiência ultrapassou os muros terapêuticos e voltou-se para os lugares onde a infância e a adolescência circulam. Estar na rua, nas escolas, nos parques, nos cinemas e em outros tantos espaços trouxe a essas crianças e adolescentes oportunidades de vida e saúde, possibilidade de romper dicotomias, rótulos e saberes instituídos. E para construir essa clínica partiu-se do princípio de que a atenção à criança deve ser pensada por meio de uma clínica ampliada, que se traduz na tessitura de uma rede de proteção social, na criação de dispositivos coletivos de proteção, na convergência de ações e de encontros entre diferentes atores, realizados dentro da lógica da interdisciplinaridade e intersetorialidade (Jurdi, 2009).

Ao tecer a intervenção voltada ao cotidiano, não nos paralisamos diante das complexidades que afloravam do encontro com as deficiências e os transtornos, mas, sim, procuramos ir ao encontro de outras formas de experimentação e vivência, provocando novas maneiras de essas crianças fazerem presença no mundo.

Nesse sentido, a clínica desenvolvida pelo ELT priorizou os atendimentos grupais, promovendo, por meio de atividades lúdicas, uma ampliação do campo de experimentação, vivências e trocas, como também de criação, crescimento e autonomia. Nesses grupos, a criança podia exercitar-se como sujeito ativo a partir do coletivo, a partir do prazer de aprender a brincar com o outro.

Algumas premissas básicas norteavam o nosso trabalho na clínica do ELT, entre elas a de que a força do grupo leva a criança a um movimento de abertura para o novo e a socialização, contribuindo para a sua autonomia, ajudando-a a construir seu próprio campo social. As brincadeiras em conjunto vêm a ser a melhor experiência de socialização, pois levam a criança a lidar com os imprevistos de percurso e perceber outras possibilidades de interação além daquelas às quais está acostumada em seu ambiente convencional; sua visão de mundo se alarga e expande para outros pontos de vista; o vínculo pessoal com outras crianças possibilita o corte simbólico com a mãe, pois leva à identificação com o outro e, consequentemente, ao deslocamento da própria perspectiva para o social (Brunello, 2001).

No convívio com esses grupos, chamava nossa atenção a forma como cada criança explorava o espaço. Para algumas, fantasiar era tarefa fácil; para outras, entrar nessa viagem era algo bastante desestruturador ou mesmo distante de suas capacidades. Algumas buscavam atividades que exigiam uma ação corporal intensa, enquanto para outras ficar sentadas explorando o que se encontrava ao seu redor já era o bastante. Algumas solicitavam a participação do outro a todo tempo; para outras, a solidão era mais confortável. Nessa riqueza de singularidades, o grupo se constituía como campo propiciador de múltiplas expressões, um universo continente, repleto de conteúdos e espaço de produção psíquica. E a brincadeira era a expressão da potência criadora.

Sem dúvida, o sentido de grupo ia se formando em cada integrante de acordo com o tempo de cada um. O que percebíamos era que, mesmo para os pacientes mais comprometidos, o estar junto colocava-os no lugar de pertencer ao social. A percepção sobre outro era quase sempre notada por meio de um olhar, de uma imitação, da retirada do brinquedo das mãos do outro, de um sentimento da ausência quando havia alguma falta, de uma brincadeira compartilhada. O vínculo era feito a partir da brincadeira. Brincando com o outro, era possível entrar em contato, criar e fortalecer vínculos. A princípio, configurava-se de forma precária, porém, ao brincar, esse vínculo se fortalecia, pois era a forma de comunicação com o outro. E é a possibilidade de criar vínculo que dá a sensação de estar vivo, fazendo parte do coletivo, não perdendo o contorno da subjetividade.

Nesses grupos, nesse contato significativo com o outro e a partir da segurança de um território confiável, as crianças podiam encontrar o estímulo e a possibilidade de ensaiar o encontro sob um enquadre menos perigoso do que aquele que a vida cotidiana, muitas vezes, lhes oferecia.

A prática cotidiana do ELT foi nos mostrando caminhos/estratégias que garantiam a efetividade dos grupos de forma que estes pudessem acontecer em clima positivo que assegurasse o acolhimento, as trocas, as brincadeiras conjuntas, a experiência do novo e a criação espontânea.

Primeiramente, quando as crianças e seus familiares chegavam ao ELT, realizávamos uma entrevista que elucidasse o cotidiano dessas pessoas e uma observação individual e grupal criteriosa da atividade lúdica por meio da qual podíamos conhecer como brincavam e o que esse brincar nos dizia da dinâmica de cada criança. Após essa primeira etapa, analisávamos o grupo mais adequado para inserir a criança, onde se sentiria mais confortável e segura para que o fazer lúdico pudesse acontecer.

Para a constituição de cada grupo, eram levadas em conta a faixa etária e a dinâmica grupal. Tínhamos sempre em mente que a questão central nos grupos eram as crianças e não a classificação diagnóstica. Assim, encaminhávamos a criança para um dos grupos já formados ou criávamos um novo a partir das triagens realizadas. Muitas vezes fazíamos novas configurações grupais pois não podíamos deixar que as dinâmicas entre os integrantes se cristalizassem.

Tanto o início de um novo grupo como a entrada de uma criança exigiam do terapeuta algumas estratégias importantes que definiriam a constituição e o trabalho com o grupo: a apresentação dos componentes entre si, a discussão sobre o motivo de estarem ali, o funcionamento do grupo e, se fosse possível, a narração das próprias crianças sobre o que já havia ocorrido no grupo até então.

Em relação ao papel que o terapeuta desempenha no grupo com crianças com transtornos afetivos ou deficiência, este é fundamental para que o grupo se constitua como tal. Ao estar com crianças, cujos vínculos sociais ainda são frágeis, nesse primeiro momento de constituição do grupo o terapeuta tem a função de facilitar os vínculos, mediar relações e garantir um espaço de acolhimento e confiança. Muitas vezes ele é a referência para todas as crianças que pouco se comunicam entre si. É a ele que chegam pedidos, desejos, angústias e é ele que precisa devolver ao grupo o que lhe é dito individualmente. Ao compartilhar as necessidades individuais com o coletivo, ele propõe que o grupo se implique nas decisões, na busca por soluções.

O terapeuta é o responsável pela sustentação do grupo, que Winnicott (1990) nomeou de *holding*, função exercida pelas mães, pais e outros mais. Para o autor, a função de *holding* é tudo que no ambiente fornecerá ao indivíduo a experiência de continuidade, de constância, tanto física quanto psíquica. O *holding* explicitado pelo terapeuta na sustentação da experiência vivida em grupo garante a humanidade do grupo.

Ao iniciar um grupo com crianças, o terapeuta precisa fazer acordos e construir regras coletivas na medida do possível, sendo a principal delas a proteção do grupo, que precisa saber que sua integridade se manterá apesar das dificuldades que surgirão. Nos grupos com crianças temos um compromisso com o coletivo, com a manutenção da coesão grupal. Ressaltamos que esse fato é fundamental, pois, não raras vezes, crianças que não conseguem comunicar sua angústia, dor ou desconforto respondem de forma que pode ameaçar a confiança do grupo.

É necessária a interferência do terapeuta para que a integridade do grupo se mantenha, ao mesmo tempo que o grupo precisa compreender o que está acontecendo. A verbalização de situações de conflito que causam medo e angústia faz-se necessária para que o grupo possa se articular e se fortalecer e os participantes consigam se expressar de modo diferente do habitual. A fala de cada um precisa ecoar e afetar todo grupo para que tenham a garantia de que não estão sozinhos no mundo.

Outro papel do terapeuta é gerar um ambiente pautado na confiabilidade, pois a atividade criativa e espontânea surge como possibilidade para a criança quando esta sente que o ambiente é confiável, tranquilizando-se para brincar. É preciso fazer emergir um campo de ação coletivo que sustente a brincadeira. Assim, como terapeuta ocupacional, nossa função no ELT era facilitar o fazer junto, realizar parcerias, compartilhar com o outro seus desejos, bem como acolher e escutar o desejo do outro (Brunello, 2007).

O que buscávamos com o trabalho em grupo era a possibilidade de cada criança adquirir seu poder de expressão e ser capaz de reinventar o mundo, criar desafios coletivos, sustentar a expressividade e abrir campos protetivos para as diferenças, como dizem Basile e André (2003), trabalhando, assim, a singularidade na diversidade.

O PAPEL DA ATIVIDADE LÚDICA NA CONSTITUIÇÃO DO GRUPO DE CRIANÇAS

O BRINCAR NA TEORIA winnicottiana ganha um estatuto próprio e abre outra possibilidade de compreensão do indivíduo e de sua relação com o grupo. Estamos falando de um brincar que tem

Grupos e terapia ocupacional:
formação, pesquisa e ações

espaço e lugar para acontecer, tanto na subjetividade de cada um como na realidade coletiva. Um brincar que se propõe criativo, pois o entrelaçamento com o ambiente faz que a criança possa criar e transformar, colocar algo de seu no mundo compartilhado.

No grupo terapêutico o brincar aparece como uma possibilidade que a criança tem de viver criativamente, vivenciar processos de saúde, expressar suas dificuldades e potencialidades e reverter processos de amadurecimento interrompidos. Na prática cotidiana o brincar propicia às crianças estar em contato com o mundo, com a cultura e apropriar-se desses elementos, revelando uma maneira de ser e estar no mundo e podendo expressar-se como ser único, sujeito de seus desejos e ações, mas que só faz sentido quando vivenciado com o outro.

Para as crianças, o grupo torna-se um espaço de potência de criação em que tudo pode acontecer, uma caixa de ressonância na qual cada integrante é afetado pelo movimento do outro, um lugar no qual pode manifestar seus desejos e ser ouvido pelo outro. A brincadeira é a expressão de cada um e a possibilidade de o grupo se reinventar sempre. Nessa dinâmica, que tem uma intensidade de movimentos corporais, afetos, comunicação e trocas, que muitas vezes se aproxima do caos (criativo ou destrutivo), o brincar é a expressão do individual e do coletivo. Muitas coisas acontecem ao mesmo tempo e coloca-nos, como terapeutas, em jogo, na brincadeira.

Assim, em sua dinâmica as brincadeiras se alternam, o tempo é diferenciado, o caos criativo se instala: não basta pintar o papel, é preciso pintar espaços maiores, as paredes, imprimindo suas marcas. A tinta, a água, matérias que se espalham e não oferecem limites, pouco a pouco, encontram as bacias, os papéis, as telas em um movimento de contágio coletivo. O lanche compartilhado, as saídas em grupo para outros espaços, a realização de cenas teatrais podendo assumir diferentes papéis são atividades que chamam o grupo para compartilhar fazeres, afetos e ideias.

Para finalizar, gostaríamos de ressaltar que nossa prática foi nos mostrando que para uma criança não há nada melhor do que outra criança, chegando a momentos do grupo em que o terapeuta se torna dispensável. As crianças, como grupo, coordenam as atividades, propõem brincadeiras e medeiam conflitos. Da fragilidade inicial de cada um emerge um coletivo mais forte e potente. Nesse ponto, é importante que o terapeuta saiba ser dispensável e proporcione, cada vez mais, a autonomia do grupo. Assim, é preciso, como terapeutas, propor intervenções que possam mediar as necessidades e os desejos das crianças e os limites e possibilidades da realidade externa. Nessa intervenção, cabe ao terapeuta acolher as diferenças, estar junto quando o brincar não é possível e fornecer segurança suficiente para que o brincar criativo possa fazer parte da vida das crianças.

O ambiente no grupo terapêutico tem de ser descoberto pelas crianças de forma criativa; destruído, criado, reinventado, oferecendo a oportunidade de uma ilusão criativa, agente de descobrimento. Às crianças deve ser dada a oportunidade de entrar em contato com um ambiente grupal que a acolha sem invasões, sem encontros incompreensíveis. O grupo deve estabelecer limites e contornos sem que as crianças percam sua dignidade.

Para crianças cujos roteiros de vida estão muitas vezes cristalizados na deficiência e na impotência, fazer junto, encontrar quem possa sustentar suas dificuldades e propor novas formas de fazer, de ser e de existir faz que o trabalho com grupos aposte na construção de coletivos que provoquem outras formas de existência no mundo. A intervenção com grupos, quando realizada numa proposta de clínica ampliada, provoca uma intervenção no cotidiano, nos espaços e grupos sociais pelos quais essas crianças transitam.

REFERÊNCIAS BIBLIOGRÁFICAS

ARAUJO, C. A. S. de. *Uma abordagem teórica e clínica do ambiente a partir de Winnicott*. Tese de Doutorado em Psicologia Clínica. Pontifícia Universidade Católica de São Paulo, São Paulo, 2007.

BALLARIN, M. L. G. S. "Abordagens grupais". In: CAVALCANTI, A.; GALVÃO, C. *Terapia ocupacional: fundamentação e prática*. Rio de Janeiro: Guanabara Koogan, 2007.

BARROS, R. D. B. de. "Dispositivos em ação: o grupo". In: LANCETTI, A. (org.). *SaúdeLoucura*, n. 6. São Paulo: Hucitec, 1997.

BASILE, O.; ANDRÉ, S. A. L. B. "Fábrica de mundos: ferramentas conceituais para o tratamento das psicoses infantis". In: FERNANDES, M. I. A.; VINCENTIM, M. C. G.; VIEIRA, M. C. T. (orgs.). *Tecendo a rede: trajetórias da saúde mental em São Paulo 1989-1996*. Taubaté: Cabral editora e Livraria Universitária, 2003.

BENJAMIN, W. *Reflexões: a criança, o brinquedo, a educação*. Trad. de Marcus Vinícius Mazzari. São Paulo: Summus, 1984.

BLEICHMAR, E. D. "Psicoterapia de grupos de crianças". In: VOLNOVICH, J.; HUGUET, C. R. *Grupos, infância e subjetividade*. Rio de Janeiro: Relume-Dumará, 1995.

BRUNELLO, M. I. B. *Ser lúdico: promovendo a qualidade de vida na infância com deficiência*. Dissertação de Mestrado em Psicologia Escolar e do Desenvolvimento Humano. Instituto de Psicologia da Universidade de São Paulo, São Paulo, 2001.

_____. "Transtorno emocional infantil". In: CAVALCANTI, A.; GALVÃO, C. *Terapia ocupacional: fundamentação e prática*. Rio de Janeiro: Guanabara Koogan, 2007.

GALHEIGO, S. M. "O social: idas e vindas de um campo de ação em terapia ocupacional". In: PÁDUA, E. M.; MAGALHÃES, L. V. (orgs.). *Terapia ocupacional: teoria e prática*. Campinas: Papirus, 2003.

HUGUET, C. R. "Vinte anos de grupos com crianças: o desejo por um fio". In: VOLNOVICH, J.; HUGUET, C. R. *Grupos, infância e subjetividade*. Rio de Janeiro: Relume Dumará, 1995.

JURDI, A. P. S. *A ética do cuidado e do encontro: a possibilidade de construir novas formas de existência a partir de uma brinquedoteca comunitária*. Tese de Doutorado. Instituto de Psicologia, Universidade de São Paulo, São Paulo, 2009.

MAXIMINO, V. S. *A constituição de grupos de atividades com pacientes psicóticos*. Tese de Doutorado. Universidade Estadual de Campinas. Faculdade de Ciências Médicas, 1997.

PICHON-RIVIÈRE, E. *O processo grupal*. 6. ed. São Paulo: Martins Fontes, 2000.

WINNICOTT, D.W. *O ambiente e os processos de maturação: estudos sobre a teoria do desenvolvimento emocional*. Porto Alegre: Artes Médicas, 1990.

15 Grupos na atenção básica: enraizar-se em uma comunidade

Stella Maris Nicolau

COMO DISSE O GRANDE Guimarães Rosa (2006, p. 461), "a gente principia as coisas, no não saber por quê", e acredito que meu interesse pelos grupos surgiu um pouco dessa maneira. Lembro--me da época da graduação, quando tínhamos uma disciplina dedicada ao estudo dos grupos na qual identificar fenômenos – nem sempre conscientes – que acontecem quando as pessoas estão agrupadas era fascinante. Por que o grupo rejeita alguns, ignora outros, escolhe e valida líderes democráticos ou tiranos? Por que a convivência em grupos é ao mesmo tempo tão necessária e palco de conflitos? A ideia de que nos grupos assumimos e atribuímos papéis ajudou-me a compreender como nos comportamos neles, pois nestes somos envolvidos em tramas relacionais permeadas por afetos que nos trazem tanto sentimentos de bem-estar pela aceitação como o sofrimento pela rejeição.

Esse novo conhecimento fez-me compreender muito sobre mim mesma, e acerca de como me comportava no meu grupo familiar, no grupo de alunos do curso e da universidade, e nas instituições onde iniciávamos os primeiros contatos com a prática profissional. Foi como se um mundo novo se abrisse para mim, ampliando minha compreensão sobre as relações humanas. Tal interesse levou-me a ingressar após a graduação no Instituto Pichon-Rivière no curso de coordenação de grupos operativos.

Avalio que o referencial teórico de Pichon-Rivière para o trabalho com grupos, que ele denomina esquema conceitual e referencial operativo (Ecro), contribuiu fortemente para minha compreensão do fenômeno grupal e ofereceu-me instrumentos para a intervenção nos grupos segundo um enfoque que atribui grande importância às mudanças de atitudes dos integrantes a partir do seu engajamento em tarefas implícitas e explícitas que o todo possui. Em se tratando de um grupo que envolve os fazeres, como são os coordenados por terapeutas ocupacionais, a tarefa não se resume à realização das atividades em si ou na concretização de um produto final palpável, mas, sobretudo, à aprendizagem e ao crescimento pessoal que esse "fazer junto", esse "fazer com" possibilita aos integrantes.

Sempre que reflito sobre os coletivos em que estou inserta ou quando coordeno um projeto de trabalho em grupo, sirvo-me da teoria pichoniana, que enfatiza a necessidade de criação de vínculos de mútua representação interna entre os integrantes, a fim de que possam lidar com as ansiedades decorrentes do trabalho. São fatores de análise e compreensão do fenômeno grupal: o sentimento de pertença de seus integrantes; as modalidades de comunicação entre estes e o coordenador; o grau de cooperação, de aprendizagem e de foco na tarefa (pertinência); assim como o clima afetivo grupal (tele) (Pichon-Rivière, 1988). E nesses 25 anos de profissão reitero que o conhecimento e o manejo no trabalho com grupos são instrumentais essenciais no meu trabalho como terapeuta ocupacional e também como docente.

Em determinado momento de minha carreira como profissional dos serviços públicos de saúde da cidade de São Paulo, pude escolher entre trabalhar em serviços mais especializados ou em outros com uma atuação mais generalista, cujo foco também é o território em que se atua. Como eu já vinha de uma trajetória de 12 anos em serviços especializados (enfermaria psiquiátrica, Caps e ambulatório de HIV/Aids), decidi trabalhar em uma unidade básica de saúde (UBS), em um momento de revitalização da atenção primária no país com a implantação da Estratégia de Saúde da Família na cidade de São Paulo. Era um momento em que eu estava interessada em aproximar-me dos contextos de moradia dos usuários. Desejava conhecer a história e a cultura daquele território, como eram as casas e o jeito de morar das pessoas que atendia, como eram seus arranjos familiares, como organizavam seu cotidiano e como se relacionavam com o bairro em que viviam.

Essas minhas aspirações iam ao encontro dos princípios da atenção primária em saúde: ser uma porta de entrada privilegiada do usuário no sistema por ser ofertada em local próximo de sua moradia; cuidar de forma longitudinal, isto é, ao longo de todo seu ciclo de vida; ter uma orientação familiar e comunitária; além de ser a ordenadora do cuidado na medida em que tem mais possibilidades de construir um vínculo duradouro com o usuário do que os serviços especializados e geograficamente mais distantes de onde reside (Starfield, 2002).

Na ocasião em que cheguei à unidade básica de saúde do Jardim Boa Vista, na periferia da região do Butantã, estava muito mobilizada pelo trabalho comunitário, pois meus filhos estudavam em uma escola pública que convocava os pais à participação no cotidiano escolar em atividades socioculturais e no conselho de escola, além de promover a cultura popular, como a capoeira e as danças populares do Nordeste ensinadas por migrantes do bairro com a preocupação de preservar as tradições populares brasileiras. Eu também cursava o mestrado em Psicologia Social e estudava a importância do trabalho em cooperativas de catadores de material reciclável como instrumento de inserção laboral e social de pessoas moradoras de rua. E nos meus estudos fui constatando que a construção de laços sociais mais densos e significativos constitui um fator protetivo importante para populações em situação de vulnerabilidade social. Mobilizava-me a frase da pensadora francesa Simone Weil (2008, p. 43):

O enraizamento é talvez a necessidade mais importante e mais desconhecida da alma humana. É uma das mais difíceis de definir. Um ser humano tem raiz por sua participação real, ativa e natural na existência de uma coletividade que conserva vivos certos tesouros do passado e certos pressentimentos do futuro.

Essa frase instigava-me a desenvolver práticas cujo mote fosse o fortalecimento de laços sociais em uma comunidade. Nessa unidade básica de saúde construí minha prática como terapeuta ocupacional investindo nas abordagens familiares e grupais no atendimento às demandas que se apresentavam, e avalio que, nos oito anos em que lá trabalhei, proporcionaram-me uma compreensão mais aprofundada sobre o fenômeno grupal, além de reforçar minha crença de que trabalhar com grupos potencializa transformações nos fazeres cotidianos e nos modos como as pessoas se inter-relacionam.

Dessa forma, fui buscar parcerias para esses meus "projetos-de-agrupar-pessoas" com os colegas de equipe – especialmente os agentes comunitários de saúde, que conheciam bastante o bairro e sua história – e também com Fátima Correa Oliver, Marta Aoki e Maria Cristina Tissi, membros do Laboratório de Reabilitação com ênfase no território do curso de terapia ocupacional da Universidade de São Paulo, que possibilitou a vinda de alunos da universidade para a realização de atividades de ensino, pesquisa e extensão, ampliando as oportunidades de intervenção na população.

Nossas intervenções apoiavam-se nos princípios da Reabilitação Baseada na Comunidade (RBC), uma proposição da Organização Mundial de Saúde (OMS, 2005) de abordagem em comunidades mais empobrecidas com o intuito de promover aumento de cobertura em reabilitação, igualdade de oportunidades, redução da pobreza e inserção social de pessoas com deficiências. Dessa forma, iniciamos nossa prática mapeando e identificando no território pessoas com deficiências e também aquelas com restrições na realização de suas atividades cotidianas e na participação social, tais como pessoas portadoras de sofrimento psíquico, acamadas, idosas fragilizadas e mesmo em condições de isolamento social pela própria pobreza.

A RBC busca estimular o desenvolvimento inclusivo em uma comunidade, buscando aumentar as capacidades pessoais e institucionais para mobilizar e gerir recursos, e assim produzir melhorias sustentáveis e distribuídas de maneira justa e em consonância com as suas próprias aspirações, e com vistas à melhoria da qualidade de vida de seus membros (Fransen, 2006).

A ideia central era promover uma maior visibilidade e participação dessas pessoas e de suas famílias em sua comunidade, apoiando-as na melhoria do cuidado e no acesso a bens e serviços aos quais tinham direito, mas não os acessavam por falta de informação e mesmo de apoio dos profissionais do serviço, que eram pouco qualificados para identificar as necessidades biomédicas das pessoas com deficiência e em sofrimento psíquico e responder além delas. Inicialmente, havia a crença de que uma UBS não era o lugar mais adequado para cuidar dessas pessoas, e de que estas precisavam de serviços especializados de reabilitação e saúde mental. Até mesmo a ideia de estimular a vinda delas ao serviço, nem que fosse para um grupo de convivência, parecia não fazer sentido para os profissionais, o que felizmente foi mudado no decorrer da experiência e atualmente é bastante valorizado por todos do serviço.

No geral, há uma tendência de os serviços de atenção primária em saúde investirem na oferta de grupos relacionados a alguma condição clínica ou a alguma fase do ciclo de vida, tais como grupo de diabéticos e hipertensos, grupos de gestantes, entre outros. Tais grupos acabam tendo uma dinâmica mais voltada à troca de experiências e informações sobre essa condição, em um formato mais centrado na transmissão de conhecimentos pelos profissionais aos usuários. Já no nosso caso, organizamos grupos cujo objetivo maior era estimular a convivência entre essas pessoas em situação de maior isolamento e vulnerabilidade, e ainda torná-las mais visíveis ao serviço para que também pudéssemos compreender melhor suas necessidades e demandas.

Pessoas com dificuldades na realização de atividades cotidianas e na participação na vida social são historicamente aquelas que se beneficiam das abordagens em terapia ocupacional e acredito que os grupos são instrumentos potentes de experimentação de convivência social. Quando os integrantes são convidados a realizar atividades coletivamente, acabam por desenvolver habilidades motoras, cognitivas, e precisam lidar com os afetos que permeiam o convívio social. Havia uma proposição de convívio com as diferenças (corpos diferentes, jeitos variados de pensar, ritmos diferentes) e a problematização de relações de poder, convidando os usuários a ser mais autônomos, pois nem sempre tinham oportunidades de fazer escolhas e tomar decisões em seu cotidiano. Nesse sentido, o grupo possibilita aprender a fazer coisas com ou sem o apoio do outro, a fazer com o outro e a reconhecer a potência e os desafios desse aprendizado.

O primeiro grupo que organizei nesse serviço foi o de abordagens corporais, pois em atenção primária em saúde há uma preocupação grande das equipes em controlar os efeitos das doenças crônico-degenerativas, às quais a atividade física é sempre recomendada. Entretanto, não desejava um grupo de prescrições e conselhos de saúde, mas de experiências corporais promotoras de prazer e autoconhecimento do corpo e suas possibilidades. Lancei mão de sequências da ginástica chinesa Tai Chi Pai Lin e de técnicas de relaxamento, além de coreografias de danças circulares aprendidas com minhas colegas Lenita Sena e Isabel Marcondes, respectivamente agente comunitária de saúde e dentista da unidade, que também participaram desse grupo comigo.

Inicialmente, vinham poucas pessoas – e a grande maioria era de mulheres –, mas um fator importante para a continuidade do grupo foi a regularidade com que eu o oferecia (duas a três vezes por semana). Minha assiduidade e pontualidade foram fatores decisivos para a adesão, pois assegurava às mulheres que aquela atividade sempre aconteceria naquele espaço e tempo. O compromisso e desejo do coordenador pelo grupo têm um impacto grande na sua sobrevivência. Dessa forma, sempre tive a preocupação em manter o enquadre e a regularidade nas atividades propostas, havendo sempre um início, meio e fim (Maximino, 2001).

Iniciávamos com a sequência de movimentos do Tai Chi Pai Lin ao som de música instrumental com sons de natureza. Depois, fazíamos uma sequência de alongamentos, um relaxamento na posição deitada ou uma massagem em duplas e, ao final, uma dança circular. Preocupava-me também em trazer inovações para o grupo, tais como novas músicas para realizarmos os alongamentos e a sequência de movimentos do Tai Chi e novas coreografias de danças circulares, o que era recebido com alegria pelo grupo, que referia gostar tanto das novidades como das regularidades do grupo.

O fato de ter um salão espaçoso e arejado na UBS também proporcionou maior conforto à realização dessa atividade, pois é fato que poucos serviços que recomendam atividade física possuem local apropriado para ela. O início da manhã foi o horário mais adequado, pois logo cedinho elas deixavam filhos e netos na escola e creche e vinham exercitar-se para depois retornar às suas casas e envolver-se nas tarefas domésticas e no cuidado com familiares, pois algumas delas eram mães, filhas ou esposas das pessoas com deficiências que identificamos. Algumas tinham leves sequelas de AVC, doenças crônicas, como artroses e lombalgias, ou seguiam tratamentos em saúde mental com quadros ansiosos e/ou depressivos. Os homens eram menos participativos e assíduos, e sempre observei que nesse grupo as mulheres eram pouco acolhedoras, como se lhes passassem uma mensagem subliminar de que aquele espaço era só delas, o que nos remete ao debate acerca da maior oferta nas UBSs de atividades ao público feminino, dedicando pouco espaço – ou quase nenhum – para a promoção da saúde dos homens, o que felizmente vem sendo desconstruído com o atual investimento na política de atenção à saúde do homem pelo Ministério da Saúde.

Esse grupo do Tai Chi, como era chamado, perdurou por todos os anos em que trabalhei na UBS com uma grande divulgação boca a boca, não sendo necessários cartazes anunciando o grupo. Era só chegar, deixar o nome na minha lista de presença e participar. A média sempre foi em torno de 20 integrantes em cada grupo, que era uma quantidade que a sala acomodava bem. Esse grupo acabava tendo uma participação importante no cotidiano do serviço, pois foi a matriz de outros grupos, como o de caminhada, de reeducação alimentar, de artesanato e de terapia comunitária, que eram conduzidos por diversos profissionais e passaram também a ser frequentados por integrantes do grupo de Tai Chi.

Essas mulheres, em sua maioria de meia-idade, sempre se dispuseram a participar da organização de duas grandes festas que promovíamos anualmente na UBS: a festa junina e a confraternização de Natal, que passei a organizar com o apoio dos profissionais e dos usuários, mobilizada pelo meu encantamento com a cultura popular, essa herança de valores e objetos, "basicamente iletrada que corresponde aos mores[1] materiais e simbólicos do homem rústico, sertanejo ou interiorano, e do homem pobre suburbano ainda não de todo assimilado pelas estruturas simbólicas da cidade moderna" (Bosi, 1992, p. 308).

Nessas ocasiões, levávamos para a UBS as pessoas com deficiências atendidas pelo serviço. Inicialmente o transporte era feito em nossos carros particulares e, depois de intensa mobilização, passamos a contar com uma perua Kombi da prefeitura adaptada com rampas e boxes para cadeiras de rodas que passavam a buscar os usuários tanto para as festas como para atividades grupais semanais na UBS. Também contamos em um terceiro momento com as vans do transporte municipal adaptado (Atende) no transporte da casa à UBS de alguns usuários cadastrados nesse serviço e com maior restrição na mobilidade, em geral usuários de cadeiras de rodas.

---

1. Costumes.

Integrantes desse grupo de mulheres agregaram-se a outros usuários e produziram atividades socioculturais importantes que eram apresentadas nas ocasiões festivas na UBS, tais como as quadrilhas das festas juninas, o pastoril de Natal e a folia de reis, montados a partir das lembranças desses usuários que buscaram reproduzir as festas populares de sua juventude quando ainda moravam no Nordeste ou mesmo nessa comunidade, praticamente esquecidas porque não eram mais realizadas. E foi bastante emocionante participar com eles da confecção dos figurinos, vê-los assumindo posturas de liderança nos ensaios, pois passaram a organizar-se sem a ajuda dos profissionais na preparação desses eventos.

Um segundo grupo bastante ativo que implementamos em parceria com o curso de terapia ocupacional da USP foi o de mosaico, que iniciou suas atividades em 2004 e até hoje se mantém atuante e congrega semanalmente 15 pessoas com deficiências e alguns familiares e interessados da comunidade. Recentemente batizado por um de seus primeiros integrantes com o nome de "Família Mosaico", esse grupo produz peças de mosaico que são vendidas. Metade da renda é revertida para quem produziu a peça.

Esse grupo tem frequência e adesão significativas de homens com deficiência que demonstram satisfação em lidar com pastilhas, massa de rejunte, alicates e madeira – materiais que remetem a atividades socialmente mais masculinas e ligadas à construção civil. Os integrantes foram identificados e convidados a participar do mosaico a partir do mapeamento[2] das pessoas com deficiência do bairro. As ideias iniciais foram o estímulo à

---

2. Processo realizado constantemente a partir das informações dos agentes de saúde acerca da presença de uma pessoa com deficiência ou em situação de grande vulnerabilidade no território. Todas essas pessoas são visitadas pelas terapeutas ocupacionais a fim de se aprofundar o levantamento de suas necessidades e oferecer alguma resposta assistencial. Em 2009, estavam cadastradas mais de 200 pessoas com incapacidades significativas em um território de 18 mil habitantes.

convivência com pessoas de sua comunidade, a promoção da visibilidade destas dentro da própria UBS e o rompimento do isolamento domiciliar, que é bastante comum devido à falta de acessibilidade física, comunicacional e atitudinal.

No mosaico há um investimento no ensino de uma habilidade manual, uma possibilidade de gerar renda com a venda das peças. Também havia nesse grupo, assim como no grupo de Tai Chi, uma preocupação com a instauração de vínculos de mútua representação interna entre os seus membros, que é uma das prerrogativas da teoria pichoniana à qual me afilio, conforme explicitei no início deste texto. Para o autor, um grupo opera melhor quando as pessoas se sentem afetivamente envolvidas e reconhecidas pelas demais. Além disso, algo que me fascina na abordagem pichoniana é sua proposição explícita de ajudar as pessoas a operar coletivamente a fim de transformar determinada realidade. O ser humano precisa viver em grupos para enfrentar o desafio de produzir e reproduzir a vida humana. E para Pichon-Rivière (1988) todos os grupos possuem uma tarefa a realizar. As famílias, as empresas, as escolas, os grupos de amigos têm tarefas a cumprir, e seus integrantes precisam aprender a lidar com os desafios e obstáculos presentes na sua realização. Mais do que aprender a criar peças de mosaico, a tarefa desse grupo consistia no desafio de produzir a convivência grupal de pessoas marcadas pelas dificuldades na realização de suas atividades cotidianas, pelo isolamento domiciliar e pela dependência de cuidados de terceiros, o que gera muitas vezes uma postura de passividade e resignação, ou mesmo de conflitos familiares e intenso sofrimento.

Dessa forma, foi possível observar pessoas adquirindo habilidades motoras e comunicacionais que promoveram saltos importantes em sua autoestima e em sua participação social. Um dos integrantes, cadeirante devido a uma lesão medular na juventude, retomou o desejo de trabalhar ao perceber-se capaz de produzir coisas socialmente úteis e conseguiu engajar-se em um emprego formal graças às cotas para pessoas com deficiência nas empresas. Outro integrante, portador de uma distrofia muscular progressiva, passa a ver no grupo uma rede de amigos e adquire um telefone celular para se comunicar com os colegas. O manejo do aparelho passa a estimulá-lo a retomar seu projeto de alfabetização, pois agora vê sentido e necessidade do uso da linguagem escrita.

Por fim, essas experiências grupais apresentam-se a meu ver como dispositivos potentes nos quais as atividades realizadas dentro de coletivos afetivamente significativos promovem a circulação e a participação dessas pessoas de forma mais ativa em suas comunidades, tensionando a construção de ambientes mais inclusivos e receptivos à diversidade.

REFERÊNCIAS BIBLIOGRÁFICAS

BOSI, A. "Cultura brasileira e culturas brasileiras". In: BOSI, A. *Dialética da colonização*. São Paulo: Companhia das Letras, 1992.

FRANSEN, H. "Los desafíos de la terapia ocupacional en la rehabilitación basada en la comunidad. Ocupación centrada en la comunidad de los discapacitados de países en d'sarrollo". In: KRONENBERG, F.; ALGADO, S. S.; POLLARD, N. *Terapia ocupacional sin fronteras: aprendiendo del espíritu de supervivientes*. Buenos Aires/Madri: Medica Panamericana, 2006.

MAXIMINO, V. S. *Grupos de atividades com pacientes psicóticos*. São José dos Campos: Ed. da Univap, 2001.

OMS. *CBR: Estrategia para la rehabilitación, la igualdad de oportunidades, la reducción de la pobreza y la integración social de personas com discapacidad: documento conjunto de posición*. Oficina Internacional del Trabajo, Organización de las Naciones Unidas para la Educación, La Ciencia y La Cultura y La Organización Mundial de La Salud, 2005.

PICHON-RIVIÈRE, E. *O processo grupal*. 3. ed. São Paulo: Martins Fontes, 1988.

STARFIELD, B. *Atenção primária: equilíbrio entre necessidades de saúde, serviços e tecnologia*. Brasília: Unesco/Ministério da Saúde, 2002.

ROSA, J. G. *Grande sertão: Veredas*. Rio de Janeiro: Nova Fronteira, 2006.

WEIL, S. *O enraizamento: prelúdio para uma declaração dos deveres para com o ser humano*. Bauru: Edusc, 2008.

16 O caso "Grupo Terapêutico", os grupos de encontro e a clínica na atenção básica à saúde

Paula Giovana Furlan

COM O MARCO HISTÓRICO da Conferência de Alma Ata (1978), a Atenção Primária em Saúde ou Atenção Básica (ABS) deveria constituir-se no primeiro nível de contato dos indivíduos, da família e da comunidade com o sistema nacional de saúde, levando a assistência o mais próximo possível de onde as pessoas vivem e trabalham, sendo o primeiro elemento de um processo de atenção continuada. Seus componentes fundamentais incluiriam ações individuais e coletivas de promoção e educação em saúde, prevenção de doenças e agravos e atenção curativa, numa tentativa de ampliação da clínica e superação da fragmentação do cuidado (Brasil, 2006, 2012; Starfield, 2002).

A ABS brasileira tem como organizações de suas ações as áreas estratégicas para atuação em todo o país: a erradicação da hanseníase; o controle da tuberculose, da hipertensão arterial e do diabetes; a eliminação da desnutrição infantil; a saúde da criança, da mulher e do idoso; a saúde bucal e mental; e a promoção da saúde (Brasil, 2012). Constitui-se característica do processo de trabalho o desenvolvimento de ações educativas, focalizadas para os grupos populacionais de maiores riscos comportamentais, alimentares e/ou ambientais que possam interferir nos problemas de saúde mais frequentes de cada território. Almeja-se desenvolver ações que mobilizem os saberes e os recursos dos profissionais e da população para a prática do cuidado. A partir disso, os grupos como modalidade assistencial foram projetados em conformidade com o estabelecido nas ações programáticas (Maffacciolli, 2006).

Entretanto, o que vemos ainda hoje são as práticas de saúde em âmbito individual em predominância das ações coletivas (Furlan, 2012; Santos *et al.*, 2010; Fernandes, 2007; Maffacciolli, 2006). Em grupos, vemos reproduzir uma prática profissional pautada em procedimentos que exclui os sujeitos da construção da própria saúde, do cuidado de si, reforçando uma subjetividade que desconsidera o usuário do serviço, seja com gestos, ações, atitudes, falas, jogo de forças e poderes. Há uma tendência nas práticas grupais de reprodução de modos de subjetivação baseados na hierarquia dos saberes científicos e das ações verticalizadas de ensino--aprendizagem, como se o "repasse" de informações fosse suficiente para provocar transformações na vida das pessoas.

Vários fatores relacionados a essas dificuldades foram analisados em estudos anteriores (Furlan, 2012; Santos *et al.*, 2010; Fernandes, 2007; Maffacciolli, 2006), como, por exemplo, a não formação profissional com a técnica e teoria grupal ou mesmo a dificuldade de intervenção coletiva e social diante de um mundo que se organiza cada vez mais em ambientes individualizados. Outros fatores são a dificuldade por parte dos profissionais de incorporar as atividades coletivas em seu cotidiano de trabalho, a baixa autonomia e protagonismo das comunidades que responderiam a uma construção das necessidades de saúde pautada pela concepção hegemônica por meio da demanda pelo atendimento individual com o médico e medida pelo número de exames e procedimentos realizados (Furlan, 2012).

Sobre as teorias e referenciais a respeito dos grupos sociais com efeitos terapêuticos, a tradição da saúde coletiva aponta para o uso dos grupos como espaços educativos de promoção em saúde, enquanto a psicossociologia (dinâmica de grupo, psicodrama, grupos de encontro, grupos operativos) e as teorias institucionalistas (psicoterapia e análise institucionais) apontam para o seu uso como técnica e dispositivo de mudança das relações institucionais. Essas tradições oriundas do campo psicossociológico pouco penetraram na ABS, a fim de possibilitar um olhar sobre os grupos que considerasse, por exemplo, os processos educativos não descolados de suas influências sociais, institucionais, de contexto político e da consequente análise desses elementos na sua configuração. Ou seja, constatamos que, de forma geral, há pouca influência das teorias psicológicas e institucionais para a composição de uma intervenção grupal na ABS (Furlan, 2012).

Na tentativa de instrumentalização para a prática, provocaremos aqui uma reflexão e apresentaremos contribuições específicas do referencial dos "grupos de encontro" de Carl Rogers para a ampliação da prática clínica grupal na ABS. Carl Rogers (1902--1987), psicólogo norte-americano, é conhecido pela sistematização da abordagem centrada na pessoa, método terapêutico de fundamento fenomenológico.

A partir da perspectiva de Nasio (2002) sobre casos clínicos, traremos narrativas construídas em pesquisa anterior com profissionais de saúde da ABS sobre suas vivências em grupos terapêuticos (Furlan, 2012), como relatos de casos, analisando de acordo com o referencial teórico de Rogers. Enfatizamos que os grupos relatados não foram conduzidos segundo a teoria de grupos de encontro, porém a teoria nos ajudou na análise dos casos. O caso, segundo Nasio (2002), teria poder de ensino-aprendizagem, pois transmite a teoria, com elaboração do pensamento, da imaginação e da situação clínica, o que faz emergir aspectos afetivos. Seria capaz de gerar conceitos teóricos e produzir metáforas, pois traz à tona uma situação emblemática, possibilitando gerar um conjunto de hipóteses que discutam a problemática colocada.

OS GRUPOS DE ENCONTRO

Nos Estados Unidos, na década de 1940, sob o referencial de Kurt Lewin, foi desenvolvida a técnica dos *T-groups* (*training groups*, grupos de treinamento ou grupos de treino de sensibilidade), que enfatizaram o treino das capacidades em relações humanas como um importante método de educação na sociedade moderna, até então pautada na educação individualizada mesmo em conjuntos de pessoas. Como forma de o grupo analisar sua própria dinâmica, a técnica ensinava os indivíduos a observar a natureza de suas inter-relações e o processo de grupo, a partir do que podiam aprender e compreender melhor sua maneira de agir no trabalho, tornando-se mais competentes. Lembrando que, num panorama pós-crise americana, em que interessava aos setores industriais estudar os fatores que determinavam o rendimento nas equipes de trabalho, Lewin desenvolveu experimentos para comprovar a influência do entorno social no comportamento humano, analisando que o tipo de liderança (liberal, autocrática e democrática) nos grupos para a formação da identidade humana, a participação social e o desempenho no trabalho e no grupo influenciava mais que a própria personalidade dos indivíduos.

Os *T-groups* tinham como principal objetivo explorar o processo grupal para vivenciar modos de comportamento, com treino do manejo da situação em grupo, experimentação de sentimentos e compreensão dos afetos, assim desenvolvendo no participante a habilidade de aprender a partir da sua própria experiência ou da de outras pessoas (Rogers, 2009).

A partir do referencial dos *T-groups*, uma experiência intensiva de grupo foi desenvolvida por Carl Rogers e seus colaboradores, na Universidade de Chicago, no final da década de 1940, com junção da aprendizagem experiencial com a cognitiva, com uma ênfase maior no processo terapêutico para seus participantes (Rogers, 2009). Rogers, criador da abordagem centrada na pessoa, denominou "grupos de encontro" a experiência que objetivava possibilitar a autocompreensão e a conscientização das atitudes em suas relações (abordagem de "grupo centrada na pessoa"). Organizava encontros intensivos de vários dias ou horas com o intuito de propiciar o encontro entre pessoas e o autodesenvolvimento, o que traria impactos em suas relações no "mundo exterior". A experiência da relação em grupo e a expressão de sentimentos e pensamentos dos participantes, facilitada por um terapeuta, possibilitariam o desenvolvimento de habilidades sociais e pessoais para lidar com situações da vida.

CASO A: "GRUPO DE TABAGISMO"

ENCONTRO I

Sala cheia, 17 pessoas, [...] sendo sete profissionais da equipe de saúde e dez pacientes. Homens e mulheres, o mais velho de 65 anos e o mais novo de 21. As cadeiras em roda em uma sala agradável acolhiam bem a todos, embora o barulho externo fosse alto. O início ocorreu pontualmente às 9 horas da manhã, [...] Rosa, a enfermeira, explicou que aquele grupo era de apoio para incentivar a interrupção do uso do cigarro. Para pessoas que iniciassem o processo de abandono do cigarro, o espaço seria outro, com enfoque terapêutico para suportar a abstinência e lidar com as dependências. "Nem todos precisarão de remédio. Depois de um tempo no grupo e de acordo com a necessidade individual, cada um vai passar por avaliação médica, da enfermagem e odontológica", explicou Rosa. [...]

Rosa solicitou que falassem aleatoriamente ao que na vida relacionavam o ato de fumar, enquanto Sílvia escrevia numa lousa o que as pessoas diziam. Algumas relacionavam a um momento de prazer, de relaxamento; outras, a momentos de tensão, de solidão, de forças emocionais. Diziam o quanto estavam mal de saúde, com sintomas pelo corpo, como tosse, dor de garganta, fraqueza, tremores, que queriam parar de fumar, mas não conseguiam. Havia sofrimento na fala daquelas pessoas. Rosa relatou a dependência química e emocional que a nicotina causou na vida delas, que "parecia substituir pessoas pelo cigarro". Rosa contou a história do tabaco no Brasil, descreveu o uso pelos indígenas, o significado nas diferentes comunidades e o uso na Europa e na América associado à liberdade individual, o que foi ouvido atentamente pelos participantes. [...]

Joel, um paciente, disse estar surpreendido e perguntou por que, mesmo sabendo do quão nocivo é o cigarro, ele ainda continuava querendo fumar. [...] "Prestar atenção ao momento em que se busca o cigarro, relacionar com o sentimento do momento; ir com calma, cada um tem o seu tempo", disse Rosa. [...]

ENCONTRO II

Rosa iniciou: "Como foi essa semana?" Os participantes relataram que diminuíram a quantidade de cigarros. Uma pessoa conseguiu diminuir um maço, outros começaram a caminhar e a não fumar mais dentro de casa. Cíntia, uma participante, relatou sua preocupação pois teve o diagnóstico de enfisema pulmonar. Justificou ao grupo sua preocupação pois é biomédica e sabe quais são todas as complicações da doença. Rosa deixou que ela falasse de seu sofrimento [...] Joel falou da conversa que teve com a mãe e a namorada para que elas apoiassem seu tratamento. [...] Ao final, Cíntia solicitou uma conversa individual com a enfermeira para contar que ainda não quer marcar a data para deixar de fumar, pois além de estar doente, está vivendo o luto da perda da mãe. [...]

A partir dos casos acima, podemos observar alguns pontos interessantes desde seu começo: as pessoas dispostas em roda, a pontualidade, o espaço acolhedor, a explicação inicial da proposta do encontro com aquelas pessoas. Elementos que parecem óbvios, mas nem sempre são observados para a prática de grupo. Uma pergunta desencadeadora fez que o grupo falasse o porquê de estar ali, fosse por convocação médica, por sofrimento ou desejo pessoal e familiar.

A princípio, o que parecia ser conduzido na direção da estratégia de educação verticalizada em saúde com os ensinamentos sobre a história do Brasil, dos indígenas e das substâncias químicas presentes no cigarro etc. mudou o curso quando um dos participantes se posicionou dizendo que, mesmo já sabendo de toda aquela história, queria continuar fumando. Joel provocou um corte (Oliveira, 2011) no grupo, fazendo emergir que o essencial a ser trabalhado naquele encontro não era uma questão de falta de informação, mas de afetos, relações e emoções. Um corte no sentido de permissão de uma análise inédita de acordo com a maneira como somos afetados (Oliveira, 2011). A coordenação do grupo acolheu essa fala, reorientando o sentido da intervenção para a análise dos sentimentos no momento de ansiedade e busca do cigarro e instaurando um papel de suporte do grupo para que fosse possível a interrupção/diminuição do ato de fumar.

Rogers apostava na potência do encontro para revisão e reflexão sobre os modos de vida, das relações sociais e dos comportamentos ante as dificuldades e situações da vida. Para o psicólogo, o grupo passaria por fases nesse processo, que não seriam obrigatoriamente sucessivas, mas apontariam o momento de análise e reflexão dos participantes. Destacaremos algumas a seguir.

- A fase de hesitação seria o início de construção do objetivo de encontro. Na proposta de Rogers, o facilitador ou líder não assume a responsabilidade de guiar, ou a condução seria justamente que o próprio grupo desenvolvesse sua direção, o que geraria um período inicial de confusão e frustração. No caso relatado, a coordenadora explicitou o objetivo e propôs-se a coordenar, o que logo foi questionado por um dos integrantes, que perguntou ao grupo o propósito de sua presença e sugeriu indiretamente uma mudança de percurso e construção do objetivo do encontro.

- Fase de expressão e exploração de "material" com significados pessoais: com a fase de hesitação, o grupo teria um intervalo para construir a confiança e conseguir revelar aspectos emocionais e pessoais. Segundo Rogers, após algumas resistências de exposição, provavelmente um dos membros do grupo arriscaria a revelação da história pessoal para chegar "à conclusão de que se trata, de certo modo, do seu grupo" (Rogers, 2009, p. 23). Nem sempre se trata de um processo fácil, tampouco o grupo é em sua totalidade sempre receptivo a tais exposições, porém o grupo poderia propiciar a abordagem da vida cotidiana e das relações sociais (Rogers, 2009). Vejamos o caso acima, quando Joel, ao provocar a mudança de curso do grupo, consegue expor a conversa que teve com sua família sobre a pretensão de parar de fumar e possibilitou que novas manifestações surgissem – por exemplo, quando Cíntia expôs sua tristeza e luto e ela mesma os relacionou à dependência do tabaco. A partir dessas experiências, em que um sentimento negativo ou uma vivência difícil é revelada no grupo, parece haver o desenvolvimento de cumplicidade, do fortalecimento da grupalidade e da solidariedade à vida do outro.

O TERAPEUTA E FACILITADOR DOS GRUPOS

CASO B: "GRUPO DE HIPERTENSOS"

De manhã, periferia da cidade, ruas de terra, casas de madeira e tijolos. Uma fila de pessoas na porta de uma casa me indica onde se localiza o centro de saúde. Encontro Vera, médica generalista que já me aguardava para o grupo de pacientes hipertensos. Partimos da unidade de saúde até o salão da igreja da comunidade para encontrá-los, pois já estava no horário marcado. No caminho, alguns moradores cumprimentavam Vera. Era perto, poucos quarteirões. Chegando lá, sete pessoas já nos aguardavam, incluindo a técnica de enfermagem Célia, que foi antes para organizar o espaço. Todos se cumprimentaram e nos receberam com alegria, nitidamente já conheciam Vera e os demais presentes. As cadeiras encontravam-se em círculo, os prontuários e instrumentos clínicos dispostos em uma mesa. [...]

Estavam preocupados, pois ouviram de outras pessoas da equipe que Vera iria embora da unidade de saúde; lamentavam o fato de perder uma profissional como ela, elogiando o trabalho e os atendimentos realizados. A médica explicou que pretendia mudar de emprego, mas que ainda nada estava certo. [...]. Vera perguntou novamente o que já teve nos encontros anteriores [queria fazer uma avaliação do processo de grupo]. Eles retomaram o assunto da sua possível saída da equipe, dizendo que tiveram um bom acompanhamento e proximidade com a profissional. Preocupavam-se pois não sabiam como fariam para marcar consultas. [...] Os usuários souberam mostrar o que era importante naquele dia para a grupalidade: discutir o fim do grupo e as implicações com a saída da profissional.

A médica contou que cada encontro era destinado a um tema para educação em saúde. O sr. Antônio contou que aprendeu muito sobre a alimentação, dando o exemplo do consumo da manteiga com sal, que sobe um pouco sua pressão arterial. Vera contou o caso de uma senhora que tinha o colesterol muito alto e controlou somente com orientações alimentares do grupo. Nesse momento, chegou a sra. Silvia, bastante ofegante e justificando-se que estava atrasada pois veio caminhando. Foi acolhida e pôde falar de sua hipertensão associada à preocupação com o marido que está doente. [...]

O líder dos grupos de encontro é denominado facilitador, a quem cabe o papel de criar condições para a expressão de sentimentos e o desenvolvimento dos processos de crescimento de grupos, pessoas e organizações. Rogers introduziu em psicologia o conceito de "não diretividade", pois os conhecimentos mais influenciáveis na vida de uma pessoa são aqueles descobertos e apropriados por ela mesma, buscando a centralidade dos significados atribuídos às experiências humanas e ao compartilhamento dos sentimentos no grupo. O papel do facilitador é o de propiciar que as pessoas consigam se expressar, falar de suas vivências e trabalhar suas habilidades pessoais em relação com os demais participantes.

No relato de caso acima, Vera desenvolveu com as pessoas a capacidade de se analisar no cotidiano, perceber quais alimentos eram prejudiciais e associar eventos da vida à sua condição de saúde-doença. O grupo mostrou-se como um espaço de cuidado de si e dos outros, de acesso ao serviço de saúde e desenvolvimento da autonomia. Mesmo sendo um grupo criado para falar e tratar da doença (vide a denominação: "Grupo de hipertensos"), o espaço desenvolvido por aquelas pessoas, liderado pela médica, foi de compartilhamento de experiências, de modos de lidar com a vida, de vivências, dificuldades e solidariedade. O líder deve confiar ao grupo o desenvolvimento de suas potencialidades e caminhos e, gradualmente, tornar-se também participante, mantendo interesse presente e autêntico no processo e no seu papel. Isso não significaria "igualar-se ao paciente", mas expor seus sentimentos *persistentes* (Rogers, 2009) *relacionados aos movimentos do grupo* pode ser também terapêutico. Não há como estar num grupo e manter-se distante como um "perito", negando seus próprios sentimentos. Para Rogers, o líder que chora com as tensões do grupo assume-as também como suas.

Outras fases relatadas por Rogers no desenvolvimento do grupo de encontro estão relacionadas a esse evento:

- Fase do desenvolvimento de uma capacidade terapêutica no grupo: certos membros mostram uma capacidade espontânea de lidar com a dor e o sofrimento dos outros, com atitude receptiva e aberta.

> Esta espécie de faculdade manifesta-se tão frequentemente em grupos, que me leva a considerar que a capacidade de tratamento ou terapêutica é muito mais frequente do que supomos na vida humana. Muitas vezes, para se manifestar, apenas necessita da licença concedida – ou da liberdade tornada possível – pelo clima de uma experiência de grupo em liberdade. (Rogers, *ibidem*, p. 26)

- Fase das relações de ajuda fora das sessões de grupo: a partir das vivências de acolhimento das histórias de vida no grupo, os participantes identificam-se e criam relações fora dele, no espaço da vida. Percebem que o outro se tornou disponível para ajudá-los a lidar de outra forma com sua experiência de adoecimento/sofrimento/modo de vida e passam a se encontrar nos espaços sociais.

CONSIDERAÇÕES PARA A PRÁTICA NA ABS

O GRUPO NA ABS consiste não somente em lócus para a educação, mas na produção de um espaço para que as pessoas possam falar de sua experiência de adoecimento ou de sua condição de vida e das formas que encontraram para agir no cotidiano, para que os demais aprendam, se espelhem, se apoiem ou criem novas maneiras para enfrentar situações semelhantes. Podemos constatar a função do coletivo operando para efeitos terapêuticos, no aprendizado, no aumento nos graus de autocuidado e autonomia, na criação e no fortalecimento das redes sociais. Esse é um dos grandes eixos para nossa composição da função do trabalho em grupos.

Investigando sobre esse efeito, a modalidade de abordagem analítica e o objetivo reflexivo facilitariam a formação de vínculo e a relação de cuidado entre as pessoas. A necessidade de compreender a si mesmo e aos outros criaria maior abertura na solução dos próprios problemas e corresponsabilização (Campos, 2010). O terapêutico, as informações sobre a doença, sobre os medicamentos viriam como aspecto secundário, a partir do momento propiciado ao *compartilhar as experiências*.

As narrativas revelam-nos que a formação de vínculos é considerada também produtora de efeitos terapêuticos e facilitadora para a grupalidade. O compartilhamento de experiências na ABS difere do objetivo central dos chamados grupos analíticos ou psicoterapêuticos, que frequentemente são voltados para tratamento de transtornos psíquicos e apostam na análise das atitudes, ações e suas relações com a vivência com familiares e amigos. Os grupos na ABS, em que os profissionais em geral não possuem essa formação analítica, principalmente médicos e enfermeiros, poderiam desenvolver enfoques diversos, evocados a partir do compartilhamento de vivências e conhecimentos, da formação de compromissos para melhorar a situação de saúde.

Observe-se que o compartilhar de histórias, de experiências e a circulação de afetos, em alguma medida, trazem também para esse espaço efeitos terapêuticos sobre a subjetividade. Em muitos casos, é necessário fazer emergir as emoções para lidar com as dependências, os vícios, os hábitos, as dificuldades – diferentemente de uma abordagem mais educativa, centrada em informações, que agrupa as pessoas para passar informações e punir o indivíduo caso a meta nunca seja atingida.

O grupo pode trazer bons resultados para o manejo clínico da doença e atingir os objetivos do profissional e do paciente no seguimento. O fato de o grupo possuir encontros contínuos poderia potencializar o acompanhamento longitudinal e um processo de aprendizado, de tratamento e de terapêutica, o que favoreceria a visualização dos resultados tanto pelo paciente quanto pelo profissional. Assim, usuários sentiriam maior abertura num grupo para expor e dividir com os demais a experiência que têm com a doença, trazendo dúvidas e curiosidades que um compartilhar (troca e participação) poderia propiciar.

Os grupos na ABS podem cumprir com os objetivos de garantia de acesso às ações de saúde, na medida em que deixam aparecer as necessidades dos seus usuários, da comunidade e/ou de um território específico e cuidam delas. A escolha pelo atendimento grupal não deveria se opor ou concorrer com a prática individual, mas antes ser pautada pelos objetivos desse meio de intervenção. Valorizar o grupo como dispositivo que exerce a função de trabalhar o coletivo, não simplesmente a soma de pessoas. Nesse sentido, *fazer grupo* não é somente manejar a sua

GRUPOS E TERAPIA OCUPACIONAL:
FORMAÇÃO, PESQUISA E AÇÕES

dinâmica, mas conseguir analisar as influências em sua formação, quais opções tomadas para atingir seus objetivos e incluir esse olhar. Há outra clínica a ser produzida no coletivo, que não seria a de reprodução da lógica do atendimento individual ou da tradição da dicotomia indivíduo × coletivo.

O referencial dos grupos de encontro pode contribuir para a prática na ABS, para a reflexão sobre o cuidado na criação do espaço, na junção das pessoas e, principalmente, para a construção conjunta aos seus participantes. Rogers destacou a função terapêutica do encontro, no desenvolvimento de habilidades individuais e sociais, no relacionamento interpessoal e na mudança consciente e compartilhada de modos de vida, com o grupo cumprindo um suporte desse processo, pontos de relevância na atenção comunitária.

Não obstante, o grupo como espaço de compartilhamento de experiências revela-se interessante para favorecer a criação de redes de apoio social aos processos de adoecimento, de sofrimento no cotidiano das comunidades. Mostra-se como estratégia utilizada pelas equipes para, a partir da valorização de diferentes modos de lidar com a situação, contribuir para o enfrentamento da doença e o autocuidado dos usuários (Furlan, 2012).

REFERÊNCIAS BIBLIOGRÁFICAS

BRASIL. *Política Nacional da Atenção Básica.* Secretaria de Atenção à Saúde. Departamento de Atenção Básica. Brasília: Ministério da Saúde, 2006.
_____. *Política Nacional da Atenção Básica.* Série E. Legislação em Saúde. Brasília: Ministério da Saúde, 2012.
CAMPOS, G. W. S. "Cogestão e neoartesanato: elementos conceituais para repensar o trabalho em saúde combinando responsabilidade e autonomia". *Ciência e Saúde Coletiva*, v. 15, n. 5, 2010, p. 2337-44.
FERNANDES, M. T. O. *Grupos na saúde da família: concepções, estrutura e estratégias para o cuidado transcultural.* Dissertação de Mestrado em

Enfermagem. Escola de Enfermagem da Universidade Federal de Minas Gerais, 2007.

FURLAN, P. G. *Os grupos na atenção básica à saúde: uma hermenêutica da prática clínica e da formação profissional.* Tese de Doutorado em Saúde Coletiva. Universidade Estadual de Campinas, Faculdade de Ciências Médicas, Campinas, 2012.

MAFFACCIOLLI, R. *Os grupos na Atenção Básica de Saúde de Porto Alegre: usos e modos de intervenção terapêutica.* Dissertação de Mestrado em Enfermagem. Porto Alegre, 2006. Escola de Enfermagem da Universidade Federal do Rio Grande do Sul, 2006.

NASIO, J. D. *Los más famosos casos de psicosis.* Buenos Aires: Paidós, 2002.

OLIVEIRA, G. N. *Devir apoiador: uma cartografia da função apoio.* Tese de Doutorado em Saúde Coletiva. Universidade Estadual de Campinas, Faculdade de Ciências Médicas, Campinas, 2011.

ROGERS, C. R. *Grupos de encontro.* São Paulo: Martins Fontes, 2009.

SANTOS, L. M. *et al.* "Atuação dos coordenadores de grupos de saúde na rede docente assistencial". *Revista Saúde Pública,* v. 44, n. 1, 2010, p. 177-84.

STARFIELD, B. *Atenção primária: equilíbrio entre necessidades de saúde, serviços e tecnologia.* Brasília: Unesco/Ministério da Saúde, 2002.

Os autores

ANA CAROLINA COSTA SAVANI – Terapeuta ocupacional formada pela Universidade Federal de São Paulo (Unifesp), campus Baixada Santista. é acompanhante terapêutica em formação pelo Attenda – Transmissão e Clínica em Psicanálise. Atua como articuladora de oficinas de trabalho no Instituto "A Casa" e integra equipe do Núcleo de Apoio à Saúde da Família (Nasf), que apoia as equipes de Estratégia de Saúda da Família na região Leste da cidade de São Paulo. Contato: anacarol.csavani@gmail.com.

ANDREA PEROSA SAIGH JURDI – Terapeuta ocupacional, é doutora em Psicologia Escolar e Desenvolvimento Humano pela Universidade de São Paulo (USP). Professora do curso de Terapia Ocupacional da Universidade Federal de São Paulo (Unifesp) e do programa de mestrado Ensino em Ciências da Saúde Modalidade Profissional da Unifesp (Baixada Santista), desenvolve atividades em ensino, pesquisa e extensão na área da infância, saúde mental infantil e educação. Publicou diversos artigos em coletâneas e periódicos. É membro do Laboratório de Conhecimento Compartilhado em Saúde Mental da Unifesp e membro do Laboratório Interunidades de Estudo das Deficiências Lide da USP. Contato: andreajurdi@gmail.com.

BARBARA CRISTINA MELLO – Terapeuta ocupacional, é mestranda em Ciências da Saúde pela Universidade Federal de São Paulo (Unifesp) Baixada Santista. Especialista em Inclusão da Pessoa com Deficiência Mental pela Pontifícia Universidade Católica de São Paulo (PUC-SP) e em Terapia Ocupacional em Neurologia pela Faculdade Método de São Paulo (Famesp). É gerente de serviços da Residência Inclusiva de Santo Amaro.

CRISTINA FREIRE WEFFORT – Terapeuta ocupacional com aperfeiçoamento em Gestão e Liderança pela Fundação Getúlio Vargas (FGV), é especialista em Dependência Química pela Faculdade de Medicina da Universidade de São Paulo (FMUSP). Atua na gestão de serviços de saúde mental. Contato: crisfw@gmail.com.

VIVIANE MAXIMINO E
FLAVIA LIBERMAN (ORGS.)

ELIANE DIAS DE CASTRO – Terapeuta ocupacional e doutora em Ciências pela Escola de Comunicações e Artes da Universidade de São Paulo (ECA--USP), é professora do curso de Terapia Ocupacional da USP e do Programa de Pós-Graduação Interunidades Estética e História da Arte da USP. Integra o Laboratório de Estudos e Pesquisa Arte e Corpo e TO e Laboratório Interinstitucional de Atividades Humanas e TO. Pesquisa e atua nos temas: terapia ocupacional, intervenção social, atividades humanas, arte, corpo, cuidado de pessoas, produção de subjetividade, cultura e participação sociocultural, com publicações em periódicos. Contato: elidca@usp.br.

ELIZABETH MARIA FREIRE DE ARAÚJO LIMA – Terapeuta ocupacional e doutora em Psicologia Clínica pela Pontifícia Universidade Católica de São Paulo (PUC-SP), é pós-doutora em Artes pela University of the Arts - London. Professora do Curso de Terapia Ocupacional da USP e orientadora no Programa de Pós-graduação em Psicologia da Universidade Estadual Paulista (Unesp-Assis), é autora de *Arte, clínica e loucura: território em mutação* (Summus/Fapesp, 2009) e de diversos artigos em coletâneas e periódicos. Desenvolve atividades de ensino, pesquisa e extensão na interface arte, cultura e saúde e nos estudos da subjetividade. Coordena o Laboratório de Estudos e Pesquisa Arte e Corpo em Terapia Ocupacional e integra o Laboratório Interinstitucional de Atividades Humanas e TO. Contato: beth.lima@usp.br.

FLAVIA LIBERMAN – Terapeuta ocupacional e doutora em Psicologia Clínica pela Pontifícia Universidade Católica de São Paulo (PUC-SP), é professora do curso de Terapia Ocupacional e do Programa de Mestrado Ensino em Ciências da Saúde Modalidade Profissional da Universidade Federal de São Paulo (Unifesp) Baixada Santista. Autora de *Danças em terapia ocupacional* (Summus, 1998), *Delicadas coreografias: instantâneos de uma terapia ocupacional* (Summus, 2008) e de artigos em coletâneas e periódicos, desenvolve atividades de ensino, pesquisa e extensão nas áreas de atividades e recursos terapêuticos em terapia ocupacional, formação e trabalho em saúde, arte, corpo, grupos e mulheres. É membro do Laboratório de Estudos e Pesquisas sobre Formação e Trabalho em Saúde (Lepets) e do Laboratório Corpo e Arte (ambos da Unifesp, campus Baixada Santista), e do Laboratório Interinstitucional de Atividades Humanas e TO. Contato: toflavia.liberman@gmail.com.

GISELA MARIA DE S. NIGRO – Terapeuta ocupacional, é especialista em Práxis Artística e Terapêutica: Interfaces da Arte e da Saúde pela Faculdade de Medicina da Universidade de São Paulo (FMUSP). Coordena o Centro de Atenção Psicossocial II Adulto Lapa. Contato: giselanigro@gmail.com.

LEONARDO JOSÉ COSTA DE LIMA – Terapeuta ocupacional e mestre em Gerontologia pela Pontifícia Universidade Católica de São Paulo (PUC-SP), é assessor técnico da Saúde da pessoa idosa da Coordenadoria Regional de Saúde Oeste (São Paulo). Conselheiro e coordenador da Comissão de Desenvolvimento Científico e Ensino em Terapia Ocupacional do Conselho Federal de Fisioterapia e Terapia Ocupacional (Coffito), tem experiência clínica, acadêmica e como palestrante em saúde mental, artes e gerontologia. Integra o Laboratório Interinstitucional de Atividades Humanas e TO e o Laboratório de Estudos e Pesquisa Arte e Corpo e TO. Contato: leocostalima02@gmail.com.

LETÍCIA COHEN – Psicóloga formada pela Universidade Federal da Bahia (UFBA) e especialista em Saúde Coletiva pelo Instituto de Saúde Coletiva da UFBA, atua como psicóloga no Centro de Atenção Psicossocial Infantojuvenil II de Parelheiros (SP).Contato: leticiamcohen@hotmail.com.

LIVIA BARBIERI SCANDIUZZI – Terapeuta ocupacional pela Universidade Federal de São Paulo (Unifesp), campus Baixada Santista, é residente em Saúde Mental pela Residência Multiprofissional da Unifesp. Contato: liviscandiuzzi@gmail.com.

MARCIA CABRAL DA COSTA – Terapeuta ocupacional e doutoranda em Psicologia da Universidade Federal Fluminense UFF), é professora do curso de Terapia Ocupacional da Universidade Federal do Rio de Janeiro (UFRJ) e do Programa de Residência Multiprofissional em Saúde Mental da mesma instituição. Desenvolve atividades de ensino, pesquisa e extensão nas áreas de saúde mental, saúde da família, arte, cultura, terapia ocupacional e formação em saúde. É líder do Grupo de Pesquisa Inclusão, Corpo, Arte e Transdisciplinaridade (InCArT) e membro do Grupo de Pesquisa Atividades Humanas e Terapia Ocupacional. Contato: marciacabralto@gmail.com.

MARIA LUISA GAZABIM SIMÕES BALLARIN – Terapeuta ocupacional pela Universidade Federal de São Carlos (UFSCar), é doutora em Saúde Mental pela Universidade Estadual de Campinas (Unicamp) e docente da Faculdade de Terapia Ocupacional do Centro de Ciências da Vida da Pontifícia Universidade Católica de Campinas (PUC-Campinas). Desenvolve atividades de ensino e pesquisa nas áreas de saúde mental, terapia ocupacional e formação profissional em saúde, sendo autora de artigos em coletâneas e periódicos. Contato: mlballarin@puc-campinas.edu.br.

MARIA INÊS BRITTO BRUNELLO – Terapeuta ocupacional, é doutora em Psicologia do Desenvolvimento Humano pela Universidade de São Paulo (USP). Docente da graduação em Terapia Ocupacional da USP, desenvolve atividades de ensino, pesquisa e extensão nos campos da deficiência intelectual, saúde mental infantojuvenil, ludicidade e abordagens grupais. Com publicações em periódicos, é coordenadora do Laboratório de Estudos sobre Deficiência e Cotidiano do Curso de Terapia Ocupacional da USP. Contato: maribrunello@hotmail.com.

MAURICIO LOURENÇÃO GARCIA – Psicólogo pela Pontifícia Universidade Católica de São Paulo (PUC-SP), é doutor e mestre em Psicologia Clínica pela mesma instituição. Professor da Universidade Federal de São Paulo (Unifesp, campus Baixada Santista, tem experiência na área de psicologia com ênfase em clínica institucional. É tutor acadêmico do Pró-Saúde/Pet-Saúde, na linha de Formação para o Cuidado em Rede de Atenção Psicossocial, parceria entre a Unifesp-BS e a Secretaria Municipal de Saúde de Santos (SP). Desenvolve atividades de ensino, pesquisa e extensão nos temas: formação interprofissional e a produção do cuidado em redes territoriais, saúde e redes sociais, memória coletiva e processos de subjetivação. É membro do Laboratório de Estudos e Pesquisas sobre Formação e Trabalho em Saúde (Lepets) da Unifesp (campus Baixada Santista). Contato: garcia.mauricio@unifesp.br.

PAULA GIOVANA FURLAN – Terapeuta ocupacional pela Universidade Federal de São Carlos (UFSCar), é doutora em Saúde Coletiva pela Universidade Estadual de Campinas (Unicamp) e professora do curso de graduação em Terapia Ocupacional da Universidade de Brasília (UnB). Desenvolve atividades de ensino, pesquisa e extensão nos temas apoio institucional, atenção básica e gestão em saúde, grupos e coletivos, processos de formação profissional, trabalho em equipe, clínica e subjetividade. Contato: paulagio@gmail.com.

PRISCILLA DE OLIVEIRA LUZ – Enfermeira e Mestre em Enfermagem pela Universidade Federal de São Carlos (UFSCar), é especialista em Saúde Mental pela Universidade de São Paulo (USP) e responsável técnica da enfermagem do Centro de Atenção Psicossocial Infantojuvenil II de Parelheiros (SP). Contato: pqprincipe@hotmail.com.

PRISCILLA FERES SPINOLA – Terapeuta ocupacional pelo Centro Universitário São Camilo, é mestranda do Programa Ciências da Reabilitação da Universidade de São Paulo (USP). Especialista em Terapia Ocupacional em Saúde Mental pela Universidade Federal de São Paulo (Unifesp) e no método Terapia Ocupacional Dinâmica pelo Centro de Estudos de Terapia Ocupacional (Ceto), atua como terapeuta ocupacional no Centro Hospitalar do Sistema Penitenciário do Estado de São Paulo. Contato: prisci.to@gmail.com.

RENATA CARUSO MECCA – Terapeuta ocupacional pela Universidade de São Paulo (USP), é doutoranda em Memória Social na Universidade Federal do Estado do Rio de Janeiro (Unirio). Professora do curso de Terapia Ocupacional da Universidade Federal do Rio de Janeiro (UFRJ) e do Programa de Residência Multiprofissional em Saúde Mental da mesma instituição, publicou diversos artigos em coletâneas e periódicos. Desenvolve atividades de ensino, pesquisa e extensão nas áreas de arte e corpo em terapia ocupacional, cultura e saúde, saúde mental e atenção básica. Membro do Grupo de Pesquisa Atividades Humanas e Terapia Ocupacional. Contato: meccadasartes@yahoo.com.br.

STELLA MARIS NICOLAU – Terapeuta ocupacional pela Universidade de São Paulo (USP), é doutora em Ciências pelo Departamento de Medicina Preventiva da Faculdade de Medicina da mesma instituição. Professora do Curso de Terapia Ocupacional da Universidade Federal de São Paulo (Unifesp, campus Baixada Santista), desenvolve atividade de ensino, pesquisa e extensão na área das abordagens territoriais e comunitárias com pessoas com deficiência, gênero e deficiência, saúde mental comunitária e saúde coletiva. É membro do Laboratório de Reabilitação com Ênfase no Território do curso de Terapia Ocupacional da USP e do Laboratório de Estudos e Pesquisas sobre Formação e Trabalho em Saúde (Lepets) da Unifesp, campus Baixada Santista.

SOLANGE TEDESCO – Terapeuta ocupacional pela Pontifícia Universidade Católica de Campinas (PUC-Campinas), é doutora em Ciências da Saúde pela Universidade Federal de São Paulo (Unifesp). Professora do curso de Terapia Ocupacional e Psicologia do Centro Universitário São Camilo, coordena o Programa de Residência Multiprofissional em Saúde Mental da Unifesp. Desenvolve atividades de ensino, pesquisa e extensão em terapia ocupacional em saúde mental, avaliação multidimensional em terapia ocupacional, psicopatologia e saúde mental. Autora de artigos em coletâneas e periódicos. Contato: sotedesco@uol.com.br.

SONIA MARIA LEONARDI FERRARI – Especialista em Terapia Ocupacional Dinâmica pelo Centro de Estudos de Terapia Ocupacional (Ceto), é diretora a do Instituto "A Casa" e do Centro de Especialidades em Terapia Ocupacional do Ceto. Professora dessa instituição, é coordenadora do Aprimoramento na Clínica das Psicoses do Instituto "A Casa", além de autora de artigos publicados em coletâneas e periódicos. Contato: sferrari@uol.com.br.

TAINAH IAIZZO LONGATTI – Terapeuta Ocupacional formada pela Universidade Federal de São Paulo (Unifesp), campus Baixada Santista, integra a equipe do Núcleo de Apoio à Saúde da Família (Nasf) do município de Pedras de Fogo (PB). Contato: tainahiaizzo@gmail.com.

THAÍS VALENTE – Terapeuta ocupacional, é especialista em Terapia Ocupacional em Saúde Mental pela Universidade Federal de São Paulo (Unifesp). Atualmente desenvolve ações de terapia ocupacional em Centro de Atenção Psicossocial Álcool e Drogas no bairro da Penha, município de São Paulo (SP). Contato: thais.rv@gmail.com.

VIVIANE MAXIMINO – TERAPEUTA ocupacional pela Universidade de São Paulo (USP), é doutora em Saúde Mental pela Universidade Estadual de Campinas (Unicamp) e especialista no Método Terapia Ocupacional Dinâmica pelo Centro de Estudos de Terapia Ocupacional (Ceto). Professora do curso de Terapia Ocupacional da Universidade Federal de São Paulo (Unifesp), campus Baixada Santista, é autora de Grupos de atividade para pacientes psicóticos (Ed. da Univap, 2001). Desenvolve atividades de ensino, pesquisa e extensão nos temas grupos, atividades e recursos terapêuticos, fundamentos de terapia ocupacional e formação em saúde. É membro do Laboratório de Estudos e Pesquisas sobre Formação e Trabalho em Saúde (Lepets), da Unifesp-BS e do Laboratório Interinstitucional de Atividades Humanas e Terapia Ocupacional. Contato: vivimax10@yahoo.com.br.

YARA DE SÁ – Psicóloga pela Universidade Federal de São Paulo (Unifesp), é facilitadora em Constelação Familiar Sistêmica pelo método de Alexandra Caymmi (TSFI), além de especialista em Teorias e Técnicas em Cuidados Integrativos pela Unifesp. É psicóloga no Ambulatório de Cuidados Integrativos: Programa para pacientes com ELA, Miastenia e Cuidadores da Unifesp. Contato: yara_psico@yahoo.com.br.

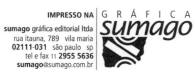